膳食指南
科学证据和方法学研究

中国营养学会膳食指南工作委员会　编　著

U0288474

人民卫生出版社

图书在版编目（CIP）数据

膳食指南科学证据和方法学研究 / 中国营养学会膳食指南工作委员会编著 . —北京：人民卫生出版社，2019

ISBN 978-7-117-28491-2

Ⅰ. ①膳… Ⅱ. ①中… Ⅲ. ①膳食营养 – 研究 – 中国 Ⅳ. ① R151.4

中国版本图书馆 CIP 数据核字（2019）第 095369 号

人卫智网	www.ipmph.com	医学教育、学术、考试、健康，购书智慧智能综合服务平台
人卫官网	www.pmph.com	人卫官方资讯发布平台

膳食指南科学证据和方法学研究

编　　著：中国营养学会膳食指南工作委员会
出版发行：人民卫生出版社（中继线 010-59780011）
地　　址：北京市朝阳区潘家园南里 19 号
邮　　编：100021
E - mail： pmph @ pmph.com
购书热线：010-59787592　010-59787584　010-65264830
印　　刷：三河市潮河印业有限公司
经　　销：新华书店
开　　本：787 × 1092　1/16　印张：15
字　　数：365 千字
版　　次：2019 年 9 月第 1 版　2019 年 9 月第 1 版第 1 次印刷
标准书号：ISBN 978-7-117-28491-2
定　　价：78.00 元

打击盗版举报电话：010-59787491　E-mail：WQ @ pmph.com
（凡属印装质量问题请与本社市场营销中心联系退换）

《膳食指南科学证据和方法学研究》
编写委员会

总主编　杨月欣

副主编　杨晓光　程义勇　翟凤英　孔灵芝

编　委　马爱国　孙长颢　马冠生　郭长江　张　兵

第一部分　世界各国膳食指南研究比较报告

组　长　杨月欣

副组长　荣　爽　张环美

成　员　荣　爽　张环美　赖建强　何宇纳　王晓黎　王瑛瑶　姚滢秋

第二部分　膳食指南建立和修订程序研究报告

组　长　杨月欣

成　员　程义勇　翟凤英　杨晓光　蒋与刚　荣　爽　王晓黎　刘培培

秘　书　荣　爽

第三部分　理想膳食模式研究报告

组　长　杨晓光　郭长江

成　员　何宇纳　王培玉　常翠青　翟凤英　严卫星　孙君茂　王　梅　马冠生
　　　　张　兵　王惠君

秘　书　何宇纳　姚滢秋

第四部分　我国居民食物消费、营养与健康现状分析报告

组　长　翟凤英　马冠生

成　员　蔡云清　王东阳　孙君茂　周　琳　赵丽云　张　兵　王惠君　刘爱玲

秘　书　王惠君　赵丽云　张环美　郭齐雅

附　录　2014年《中国居民膳食指南》知晓和需求情况调查简报

组　长　程义勇　张　兵

成　员　王惠君　韩军花　蒋与刚　耿战辉　李　静

秘　书　张继国　黄菲菲

前　言

　　膳食指南（dietary guidelines, DG）是根据营养科学原则和本国居民健康需要，结合当地食物生产供应情况及人群生活实践，给出的食物选择和身体活动的指导意见。是健康教育和公共政策的基础性文件，是国家实施和推动食物合理消费及改善人群营养健康行动的一个重要组成部分。

　　从 2014 年开始的两年中，CNS 组织专家组、顾问组、秘书组，开展了《中国居民膳食指南（2016）》研究制定和《中国居民膳食指南（2007）》的调查研究工作。工作团队一起创造了研究方法，积累了大量文献、图标、总结，因此形成了《膳食指南科学证据和方法学研究》。

　　该书将膳食指南修订证据收集和整理的结果进行提炼和总结，内容包括：世界各国膳食指南研究比较报告，膳食指南建立和修订程序研究报告，理想膳食模式研究报告，我国居民食物消费、营养与健康现状分析报告以及《中国居民膳食指南》知晓和需求情况等。为完成膳食指南修订工作打下了坚实的基础。通过阅读报告，营养科技工作者可以对我国膳食指南制修订历程、程序有一个全面和系统的认识，知晓我国 1989 年、1997 年、2007 年三版膳食指南关键条目、可视化图形等重要信息的演变历程，了解我国居民膳食营养现状和各国膳食指南修订经验，正确认识指南修订工作的重要性及其科学性。也将为我国下一次膳食指南修订及其相关政策制修订提供了必要的参考和技术支持。

　　本书是近 40 位余专家编者参加，历时两年多的集体劳动成果，参与编写工作的成员都为这个成果付出了大量努力，特此表示衷心感谢。

杨月欣

膳食指南 2016 专家委员会　主任委员

2019 年 3 月

目　录

第一部分　世界各国膳食指南研究比较报告

第二部分　膳食指南建立和修订程序研究报告

第三部分　理想膳食模式研究报告

第四部分　我国居民食物消费、营养与健康现状分析报告

第一部分

世界各国膳食指南研究比较报告

| 导　读

膳食指南（dietary guideline，DG）是根据营养学原则，以良好科学证据为基础，结合国情和居民营养状况，为促进平衡膳食和人类健康，所提出的食物选择和身体活动的健康指南；膳食指南不仅是从科学研究到生活实践的科学共识，也是国家健康教育和公共政策的基础性文件，是国家实现促进食物消费及促进全人群健康的目标的一个重要组成部分[1]。

本部分通过检索 2017 年之前，最新公开发表的各国膳食指南，遵循"膳食指南检索筛选和纳入—关键条目信息汇总—信息分析比较"的工作流程，分析比较了来自六大洲 90 个国家的 40 份膳食指南、89 份关键条目和 82 份可视化图形的异同点，为我国新版膳食指南的修订提供参考。通过四个指南数据库、各国专业组织机构的网站、联合国粮农组织以及公开发表的期刊等途径检索，在全球 224 个国家和地区中，119 个国家因未公开发表膳食指南或语言问题（非英语）而未能检索到，再排除 15 个人口小于 10 万的国家，最终得到来自六大洲 90 个国家（地区）的膳食指南，其中 39%（35/90）来自欧洲，23.3%（21/90）来自亚洲，10%（9/90）来自南美洲，18.9%（17/90）来自北美洲，5.5%（5/90）来自非洲，3.3%（3/90）来自大洋洲。

本部分共分为六章，分别介绍了膳食指南的起源及在我国的应用及发展、本部分的研究方法与纳入国家的分布特点、各国膳食指南可视化图形的特点和比较、各国膳食指南食物组别的分类与关键条目推荐、各国膳食指南的关键食物推荐量、各国膳食指南关键条目里的其他信息及对研究的总结。作为一篇研究报告，本部分的内容第一次完整呈现了我国膳食指南起源、发展，第一次较完整地分析了各国膳食指南的关键内容，力图将各国膳食指南的特点展现出来，集合各国膳食指南的长处，既是对各国膳食指南的一次梳理，也希望能达到为我国膳食指南的修订提供参考的目的。

在世界范围内，膳食指南作为公共卫生政策的组成部分已有上百年历史，由早期营养目标、食物指南、食物消费指南和膳食指南等阶段演变而来。联合国粮食和农业组织及世界卫生组织于 1992 年在罗马召开的国际营养大会上把推广以食物为基础的膳食指南列为重点工作之一。会议强调推行合理膳食及健康生活方式是消除或明显减少慢性营养不良、微量营养素缺乏及膳食有关疾病的一项适宜的策略。1996 年，联合国粮食和农业组织和世界卫生组织联合专家会议发表了"编制与应用以食物为基础的膳食指南"，作为各国制定及应用膳食指南的依据和参考。随后很多国家都开始建立本国的居民膳食指南，并配合图形的形式（膳食金字塔/宝塔、自行车、餐盘等）向公众宣传。

膳食指南通常有文字和图形[2]两种表现形式。文字版又包括关键条目推荐和全文（主要是对关键条目信息的解释，有些国家的膳食指南会根据受众的不同分为专业工作者版本和大众阅读版本）。比如，2007 版《中国居民膳食指南》关键条目为十条（见图 7-4），2007 版是作为全文对十条关键条目推荐进行的文字性阐述。而中国居民平衡膳食宝塔（见图 7-5）则是根据《中国居民膳食指南》的核心内容，结合中国居民膳食的实际状况，把平衡膳食的原则转化成各类食物的重量，并体现在宝塔的图形中，便于人们直观地接受并在日常生活中将膳食指南的推荐建议转化为生活中的实际操作。

至今，《中国居民膳食指南》共发布了四版，分别是 1989 第一版、1997 第二版、2007第三版以及 2016 年 5 月 13 日发布的第四版。2014 年，《美国临床营养学杂志》刊登了俞丹霞等人发表的一项前瞻性流行病学追踪研究，介绍了有关遵循《中国居民膳食指南》的建议带来的慢性病防治收益[3]。该项目针对 13 万多上海居民进行了长达 12 年的追踪队列研究，收集了包括膳食摄入、吸烟饮酒、体力活动，以及心血管疾病、癌症和糖尿病等慢性病发病及死亡等大量数据。根据《中国居民膳食指南》对调查对象的饮食结构进行了评分，并结合死亡及死因数据进行统计分析，首次在中国人群中证实了遵照《中国居民膳食指南》（中国居民平衡膳食宝塔）或能降低 15%~30% 因慢性病，尤其是因心血管疾病引起的死亡。

参考文献

1. Miller GD.Year 2000 dietary guidelines：new thoughts for a new millennium［J］.Am J Clin Nutr,2000,71（3）:657-658.
2. Altamirano Martinez MB,Cordero Munoz AY,Macedo Ojeda G,et al.A Review of Graphical Representations Used in the Dietary Guidelines of Selected Countries in the Americas,Europe and Asia［J］.Nutr Hosp,2015,32（n03）:986-996.
3. Yu D,Zhang X,Xiang YB,et al.Adherence to dietary guidelines and mortality：a report from prospective cohort studies of 134,000 Chinese adults in urban Shanghai［J］.Am J Clin Nutr,2014,100（2）:693-700.

第一章
研究方法

以往膳食指南的制定方法，多以专家观点为主。自从 2000 年，Meller 等的文章发表之后，2013 年 WHO/FAO 专家组发表国家膳食指南制定原则，为各国 DG 研究制定提供了指导和帮助。

第一节　研究方法

一、资料检索

以 "diatary guideline" or "diatary guide" or "food guideline" or "food guide" or "nutrition guide" or "nutrition guideline" or "key recommendation" 为关键词检索，在四个指南数据库、各国专业组织机构的网站［包括各国卫生局（National Ministries of Health）、卫生与计划生育委员会，营养学术联盟或学会（Nutrition Society）等官方网站］、联合国粮食及农业组织（Food and Agricultural Organization，FAO）、pubmed 以及 google research 中公开发表的期刊中检索。建立纳入排除标准，对于结构不清晰以及非权威组织发表的指南予以排除。此外，排除居民人数不足 10 万的国家，以及未公开发表（2017 年 6 月）膳食指南以及因语言问题（非英语）未能检索获得膳食指南的国家，最终得到来自六大洲（排除了南极洲）的 90 个国家（地区）的膳食指南相关资料［包括指南全文、关键条目和（或）可视化图形］。检索流程见图 1-1。

二、提取并汇总膳食指南信息

按照"膳食指南检索纳入—提取并汇总关键条目信息—分析比较"的主要工作流程[1-5]，对检索到膳食指南全文、关键条目和可视化图形进行信息提取和汇总，并按照所属六大洲来进行分类。

对于膳食指南可视化图形，主要提取可视化图形模式（金字塔或餐盘等）、食物图形（真实食物或者是卡通图案）、食物类别组成（分几类及具体归类方式）以及图形中是否包括特定类型综合建议，如饮料消耗量、盐摄入量，健康的生活方式（体力活动）和其他健康生活方式等信息。

对于膳食指南关键条目，主要提取指南关键条目数、食物类别组成以及在油、盐、糖、酒等限量食品上给出的推荐量等信息。

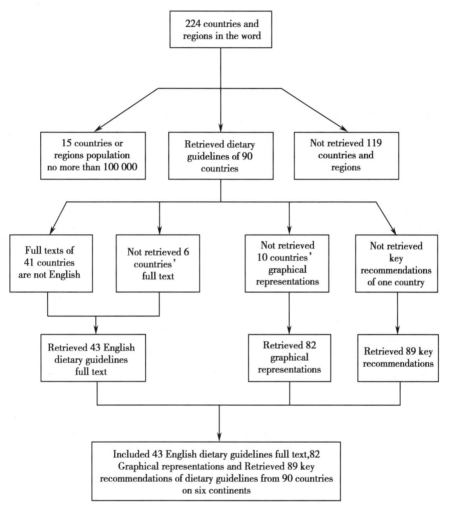

图1-1 检索流程图

三、对膳食指南的可视化图形及关键条目进行比较分析

在上述提取的信息基础上，对可视化图形和关键条目中给出的关键信息进行比较分析，并根据关键信息在各国膳食指南中出现的频率进行排序，发掘推荐频率最高的关键信息，并对各国在油、盐、糖、酒等限量食品上的推荐量信息进行汇总比较。

第二节　纳入各国家的分布特点

本次研究共检索到发布了膳食指南相关信息的国家共90个，按照地理所属六大洲的分布包括欧洲（35/90）、亚洲（21/90）、南美洲（9/90）、北美洲（17/90）、非洲（5/90）、大洋洲（3/90）。在这些国家中，我们未能检索到 6 个国家的膳食指南全文、1 个国家的膳食指南关键条目和 10 个国家的膳食指南可视化图形。此外，41 个国家的膳食指南全文因语言原因（非英语）而未被纳入研究，仅 44%（40/90）的国家检索到可用且信息详尽的膳食指南（完整包括膳食指南全文、关键条目和可视化图形）。具体而言，在欧洲的 35 个国家中，23 份国家膳食指南全文由于语言问题未被纳入，未能检索到摩尔达维亚的关键条目，未能检索到丹麦、法国、意大利、挪威、格鲁吉亚和瑞典的膳食指南宣传图形；在亚洲的 21 个国家中，越南和韩国的膳食指南全文无英文版，未能检索到伊朗的膳食指南全文，未能检索到尼泊尔的指南全文和宣传图形；在南美洲的 9 个国家中，智利、巴拉圭、委内瑞拉等 6 个国家膳食指南全文无英文版，未能检索到巴西的指南宣传图形；在北美洲的 17 个国家中，8 个国家（哥斯达黎加、古巴、多米尼加共和国等）膳食指南全文无英文版，未能检索到萨尔瓦多的指南宣传图形；在大洋洲 3 个国家中，未能检索到新西兰的指南宣传图形。此外，在检索到的 90 个国家（或地区）中，89 个国家（或地区）明确公布了膳食指南的发表时间，其中 4 份发表于 2000 年之前，36 份发表于 2001—2010 年之间，54 份（最新版）发表于 2011 年之后（部分国家在不同时间发布了针对不同年龄人群的指南），见表 1-1。

表 1-1　各国膳食指南发表时间（英文）

Time	Country/Region
1991—2000	Venezuela（1991），Greece（1999），Namibia（2000），Russian（2000）
2001—2010	Bahamas（2002），Croatia【adult】（2002），Italy（2003）， Portugal（2003），Bosnia and Herzegovina（2004）， Hungary（2004），Guyana（2004），Belgium（2005），Georgia（2005）， Grenada（2006），Saint Vincent and the Grenadines（2006）， Nigerian（2006），Bulgaria（2006），Estonia（2006），Romania（2006）， Turkey（2006），Singapore（2007），Saint Lucia（2007）， Cyprus【adult】（2007）、Spain【general people】（2007）， Cyprus【6~12years old】（2008）、Thailand（2008），Albania（2008）， Croatia【7~10years old】（2008），Latvia（2008），Oman（2009）， Barbados（2009），Cuba（2009），Dominican Republic（2009）， Japan（2010），Malaysia（2010）， Republic of Korea（2010），Thailand【children】（2010）， Costa Rica（2010），Austria（2010）， Poland（2010），Spain【adolescent】（2010），
2011—	India（2011），Sri Lanka（2011），Canada（2011），Taiwan，China（2011）， France（2011）、Israel（2008），Slovenia（2011），Switzerland（2011）， Hong Kong，China（2012），El Salvador（2012）， Guatemala（2012），Nepal（2012），Philippines（2012），Belize（2012）， Croatia【11~15years old】（2012），Ireland（2012），Lebanon（2013）， Honduras（2013），Panama（2013），South Africa（2013）， Viet Nam（2013），Mongolia（2013），Denmark（2013），Germany（2013）， Australia（2013），Fiji（2013），New Zealand【adult】（2013）， New Zealand【2~18years】（2012），Bangladesh（2014）， Indonesia（2014），Finland（2014），Iceland（2014），Norway（2014）， The former Yugoslav Republic of Macedonia（2014）；Bolivia（2014），

续表

Time	Country/Region
2011—	Brazil（2014），Colombia（2014），Afghanistan（2015），Iran（2015），Qatar（2015），America（2016），Mexico（2015），Jamaica（2015），Benin（2015），Sweden（2015），Argentina（2015），Paraguay（2015），Uruguay（2016），Sierra Leone（2016），China（2016），Malta（2016），Netherlands（2016），United Kingdom（2016），Chile（2016）

最终，我们共纳入 43 份英文膳食指南全文、89 份膳食指南关键推荐条目和 82 份膳食指南可视化图形，见表 1-2。

表 1-2　纳入国家的分布

地区	全文 /43 份		关键推荐 /89 份		可视化图形 /82 份	
	数量 / 个	比例 /%	数量 / 个	比例 /%	数量 / 个	比例 /%
欧洲	12	28	34	38	29	35.4
亚洲	14	32.5	21	23.8	22	26.9
北美洲	9	21	17	19	16	19.5
南美洲	2	4.5	9	10	8	9.7
非洲	3	7	5	5.8	5	6.1
大洋洲	3	7	3	3.4	2	2.4

第三节　统计和研究分析

膳食指南所包含的信息是各国结合其国家的饮食特点以及营养学研究成果得出的具体而明确的推荐，具有高度整合化的特点。膳食指南的呈现形式并不局限于数据，还有根据数据衍生出的宣传图形以及简洁而易于理解的关键推荐条目，这些信息本来就是对数据分析后得出的具象化结论。本次研究对于从膳食指南中提取的信息进行了分门别类的归纳总结，目的是将多个国家膳食指南包含的重要信息有条理地呈现出来，方便查阅以及快速获取信息。因此，研究中涉及的统计分析方法很少，多是对信息的归类比较。

膳食指南的宣传图形不是计数资料、计量资料，更不是等级资料，而是一个包含有众多信息的综合体，每个国家的宣传图形都是其膳食指南的精华所在。由于各个国家的宣传图形的选择上有一定的倾向性，我们得以将图形根据大致的外部形状分为金字塔形、圆形以及其他图形，进而对各类图形的特点进行描述。

关键推荐条目是对膳食指南重要信息的归纳，里面的关键词可以反映出各个国家在膳食推荐上的着重点。我们将关键词提取出来，将关键词按照出现的频次进行排序，进而提取出现次数最多的关键词。频次较多的关键词即为各个国家在膳食推荐里的共性问题，即值得关注的点。

各个国家对于关键营养素的推荐量是明确的计数资料，这些定量值是各国根据本国情况结合研究数据分析得出的结论，具有一定的地域性及时效性。因此，本研究只是将这些定量数据以表格的形式按国别呈现出来，没有进行进一步的分析。

参考文献

1. Donelson R.Re：Koes B，van Tulder M，Ostelo R，et al.Clinical guidelines for the management of low back pain in primary care：an international comparison.（Spine，2001，26 ：2504-2514）［J］.Spine（Phila Pa 1976），2002，27（14）：1590-1592 ；author reply 1590-1592.

2. Gaebel W，Weinmann S，Sartorius N，et al.Schizophrenia practice guidelines：international survey and comparison ［J］.Br J Psychiatry，2005，187 ：248-255.

3. Alrasbi M，Sheikh A.Comparison of international guidelines for the emergency medical management of anaphylaxis ［J］.Allergy，2007，62（8）：838-841.

4. Wens J，Van Royen P.Comment on："Evaluation and comparison of guidelines for the management of people with type 2 diabetes from eight European countries" by Stone et al.on behalf of the GUIDANCE study group（Diabetes Res Clin Pract，2010，87（2）：252-260）［J］.Diabetes Res Clin Pract，2011，92（3）：407-408.

5. Stone MA，Wilkinson JC，Charpentier G，et al.Evaluation and comparison of guidelines for the management of people with type 2 diabetes from eight European countries ［J］.Diabetes Res Clin Pract，2010，87（2）：252-260.

第二章
各国膳食指南食物组分析

在纳入的世界六大洲 90 个国家中，8 个国家未搜索到食物组别信息，共 82 个国家提供了明确的食物组信息。总结分析如下。

第一节　食物组别的分类

在调查的 90 个国家中，许多国家将食物分成 6 组或 7 组（25/82 和 18/82），即为谷类、蔬菜和水果、奶和奶制品、动物源食品、油和脂肪、盐糖和饮料等；另一些国家则将食物组别划分为 3 组（3/82）、4 组（14/82）、5 组（15/82）、8 组（2/82）、9 组（4/82）或 12 组（1/82），见表 2-1 和图 2-1，可以看出 5~7 个组的分类占多数。

表 2-1　各国膳食指南关于食物分组的情况（按洲别）

地理位置	3组	4组	5组	6组	7组	8组	9组	12组
亚洲		2	5	8	4		1	
北美洲	1	2	3	3	7			
非洲		1	2	1	1			
欧洲	1	8	3	8	3	2	3	1
南美洲			1	5	3			
大洋洲	1	1	1					
合计	3	14	15	25	18	2	4	1

食物组别分类不同的主要原因是各国对食物组别划分的根据不同，马尔他把全谷类和土豆放在一起推荐，克罗地亚将土豆分为块茎和薯类，而格鲁吉亚则将土豆列入单独的食物组别；保加利亚、英国、土耳其等大多数国家认为蔬菜和水果为一种食物组别，原因之一是基于它们生产和营养价值的相似性，而希腊、丹麦、塞浦路斯等少数国家则把蔬菜和水果分别单独作为两个食物组别。芬兰和挪威将水果划分为浆果类，而拉脱维亚和瑞典则将其单独定义为"水果和浆果"，这可能是因为浆果类食物在这些国家的消费量较大，故而作为重要的食物组别在膳食指南中被描述。

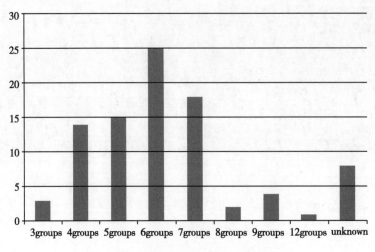

图 2-1　各国食物组别分类频数排序图

第二节　各国膳食指南关键条目推荐

一、欧洲各国的分析

欧洲地区[1, 2]中，比利时强调能量平衡，减少脂肪、钠和添加糖的摄入量，用含碘盐代替食盐，改善特定微量元素的缺乏（铁、维生素 D、钙、叶酸、碘）；法国建议每天至少 5 份水果和蔬菜，限制脂肪、糖、盐和酒的摄入，并强调食用富含钙质的食物；芬兰建议多吃水果、蔬菜、浆果和全谷物，加强运动，规律饮食，并强调多关注食物营养标签；德国建议适量摄入脂肪、盐和糖，避免过度烹调，并强调食物不仅要满足营养需求，还要兼备美味以及进餐的心情，要好好享受吃饭的时间；匈牙利建议低脂肪、低盐、低糖的饮食，适度的酒精摄入，每天 6~8 杯水，少食多餐，食物多样化，并强调注意食品安全和食物标签；英国推荐日常多吃鱼，并强调早餐的重要性；土耳其考虑其国家心血管疾病的高发病率，强调充足和平衡的营养对于预防心血管疾病是必不可少的因素；冰岛建议冬季使用维生素 D 补充剂和鱼肝油。法国因为是红酒的产地并具有地中海饮食的特点，因此在关键条目推荐中对饮酒的限定相较于其他国家而言略显宽松，比如饮酒以女性每天 2 杯以内 \ 男性 3 杯以内为标准。荷兰建议每天饮茶 3 杯，并提倡饮用过滤后的咖啡。此外，阿尔巴尼亚、俄罗斯、格鲁吉亚、土耳其以及斯洛文尼亚则特别在关键条目中提到婴儿前 6 个月需纯母乳喂养。

二、亚洲各国的分析

亚洲地区中，中国建议多样膳食，谷物为主，适当摄入奶、豆制品、鱼、蛋、瘦肉类，少油少盐，加强运动，控制体重，三餐均衡分配，足量饮水，限量饮酒，吃新鲜食物。而在中国香港则强调每天需饮液体 6~8 杯。中国台湾、越南、新加坡、尼泊尔、菲律宾、马来西亚、阿富汗、孟加拉国以及印度强调婴儿前 6 个月需母乳喂养。韩国建议主食以米饭为主，并且根据该国传统菜肴多采用腌渍发酵食物的特点，强调烹饪少放盐。日本建议可适当摄入植物油或鱼油，并强调在接纳外来食品时，发扬传统饮食文化；马来西亚结合当地饮食习惯建议吃适量大米、谷物和块茎，并强调有效利用食物标签；印度则建议限制印度酥油 / 黄油 / 氢化植物油的摄入量，同时提出老年人需补充微量营养素；伊朗则特别强调低脂肪的蔬菜油和橄榄油，多吃白肉和少吃加工肉及限制糖的摄入量。卡塔尔建议采用安全清洁的食品制备方法。阿曼也特别指出粗制全谷麦类、食品安全、零食选择的重要性。

三、北美洲地区和非洲地区的分析

北美洲地区中，美国膳食指南每 5 年一更新，不断与时俱进。美国农业部于 2016 年 1 月 7 日发表了最新版的《2015—2020 美国居民膳食指南》，主要有 5 点：①始终保持健康的饮食模式；②选择食物应该重视食物多样性、营养素密度和食物总量；③限制添加糖、饱和脂肪酸的摄入，减少食盐摄入；④食物选择要向健康转变；⑤鼓励全民参与健康饮食行动。加拿大的膳食指南将食物分为 4 类：蔬菜、谷物、奶制品和肉类，每一类有相应的食用建议（量、选择等），建议多吃绿色蔬菜，每天喝牛奶，每周吃一定量鱼，吃多样化的全谷类，并强调关注食物营养标签。同时，在膳食指南中还给出了食物"份"的示例，例如一份乳制品，代表多少毫升牛奶，或者多少克酸奶，或者多少克的奶酪。古巴强调饮食多样性、体重控制及早餐的重要性等。多米尼加共和国建议早餐多吃谷类和淀粉类食物，每天摄入营养强化食品，每天饮用至少 8 玻璃杯水，每餐前洗手以避免传染性疾病等。圣卢西亚结合当地饮食特点，建议居民多食用豌豆和大豆类食物，加强体育运动，多吃蔬菜和水果等。非洲地区中，纳米比亚提出食物多样化，至少一天三餐规律饮食，体重控制，注意食品安全。南非提出限制高糖高脂高盐的精加工食品的食用；尼日利亚建议体力劳动者比久坐不动者摄取更多营养素，并鼓励多食用当季水果；贝宁认为传统食物比精加工食品更健康，并提议适量饮酒；塞拉利昂提出食用加碘盐，并限制油脂的摄入。

四、南美洲地区和大洋洲地区的分析

南美洲地区中，巴西强调要吃轻度加工的天然食物，并警惕食品广告的误导。智利强调要学会阅读和比较食物标签，从而选择低脂少盐少糖的健康食品。哥伦比亚提出通过吃蛋类和奶制品来促进肌肉、骨骼和牙齿的健康。乌拉圭建议养成吃早餐的习惯，不要错过任何一餐。阿根廷建议食用肉类时，去除可视脂肪。委内瑞拉提出食品卫生安全、易消化的重要性，并强调婴儿出生的前 6 个月需纯母乳喂养。

大洋洲地区中，澳大利亚和斐济均提到母乳喂养的重要性，强调健康体重、加强体力运动和营养多样化的重要性。

五、共性和特点

根据各国膳食指南关键条目传达的信息，排名前位分别是，推荐类：蔬菜水果、运动、多样化、水、鱼、奶制品、谷物、体重 / 肥胖、蛋类；限制或警示类：盐、糖、脂肪、油、饮料、酒，这一排序体现了世界范围内膳食指南关注的重点营养问题，见图 2-2。我们可以看出六大洲各国膳食指南具有以下共性的重要原则：多吃蔬菜和水果，鼓励食物多样化，保持能量平衡，维持健康体重；选择营养素丰富的各类食品；控制盐、糖、油和

酒精；足量饮水；加强运动锻炼等。特别在健康的生活方式上许多国家都进行了强调，例如54%（48/89）的国家都在条目中建议保持健康体重以及防止超重；81%（72/89）的国家鼓励食物多样化；20%（18/89）的国家提出在愉快的环境享受更好的口味和风味的食品；11%（10/89）的国家强调健康的早餐、规律饮食或者按点吃饭等。此外，89%（79/89）的国家都把体力活动作为关键推荐，体现出各国对于鼓励居民多进行日常体力运动、能量控制的重视程度，以及饮食文化、环境营造对指南执行的支撑作用。

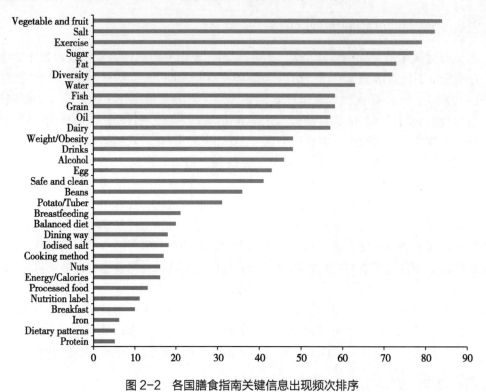

图2-2　各国膳食指南关键信息出现频次排序

参考文献

1. Sandstrom B.A framework for food-based dietary guidelines in the European Union［J］.Public Health Nutr,2001,4(2A):293-305.
2. Organization WH.Food-based dietary guidelines in the WHO European Region［J］,2003.

第三节　各洲关键食物推荐量

本次纳入的90个国家分为六大洲提取其膳食指南关键膳食推荐量信息，其中包括欧洲（35/90）、亚洲（21/90）、北美洲（17/90）、南美洲（9/90）、非洲（5/90）和大洋洲（3/90）。

一、欧洲各国的关键食物推荐量分析

盐：欧洲35个国家中，29个国家提出限盐，其中6个国家提出不超过5g/d，4个国家不超过 6g/d。糖：32 个国家提出限糖。酒：21 个国家提出要限制喝酒，其中波兰强调避免喝酒，阿尔巴尼亚、格鲁吉亚、俄罗斯和斯洛文尼亚 5 个国家要求饮用酒精量不超过 20g。

蔬菜水果：所有欧洲 38 个国家都指出要多吃蔬菜和水果，其中 17 个国家要求每天不少于 400g，4 个国家要求每天不少于 500g。

油：22 个国家推荐限制油的摄入，采用植物油，其中 2 个国家（奥地利、塞浦路斯）提出定量数据，如奥地利就推荐每天 1~2 茶匙的食用油摄入量。

水：25 个国家特别强调饮水的重要性，其中 8 个国家定量，如塞浦路斯、匈牙利、马耳他要求每天 6~8 杯，而爱尔兰 8~10 杯、拉脱维亚 1.5~2L、瑞士 1~2L、比利时 1.5L、英国 6~8 杯等。

二、亚洲各国的关键食物推荐量分析

亚洲 20 个国家都提出要限盐，10 个国家提出要避免或减少饮用酒精或含酒精饮料。17 个国家都要求多吃蔬菜和水果，12 个国家和 11 个国家强调了奶制品和全谷类的重要性，19 个国家提及要加强运动，只有泰国和新加坡 2 个国家没有在指南中强调体力运动。

三、北美洲各国的关键食物推荐量分析

盐：北美洲 17 个国家中有 2 个国家（多米尼加共和国、萨尔瓦多）关键条目中未提出限盐，几乎所有的北美洲国家（15 个国家）都提出限制食盐的摄入量，但并未提出具体限制量。

油：12 个国家提出限制食用油的摄入量，但并未提出具体限制量。

糖：仅 3 个国家（巴拿马、危地马拉、洪都拉斯）关键条目中未提出限糖，几乎所有的北美洲国家（14 个国家）都提出限糖或含糖食品和饮料的摄入量，但并未提出具体限制量。

酒：6 个北美洲国家（美国、巴哈马、格林纳达、危地马拉、圣卢西亚、圣文森特和格林纳丁）在关键条目中提出限制酒精的摄入量。

蔬菜水果：17 个北美洲国家都提出要多吃蔬菜和水果。

奶：5 个国家指出摄入奶制品的重要性。

谷物：仅 5 个国家单独指出以全谷物为能量主要来源。

运动：15 个国家强调了体力运动的重要性。

四、南美洲、大洋洲和非洲各国的关键食物推荐量分析

油、盐、糖：南美洲 9 个国家都提出限盐，6 个国家提出限糖，8 个国家限油。

大洋洲 3 个国家都提出限糖、限盐、多吃水果和蔬菜，但只有斐济提出限制食用油，3 个国家强调多喝水和适量饮酒；非洲 5 个国家都提出要多食蔬菜和水果，限制食盐；3 个国家（尼日利亚、南非、塞拉利昂）都提出限糖，但只有纳米比亚和贝宁提出限酒。

第四节 五大关键食物的具体推荐量

一、盐的推荐量

WHO 以每天不超过 5g 盐 /2 000mg 钠作为标准，各国都将控制盐的摄入放在重要的位置。比如有些国家定量建议盐的摄入量不超过 5g/d（如孟加拉国、塞浦路斯和斯里兰卡等）或 6g/d（我国、俄罗斯、澳大利亚、荷兰等）或 8g/d（法国），冰岛建议盐摄入量根据性别：女性最多不超 6g/d 和男性不超过 7g/d 等。美国 2015 版膳食指南建议每天不超过 2 300mg 钠（部分患有慢性病的人群不超过 1 500mg 钠），见表 2-1、表 2-2。这些推荐也与指南发布时间有关。

表 2-1 各国膳食指南关于盐的推荐摄入量（英文）

Country	Description	Value
Albania	The total consumed salt must not exceed one tea spoon（6g）per day	6g
America	Reduce daily sodium intake to less than 2 300mg and further reduce intake to 1 500mg among persons who have hypertension，diabetes，or chronic kidney disease	2 300mg 1 500mg（special）
Australia	Australian adults are recommended to limit their intake of sodium to less than 2 300mg per day.This is equivalent to about 6g of salt，or one and a half teaspoons	6g
Bangladesh	Limit salt intake to half to one teaspoon（<5g）a day.Use only iodized salt	5g
Belgium	Reducing sodium intake，substituting iodine enriched salt for salt intake	6g
China	The habit of light diet should be cultivated，and salt should not exceed 6g per day for adults	6g
Cyprus	Limit the intake of salt（<5g daily）.Do not add extra salt to your food，and salt cellars should be removed from the table	5g
Fiji	1 teaspoon（5g）of salt a day	5g
Finland	<5g or 1 teaspoon a day.Use low-salt products（salt intake should be<5g/day）	5g
France	Salty foods：Limited.Not more than 8g of salt a day	8g
Georgia	<5g/day；Moderate consumption of foods and food products high in salt	5g
Iceland	Reduce your intake of salt（max 6 grams/day for women and 7 grams/day for men）	6g women 7g men
Indian	The requirement of sodium chloride may not be more than 6 g/day	6g
Italy	Eat only small amounts of salt	6g

Country	Description	Value
Lebanon	1 teaspoon salt per day（i.e.2 300mg sodium per day）for healthy individuals ⅔ teaspoon salt per day（i.e.1 500mg sodium per day）for individuals with hypertension, type II diabetes, chronic kidney disease, or those older than 50 years old	2 300mg 1 500mg（special）
Malaysia	The recommendation was that individuals should not eat more than 6g of salt per day（2 400mg sodium）	6g
Netherlands	Limit salt intake to 6 grams daily	6g
Portugal	Limit consumption of salt to less than 5g a day	5g
Qatar	Consume less than 2 000mg of sodium per day equivalent to 1 teaspoon salt or 5 grams salt	5g
Russian Fed	Eat less salt.The total content of salt in the diet should not exceed one teaspoon or 6 gram, per day Iodised salt should be consumed	6g
Slovenia	The daily salt intake shall not exceed 1 teaspoon（6g）	6g
South Africa	Use salt and food high in salt sparingly	5g
Spain	Limit salt intake to less than 5g per day	5g
Sri Lanka	The recommended intake of added salt is 5g day（1 tsp）	5g
Turkey	Avoid taking much salt and sugar	5g
United Kingdom	Adults and children over 11 should eat no more than 6g of salt a day. Younger children should have even less	6g

表2-2 各国膳食指南关于盐的推荐摄入量（中文）

国家和地区	信息描述	定量
阿尔巴尼亚	每天盐的总摄入量不要超过一茶匙（6g）	6g
美国	将每天的钠摄入量减少到2 300mg，患有高血压、糖尿病及慢性肾脏疾病的人群每天钠摄入不要超过1 500mg	2 300mg 1 500mg （特殊人群）
澳大利亚	建议澳大利亚成年人将每天钠摄入量限制在2 300mg以下，这相当于大约6g或1.5茶匙盐	6g
孟加拉国	将每天盐的摄入量限制在0.5~1匙（<5g），只使用加碘盐	5g
比利时	减少钠摄入量，用富碘盐代替食盐	6g
中国	应当培养清淡饮食习惯，成人每天食盐不超过6g	6g
塞浦路斯	限制盐的摄入量（<5g/d），不要在食物中添加额外的盐，不要把盐罐放到餐桌上	5g

续表

国家和地区	信息描述	定量
斐济	每天摄入 1 茶匙（<5g）食盐	5g
芬兰	<5g 或每天 1 茶匙。食用低盐食品（盐摄入量应 <5g/d）	5g
法国	限量食用含盐食品，一天不超过 8g 盐	8g
格鲁吉亚	<5g/d；适量食用高盐食品	5g
冰岛	减少盐的摄入量（女性每天最多 6g，男性每天最多 7g）	6g 女性 7g 男性
印度	氯化钠的需求量不得超过 6g/d	6g
意大利	吃少量的盐（<6g/d）	6g
黎巴嫩	健康人群每天一匙盐（每天摄入 2 300mg 钠），每天 2/3 匙盐（每天摄入 1 500mg 钠）适用于高血压、2 型糖尿病、慢性肾脏疾病或 50 岁以上的人	2 300mg 1 500mg （特殊人群）
马来西亚	建议个人每天盐摄入量不得超过 6g（2 400mg 钠）	6g
荷兰	每天的盐摄入量限制在 6g 以下	6g
葡萄牙	每天盐摄入量少于 5g	5g
卡塔尔	每天摄入少于 2 000mg 钠，相当于 1 茶匙盐或 5g 盐	5g
俄罗斯联邦	少吃盐。每天食盐总量不应超过 1 茶匙或 6g。应食用碘盐	6g
斯洛文尼亚	每天盐摄入不应超过一茶匙（6g）	6g
南非	少吃盐和高盐食物	5g
西班牙	每天的盐摄入量限制在 5g 以下	5g
斯里兰卡	每天盐的推荐摄入量为 5g（1 茶匙）	5g
土耳其	避免摄入过多的盐和糖	5g
英国	成人和 11 岁以上的孩子一天不应该吃超过 6g 的盐，年幼的孩子应该吃得更少	6g

二、油的推荐量

各国关于油的推荐略有不同，比如我国食用油消费量较高，因此推荐每天限制食用油的食用量不超过 25g 或 30g；美国针对居民饱和脂肪酸摄入量超标的现状，推荐居民在膳食中多以饱和脂肪酸含量较低的油替代固体脂肪；西班牙作为地中海膳食地区，推荐居民食用橄榄油；同为地中海地区的希腊则在指南中指出当 BMI<25 时，并无充分的科学依据限制橄榄油的摄入量；印度建议其居民减少摄入印度酥油 / 黄油 / 氢化植物油。见表 2-3、表 2-4。

表2-3 各国膳食指南关于油的推荐摄入量（英文）

Country	Description	Value
Albania	Keep fat consumption under control（no more than 30%of the daily energy）and substitute saturated fat with vegetable oils	30% of the daily energy
America	Recommended intake of oil in American healthy eating mode is：27g（about 5 teaspoons）per day in 2 000kcal level	27g
Austria	Fats and oils.Consume 1~2 tablespoons of vegetable oils, nuts or seedsdaily	1~2 tablespoons[a] of vegetable oils, nuts or seeds/day
Canada	Choose healthy fats（unsaturated fats preferably）	a small amount（30~45ml, 2~3 tbsp）of unsaturated fat
China	25~30g oil per day	25~30g
Cyprus	Use oil（4.2 tablespoons per day）on a daily basis, in salads and in cooking.Prefer olive oil	4.2 tablespoons
DASH patterns	The DASH Eating Plan, based on the DASH research studies, was developed to help individuals prevent HBP and other risk factors for heart disease	25g
Greece, Spain（MedPatterns）	Spain：mostly from olive oil.Greece：When BMI below 25, there is no scientific reason to limit olive oil intake	19g（S）–40g（G）olive oil
Hongkong, China	Use vegetable oil instead of animal oil	<60g
India	Ensure moderate use of edible oils and animal foods and very less use of ghee/butter/vanaspati	25~50g
Lebanon	Limit intake of solid fats and replace with vegetable oils	56~78g
Malaysia	Limit intake of foods high in fats and minimize fats and oils in food preparation	45~54g
Switzerland	2~3 tablespoons per day（20~30g）of vegetable oil, of which at least half should be rape–seed oil.1 portion per day（20~30g）of unsalted nuts, seeds or kernels	20~30g, half rape–seed oil

[a]One tablespoon equals to 15ml

表2-4 各国膳食指南关于油的推荐摄入量（中文）

国家及地区	信息描述	定量
阿尔巴尼亚	控制脂肪摄入（不超过每天能量的30%），用植物油代替饱和脂肪	不超过每天能量的30%
美国	油在美式健康饮食模式推荐摄入量是：每日能量需要量为2 000kcal水平时，油的推荐量为27g（约5茶匙）	27g

续表

国家及地区	信息描述	定量
奥地利	每天 1~2 汤匙 ^a 植物油、坚果或种子	每天 1~2 汤匙植物油、坚果或种子
加拿大	选择健康脂肪（最好是不饱和脂肪）	少量不饱和脂肪（30~45ml，2~3 汤匙）
中国	每天烹调油 25~30g，植物油多样	每天烹调油 25~30g
塞浦路斯	每天在沙拉和其他烹饪过程中使用 4.2 汤匙食用油，优先选择使用橄榄油	4.2 汤匙
DASH 饮食模式	DASH 饮食计划是在 DASH 研究的基础上制订的，目的是帮助个人预防高血压和其他心脏病的危险因素	25g
希腊、西班牙（地中海模式）	西班牙：油脂摄入大部分来自橄榄油。希腊：当 BMI 低于 25 时，没有科学理由限制橄榄油的摄入量	19g（西班牙）40g（希腊）橄榄油
中国香港	用植物油代替动物油	<60g
印度	确保适量使用食用油和动物食品，少使用酥油 / 黄油 / 人造黄油	25~50g
黎巴嫩	限制固体脂肪的摄入量，用植物油代替脂肪	56~78g
马来西亚	限制高脂肪食物的摄入量，尽量减少食物准备过程中使用的脂肪和油脂	45~54g
瑞士	每天 2~3 汤匙（20~30g）植物油，其中至少 1/2 应为菜籽油。每天一份（20~30g）未加盐的坚果、种子或谷物	20~30g，1/2 菜子油

^a1 汤匙约相当于 15ml

三、糖的推荐量

关于糖的推荐，许多国家（32 个欧洲国家、18 个亚洲国家、14 个北美洲国家、6 个南美洲国家、3 个非洲国家和 3 个大洋洲国家）都在关键推荐中提出了应减少添加糖和含糖饮料的摄入，但是大部分都未明确指出限定量。WHO 建议每天控制在 50g 以内，最好是 25g 以内，我国 2016 最新版《中国居民膳食指南》也采用了这一建议。此外，孟加拉国明确提出应每天小于 25g 糖的摄入，而土耳其则提出成人每天 50g 的糖摄入。见表 2–5、表 2–6。

表 2-5 各国膳食指南关于糖的推荐摄入量（英文）

Country	Description	Value
America	Less than 10 percent of calories per day from added sugars	10% of the daily energy
China	Excessive intake of sugar may increase the risk of dental caries and overweight.It is recommended that sugar intake should not exceed 50g per day，preferably under 25g	<25~50g
Spain	To adjust daily frequency of consumption of sugary foods to less than 4 occasions per day	<4 occasions/day
Turkey	Reduce the consumption of sugar beverages and sweets	50g/day（adult>18)
UK	For non-milk extrinsic sugars the population's average intake should not exceed 60g per day or 10E%	<60g or 10E%
WHO 2015	The new draft guideline also proposes that sugars should be less than 10% of total energy intake per day.It further suggests that a reduction to below 5% of total energy intake per day would have additional benefits.5%=25 grams（around 6 teaspoons）	<10%（2013），<5%or 25g

表 2-6 各国膳食指南关于糖的推荐摄入量（中文）

国家及地区	信息描述	定量
美国	来自添加糖的能量不超过每天摄入能量的 10%	不超过每天能量的 10%
中国	过多摄入添加糖可增加龋齿和超重发生的风险，推荐每天摄入糖不超过 50g，最好控制在 25g 以下	<25~50g
西班牙	将每天食用含糖食物的次数调整至每天少于 4 次	<4 次 /d
土耳其	减少糖及含糖饮料的消费	50g/d（成人）
英国	对于牛奶外的糖，平均摄入量不应超过每天 60g 或总能量的 10%	<60g 或 10E%
WHO 2015	添加糖应少于每天总能量摄取量的 10%，进一步建议将摄入量减少至每天总能量摄取量的 5% 以下，会带来额外的健康好处。5%=25g（约 6 茶匙）	<10%（2013），<5% 或 25g

四、酒的推荐量

关于饮酒的限量建议，各国在关键条目中均提出要限制饮酒，其中一些国家（波兰）明确建议避免酒精摄入，与此不同的是，考虑到红酒对心血管疾病的保护效应，西班牙等地中海国家提出适量饮酒是可行的。一些国家在饮酒问题上给出了具体的限量值，如我国提出女性 <15g/d；男性 <25g/d；阿尔巴尼亚、格鲁吉亚、俄罗斯等国家建议饮用酒精量不超过 20g/d；美国建议女性饮酒每天应不超过一杯，男性饮酒应不超过两杯，并且青少年严禁饮酒，见表 2-7、表 2-8。

表 2-7　各国膳食指南关于酒的推荐摄入量（英文）

Country	Description	Value
Albania	If you do consume alcohol, you should not take more than 2 beverages (each containing 10g alcohol) per day	<20g alcohol
America	If alcohol is consumed, it should be consumed in moderation—up to one drink per day for women and up to two drinks per day for men	one drink[a] (women) two drinks (men)
Australia	For healthy men and women, drinking no more than two standard drinks.A standard drink in Australia contains 10g of alcohol (=12.5ml of alcohol)	<20g alcohol
Bulgaria	<20ml or 16 grams pure ethanol per day (means one glass of wine or one beer or 50ml spirits per day)	<16g ethanol
China	Alcohol intake does not exceed 25g for men and 15g for women	<15g alcohol (women) <25g alcohol (men)
Fiji	For males: No more than 6 SDs[b] per day; 21 SDs per week For females: No more than 4 SDs per day; 14 SDs per week	<60g alcohol (man) <40g alcohol (woman)
France	2 glasses (10 cl) of wine for women and 3 for men per day (2 glasses of wine of 10 cl are equal to 2 pints of beer or 6 cl of spirits)	two glasses (women) three glasses (men)
Georgia	If you drink alcoholic beverages, limit your daily amount of alcohol to 20g (e.g.200~250ml of wine)	<20g alcohol
Grenada	Drink little or no alcohol. Alcohol taken in moderation is defined as one drink a day such as: 5 ounces of wine, or 12 ounces beer, or 10 ounces of wine cooler, or 11/2 ounces of distilled liquor.	about 15g alcohol
Guyana	It is advisable not to drink alcohol, but for those who do, not more than one drink per day is recommended	One drink[c]
Russian	If you drink alcoholic beverages, the total amount of pure alcohol in them should not exceed 20 gram per day	<20g alcohol
Slovenia	If you drink alcohol, do not consume more than 2 units a day (1 unit is 10g of alcohol)	<20g alcohol
Sweden	Max 10 grams of alcohol per day for women and max 20 grams per day for men	<20g alcohol (men) <10g alcohol (women)
Turkey	Moderate alcohol consumption for women is equal or less than 15g, for men equal or less than 30g	<15g alcohol (women) <30g alcohol (men)

[a]One drink equals to 10g alcohol

[b]1 SD (standard drinks) equals to 10g alcohol

[c] One drink equals to 8g alcohol

表 2-8　各国膳食指南关于酒的推荐摄入量（中文）

国家及地区	信息描述	定量
阿尔巴尼亚	如果你饮酒，每天不应饮用超过 2 种酒精饮品（每种饮料含酒精 10g）	<20g 酒精
美国	如果饮酒，则应适度，女性每天最多喝一个单位，男性每天最多喝两个单位	一个单位[a]（女性）两个单位（男性）

续表

国家及地区	信息描述	定量
澳大利亚	对于健康的男人和女人，每天喝不超过两份标准酒。澳大利亚的每份标准酒有 10g 酒精（=12.5ml 酒精）	<20g 酒精
保加利亚	<20ml 或每天 16g 纯乙醇（指每天一杯葡萄酒或一杯啤酒或 50ml 烈酒）	<16g 酒精
中国	成人如饮酒，一天饮酒的酒精量男性不超过 25g，女性不超过 15g	<15g（女性） <25g（男性）
斐济	男性：每天不超过 6 标准份[b]；每周不超过 21 标准份；女性每天不超过 4 标准份；每周不超过 14 标准份	<60g 酒精（男性） <40g 酒精（女性）
法国	女性 2 杯葡萄酒，男性每天 3 杯葡萄酒（2 杯 10cl 的葡萄酒等于 2 品脱啤酒或 6cl 烈酒）	2 杯（女性） 3 杯（男性）
格鲁吉亚	如果你喝含酒精的饮料，每天的酒精量限制在 20g（例如 200~250ml 的葡萄酒）	<20g 酒精
格林纳达	少喝酒或不喝酒。适量饮酒的定义是每天一杯，如：5 盎司葡萄酒或 12 盎司啤酒或 10 盎司葡萄酒或 1.5 盎司蒸馏酒	约 15g 酒精
圭亚那	最好不要喝酒，如果喝酒的话，不要超过每天 1 杯	1 个单位[c]
俄罗斯联邦	如果你喝含酒精的饮料，每天的纯酒精总量不应超过 20g	<20g 酒精
斯洛文尼亚	如果你喝酒，一天不超过两个单位（一个单位是 10g 酒精）	<20g 酒精
瑞典	女性每天最多摄入 10g 酒精，男性每天最多摄入 20g 酒精	≤20g 酒精（男性） ≤10g 酒精（女性）
土耳其	女性每天摄入酒精最多 15g，男性最多 30g	≤15g 酒精（女性） ≤30g 酒精（男性）

[a] 一个单位相当于 14g 酒精
[b] 一个标准份相当于 10g 酒精
[c] 一个单位相当于 8g 酒精

五、水的推荐量

大多数国家建议每天至少摄入 1.5L 的水。希腊和以色列等国建议摄入大量水（没有提供定量信息）。而另一些国家使用杯数作为推荐，如匈牙利等国建议每天饮用 6~8 杯水，而爱尔兰建议 8~10 杯。我国 2016 新版指南则调高了中国居民日均推荐饮水量，从过去 1 200ml（约 6 杯）调高至 1 500~1 700ml（约 7~8 杯水）。详见表 2-9、表 2-10。

表 2-9　各国膳食指南关于水的推荐摄入量（英文）

Country	Description	Value
Albania	Drink at least 1.5 litres of fluid 6~8 glasses of water every day（1.5~2L）	>1.5L
Australia	For man 2.6L and female 2.1L（8~10 cups）	2.6L（man） 2.1L（woman）
Bangladesh	Drink 1.5 to 3.5 liters（6~14 glasses）pure drinking water daily	1.5~3.5L
Belgium	Increasing water intake（at least 1.5 liter a day）	>1.5L
Chile	To stay hydrated，drink 6~8 glasses of water a day	6~8cups[a]
China	Water plays an important role in life activities.People should drink enough water.It is recommended that adults drink 7~8 cups of water（1 500~1 700ml）a day，and that drinking plain water and tea should be encouraged，and that sugary drinks should be reduced	1.5~1.7L
Costa Rica	Drink water every day（between 6 and 8 cups）	6~8cups
Cyprus	Drink 6~8 glasses of water a day	6~8cups
El Salvador	Drink at least 6~8 glasses of water every day	6~8cups
Fiji	6~8 cups of water per day	6~8cups
Germany	Drink plenty of fluids, at least 1.5 liters every day	>1.5L
Hungary	Drink 6~8 glasses of water or mineral water a day	6~8cups
India	A normal healthy person needs to drink about 8 glasses（2 litre）of water per day	2L
Ireland	Adults need about 8~10 cups or glasses of fluid every day	8~10cups
Latvia	Drink 1.5~2 litres of liquid，including water，every day	1.5~2L
Lebanon	At least 12 cups per day（up to 3.7 liters）for men.At least 8 cups per day（up to 2.7 liters）for women	3.7L（man） 2.7L（woman）
Malta	Drink at least 6 to 8 glasses of water daily	6~8cups
New Zealand	6~8 cups of water	6~8cups
Paraguay	Drink at least 8 glasses of water throughout the day for the proper functioning of your body	≥8cups
Qatar	adult：40~50ml/（kg·d）；7~10years：70~80ml/（kg·d）；2~6years：90~100ml/（kg·d）	2~3L
South Africa	General recommendations for total daily water intake are between 2 and 3.7 for women and men.	1.3L（1~3） 1.7（4~8）
Spain	Water is the best drink-drink at least 1.5 Litres every day.	≥1.5L
Switzerland	Drink 1~2 litres per day，preferably in the form of sugar free drinks，e.g.tap/mineral water or fruit/herbal tea	1~2L
United Kingdom	Drink 6~8 cups/glasses of fluid a day	6~8cups

[a]One cup equals to 150ml

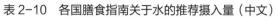

表2-10 各国膳食指南关于水的推荐摄入量（中文）

国家及地区	信息描述	定量
阿尔巴尼亚	每天饮用至少 1.5L 水，最好是 6~8 杯水（1.5~2L）	>1.5L
澳大利亚	男性 2.6L 和女性 2.1L（8~10 杯）	2.6L（男性） 2.1L（女性）
孟加拉国	每天饮用 1.5~3.5L（6~14 杯）纯净水	1.5~3.5L
比利时	增加水的摄入量（每天最少 1.5L）	1.5L
智利	为了保持水分，每天喝 6~8 杯水	6~8 杯[a]
中国	水在生命活动中发挥重要作用，应当足量饮水。建议成年人每天 7~8 杯（1 500~1 700ml），提倡饮用白开水和茶水，不喝或少喝含糖饮料	1.5~1.7L
哥斯达黎加	每天喝水 6~8 杯	6~8 杯
塞浦路斯	每天喝 6~8 杯水	6~8 杯[a]
萨尔瓦多	每天至少喝 6~8 杯水	6~8 杯
斐济	每天喝 6~8 杯水	6~8 杯
德国	喝大量的水，每天至少 1.5L	>1.5L
匈牙利	每天喝 6~8 杯水或矿泉水	6~8 杯
印度	一个正常的健康人每天需要喝大约 8 杯（2L）的水	2L
爱尔兰	成年人每天需要摄入大约 8~10 杯水	8~10 杯
拉脱维亚	每天喝 1.5~2L 液体，包括水	1.5~2L
黎巴嫩	男子每天至少喝 12 杯（最高 3.7L）；妇女每天至少喝 8 杯（最高 2.7L）	3.7L 男性 2.7L 女性
马耳他	每天至少喝 6~8 杯水	6~8 杯
新西兰	6~8 杯水	6~8 杯
巴拉圭	每天至少喝 8 杯水，这样身体才能正常运转	≥ 8 杯
卡塔尔	成人：40~50ml/（kg·d）；7~10 岁：70~80ml/（kg·d）；2~6 岁：90~100ml/（kg·d）	2~3L
南非	女性和男性每日总摄入量的一般建议在 2~3.7L 之间	2~3.7L
西班牙	水是最好的饮料，每天至少喝 1.5L 水	>1.5L
瑞士	每天饮用 1~2L，最好是无糖饮料，如自来水、矿泉水或水果／草药茶	1~2L
英国	每天喝 6~8 杯水	6~8 杯

[a] 一杯相当于 250ml

可视化图形作为膳食指南核心思想的一个浓缩或凝聚体，同时也是膳食指南宣传必备的手段，在各国被广泛使用。

第一节 膳食指南图形分类概览

在纳入的 82 份各国膳食指南宣传图形中，按照塔类、圆形（包含餐盘形式）以及其他对所有纳入的宣传图形进行了分类，塔类和圆形图形所占比例较大（图 3–1），其中印度尼西亚和菲律宾使用了金字塔和圆盘两种形式作为主要宣传图形。

38.8%（31/80）的国家（中国、孟加拉国、印度、马来西亚等）以及欧洲的国家范围综合非传染病干预规划组织（简称 CINDI 规划）采用金字塔图形进行膳食指南的宣传，其中我国 2007 版膳食宝塔选用了宝塔这一具有我国文化特色的表现形式，2016 新版《中国居民膳食指南》对膳食宝塔进行了修订并增添了中国居民平衡膳食餐盘以及儿童平衡膳食算盘两个图形（详见中国营养学会网站）。

23.7%（19/80）的国家（哥斯达黎加、墨西哥、冰岛、荷兰等）选择使用圆形图形进行膳食指南宣传，美国、哥伦比亚、巴拿马、牙买加和英国等明确使用了餐盘的形式。

需要特别指出的是，德国采用三维食物金字塔作为宣传图形，结合定量（营养圈）与定性食品消费（金字塔），并且结合了塔类和圆形两种宣传图形的主要特点，但是参照前人已公开发表的研究我们依然将其归为金字塔类[1, 2]。而美国在 2010 年之前一直采用金字塔作为膳食指南的宣传图形，在 2010 年首次将金字塔变为了更为直观的餐盘（my plate）形式。此外，38%（30/81）的国家则选择了其他的图形，如日本和委内瑞拉选择了陀螺、韩国选择了自行车、加拿大选择了彩虹、巴巴多斯选择了地图、土耳其选择了四叶草、匈牙利选择了健康小屋、泰国选择了旗帜等，而中国台湾则选了扇子作为膳食指南的宣传形式。

除此之外，膳食指南的可视化图形往往传达了建议摄入食物份量的多少。塔类是膳食指南采用最广泛的可视化图形，金字塔的底部通常代表建议健康饮食摄入量最大的食物类别，顶部则是建议食物摄入量最少的食物类别。

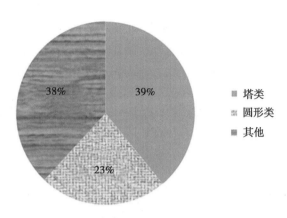

图 3-1　各国膳食指南可视化图形分类比例

第二节　各国图形特点分析

一般而言，各国指南图形反映了膳食指南核心点，例如食物组、量和被认为重要的其他信息。另外，结合本国文化，利用大众熟知的图形如日本的陀螺、韩国的自行车以及埃及的金字塔等。

在亚洲国家中，印度采用了金字塔作为膳食指南的宣传图形，从塔底到塔顶共分为四层，从下到上分别代表着不同的食物组，推荐量越来越小。此外，烟和酒被放在了金字塔之外，并加上了禁止的标识，这意味着印度的膳食指南不推荐抽烟及饮酒。韩国则以自行车的形象作为膳食指南的宣传图形，自行车的前轮上画着一杯水，指出了水对人体的重要性，后车轮被划分为不同的大小代表推荐食物的组别及定量信息，并且通过自行车的形式强调了饮食与运动平衡的重要性。日本用陀螺生动的表现人体需要均衡的饮食、运动和饮水，才能保持正常的运转，有意思的是陀螺需要一个小鞭子不时给予动力，这个小鞭子即是喜欢的小点心、酒类和饮料等，这类食物虽然不能多吃，但是偶尔少来一点，也是生活的乐趣所在。黎巴嫩的宣传图形虽是塔状，却通过树的形状表现出来，树干上画着一杯水，同样强调了水是人体维持健康的基础，树冠从下至上分为四层，对各食物组进行了半定量地说明。阿曼则选用了圆形地宣传图形，将一个圆分为六块，被划分的不同部分代表不同的食物组别，每个组别在圆形中所占的面积往往与建议的量成正比，圆地旁边放有一瓶水，提示人们及时补充水分。

欧洲国家中，德国采用三维食物金字塔作为膳食指南的宣传图形，结合了定量（营养圈）与定性食品消费（金字塔），具体来讲就是金字塔的四侧主要是基于能量和营养成分以及其他营养标准的定性分类，而三维金字塔的底部的营养圈则给出了食物的定量要求。匈牙利的膳食小屋中的每一部分（不同颜色区域）都代表了食物组别，且尺寸与建议食用的数量成正比。土耳其使用四叶草作为宣传图形，在土耳其，四叶草象征着幸福。四个叶片中，上部叶片包含了牛奶和乳制品，主要根据该国牛奶及乳制品摄入不足的现状，强调牛奶及乳制品在营养上的重要性及推荐摄入。希腊地膳食金字塔极为简洁，共分为三个大层，十一个小层，每层上仅有文字说明，而无图形展示。大层代表着食物地推荐食用频率，小层则是细分的食物组。斯洛文尼亚的金字塔分为七层，金字塔最底层却与食物无关，而是运动，这或许与斯洛文尼亚人喜爱运动有关。

北美洲国家中，美国采用了一大一小两个餐盘作为膳食指南的宣传图形，大餐盘分为四块，代表着水果、蔬菜、谷物和蛋白质，小餐盘则代表着乳制品。伯利兹的图形以果篮的形式呈现，果篮被分为六分，代表着六个食物组，果篮的提手上是一群做运动的人。加拿大选择了彩虹作为宣传图形，四条彩虹长度各异，代表着不同的食物组及推荐量。古巴则选用了七个大小各异的盘子，盘中盛放的就是代表着各个食物组的食物。其他北美洲国家选用的图形都各具特色，富有当地的传统文化色彩。如格拉纳达选用了当地盛产的肉豆蔻作为宣传图形，危地马拉选用了在生产生活中经常食用的陶罐，圣文森特和格林纳丁使用的则是特产面包果的图形。

南美各国多采用圆形和扇形作为宣传图形，但也有国家例外。如圭亚那就使用了炖锅作为宣传图形，锅内分为五块，代表着五个食物组，锅外则是各种体育运动的图画。巴拉圭的图形是一个大缸，以鲜明的色彩分为八块，缸外还有饮水与踢球的图片，强调了充足饮水与合理运动的重要性。

非洲国家的膳食指南宣传图形各有千秋。南非的图形只是简单地把七种食物组图画归类放在一起，通过大小的区别来表示推荐摄入量的差异。贝宁则选用了尖顶草房作为宣传图形，墙体部分分为两块，代表着需要大量摄入的食物组，三角形的房顶分为三块，房门的位置放着一瓶水，显示了水在膳食中的中心位置。尼日尼亚选用了常见的金字塔图形。

大洋洲国家中，澳大利亚选用了圆盘作为膳食指南的宣传图形，圆盘被分为五块，代表着五个食物组。高热量的饮品及甜食被放在圆盘之外，并提示只能偶尔少量食用。斐济的宣传图形是彩虹，但只有三条，代表着三类食物，即健康食品、提供能量为主的食品和构建身体的食品。

第三节 可视化图形比较

各国膳食指南可视化图形分为塔形图、圆形图和其它图形。

一、塔形图

塔形图或三角形图，一目了然表示食物量的多少，被许多国家所采用。下面举例一些国家的图形（图 3-2）。

二、圆形类图

圆形或圆式饼图比较容易显示膳食组成和比例，美国、澳大利亚、墨西哥和英国均为此类形（图 3-3）。

三、其他类形

结合本国文化和风俗特点，一些国家采用扇形、锅、杯等不同形式（图 3-4）。

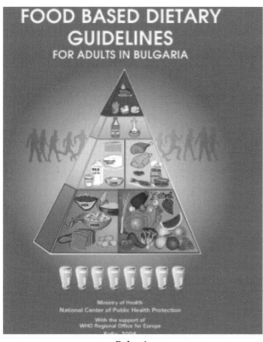

Bulgaria

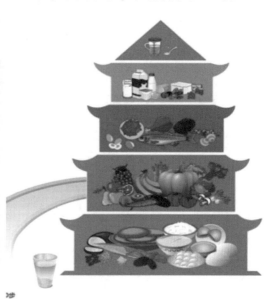

China

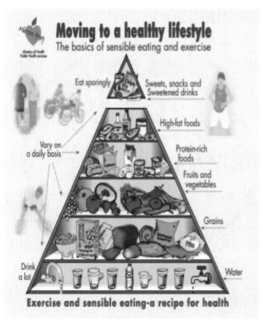

Israel

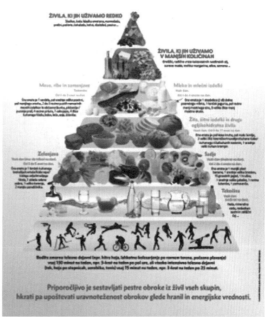

Slovenia

图 3-2　各国膳食指南可视化图形：塔类

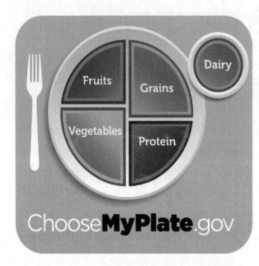

America

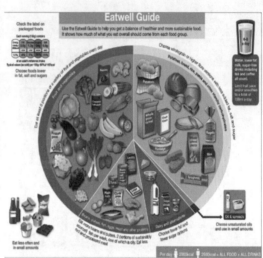

The United Kingdom

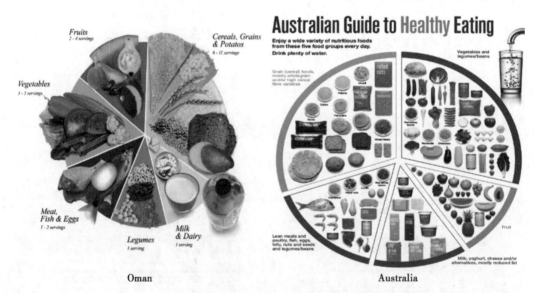

Oman

Australia

图 3-3　各国膳食指南可视化图形：圆形类

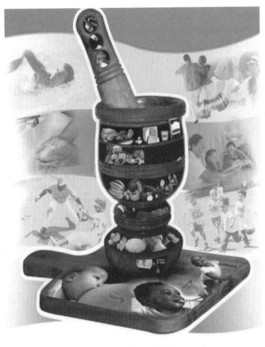

Dominican Republic(mortar)

Fiji(rainbow)

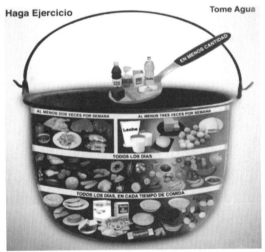

Honduras(pot)

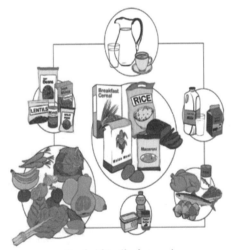

South Africa(food groups)

图 3-4 各国膳食指南可视化图形：其他图形

参考文献

1. Montagnese C, Santarpia L, Buonifacio M, et al. European food-based dietary guidelines: a comparison and update[J]. Nutrition, 2015, 31(7-8): 908-915.

2. Helmut Oberritter K S, Bonn; Anne Von Ruesten, Heiner Boeing, Nuthetal. The DGE Nutrition Circle-Presentation and Basis of the Food-Related Recommendations from the German Nutrition Society (DGE) [J]. Ernaehrungs Umschau international l, 2013, 60 (2) : 24-29.

第四章
膳食指南制定的总结分析

一、共性原则

膳食指南是以食物为基础，以营养科学为依据的群众宣传教育手段，它的目的在于指导大众合理用餐以改善营养，预防与膳食有关的疾病，增进人群的健康[1]。近年来，随着科学发展和进步，特别是社会需求增加，各国膳食指南赋予更加丰富的内涵和使命[2]。

本部分收集了六大洲 90 个国家（地区）提供的官方膳食指南或支持膳食指南的相关信息，排除非英文指南后，共纳入 43 份英文膳食指南，89 份膳食指南关键推荐条目，82 份可视化图形。

二、关键推荐的扩展

膳食指南除了提到基本的食物组信息以及在限量性食物消费上的建议外，还强调平衡膳食、保持体重、鼓励运动，以及强调饮食文化和美好生活的重要性，在许多国家被广泛融入。例如

生活方式 "享受你的三餐，从健康的早餐开始你的一天，保持良好的进餐环境，与家人一起就餐"等。

食品卫生 46%（41/89）的国家提出注意食物卫生和食品安全的建议（如食物必须防止细菌和化学污染，需保证食物购买的来源可靠等）。

食物存储烹饪方法 14.6%（13/89）的国家在指南中提出了有关如何准备和存储食物安全的建议，19%（17/89）的国家在指南中倡导健康的烹饪方法。

营养标签 11/89(12%)的国家膳食指南鼓励消费者购买食品时关注营养标签。

三、特殊人群膳食指南

一些国家针对不同人群制定了特殊人群膳食指南，如老年人膳食指南、素食者膳食指南、孕产妇膳食指南和青少年人群膳食指南。但是仍然有许多国家在针对该国全人群的膳食指南的关键条目信息中对特定人群进行了强调，如 12 个国家（12/89，13%）在关键条目中建议孕妇和哺乳期妇女补铁和其他营养素，21 个国家（21/89，23.6%）特别强调婴幼

儿纯母乳喂养 6 个月。此外，英国还在膳食指南中针对生活在该国的亚洲人提出：针对户外活动少或足不出户的亚洲人群，建议每天补充 10μg 维生素 D。

四、总结和展望

从各国推荐关键条目看，大部分国家强调：①多吃蔬菜和水果，鼓励食物多样化，保持能量平衡，维持健康体重；选择营养素丰富的各类食品；②控制盐、糖、油和酒精；③足量饮水。加强运动锻炼、营养标签等条目也多被提及。

但是不同的国家仍会根据各自国家具体的营养状况和问题，结合本国风俗和农业生产特点，给出具体的推荐条目，如鼓励橄榄油摄入、建议多食用植物油以替代固体脂肪、推荐低脂和脱脂牛奶的摄入等。

在所有的指南可视化图形中，塔类图形过去一直被认为是最有效传达信息的形式，其能明确的向公众传达健康饮食的食物组成，塔的几层分别代表主要的食物组别，每层的形状大小则表示所需食物的份量，这些更适合一段时间一个人平均每天的摄入量和构成。此外，目前以美国为主要代表的国家采用餐盘作为个人膳食指导的可视化图形也获得了非常好的宣传效果和认可度。

在食物组别推荐上，大多数国家选择 6 或 7 组的食物分组推荐方式，少数国家因为饮食习惯上的差异在分组上略有不同，此外在某些关键食物的推荐量上各国也有所差异。本部分通过对各国膳食指南关键推荐条目和可视化图形异同的解读，深入了解了各国膳食指南的推荐要点与重要原则，可以为完善我国膳食指南提供参考。

五、研究限制

本部分着重分析了 43 个国家全文的膳食指南，以及 89 个国家关键推荐条目，由于仅收集英文为主的文章，一些国家未能收录或未见全文，因此在分析比较上难免有不到之处。另外在时间上以 2017 年 6 月前发布的最新指南为主，后期发布的未能收录。

第二部分

膳食指南建立和修订程序
研究报告

自从 1992 年，WHO 首次以专家报告形式发表了《编制和应用膳食指南》，2013 年又一次发表了《以证据为基础的文件编制手册》，强调了科学证据对公共文件、共识、指南制定的关键作用，并进一步提出了规范的制（修）订程序和方法。

本部分的目标在于梳理我国膳食指南制定修订及发布发展史，学习和总结国际及各国修订程序和方法，规划和制定我国第 4 版的修订原则、目标、技术方法、预期结果、时间安排以及组织结构等，为完成修订目标做好计划、规划和设计。

膳食指南是由早期的食物目标历经膳食供给量、膳食目标、营养目标等演变而来的。其早期发展的背景是预防营养不良；随着工业化带来的体力劳动减少，膳食脂肪摄入增多及其他膳食构成的改变，肥胖及心血管疾病等与膳食有关的慢性病患病率不断升高，膳食指南是逐渐针对此种情况对健康膳食模式提出的建议。过去，针对人群中存在的主要营养不足或问题，各国膳食指南关键性推荐多是一组鼓励性的陈述建议（如使用多吃、提倡、鼓励等用语）；而近些年，随着营养过剩带来慢性病发病率的增加，各国膳食指南推荐中也常出现限制性用语（如限制、少吃等）的建议。

膳食指南可直接或间接地通过营养工作者、教育工作者、卫生工作者、政策的制定者传播给公众。一方面用于引导居民合理消费食物保持健康，另一方面则作为政府发展食物生产及规划、满足居民合理的食物消费的科学根据。许多国家的政策制定者意识到，膳食指南推荐的饮食建议，能更好促进食品生产和供应、改善居民健康状况、减少医疗费用以及增进不同人群的学习和工作能力，最终促进社会经济的发展。因而，膳食指南在各个国家受到普遍重视，并由政府和权威学术社会团体发布。膳食指南发展至今，制定的目的更为完善和丰富。包括：

1. 引导食物生产和消费。

2. 保障人群膳食平衡，满足营养素需求，提高生活质量和身体素质。

3. 预防营养素缺乏和过量，预防营养相关慢性疾病的发生。

膳食指南为何要不断更新和修改：

1. 随着科学的进步，知识的更新，更多新的观念需要纳入膳食指南中。

2. 人群膳食模式（营养状况）在发生变化，膳食指南也应该与时俱进。

3. 人群健康状况（疾病谱）变化，膳食指南针对的问题也会随之改变。

本部分主要从 2016《中国居民膳食指南》的修订背景和意义、2016《中国居民膳食指南》修订工作计划和修订工作的技术程序三个方面介绍了《中国居民膳食指南（2016）》修订的整个过程，展现了膳食指南修订过程的总体框架与工作流程，希望能给未来膳食指南的修订提供技术参考。

第五章
中国居民膳食指南的修订背景和意义

居民膳食营养状况是国家经济发展和社会进步的重要标志，健康的膳食是预防慢性病如肥胖、高血压、高脂血症的主要措施之一，膳食指南对于国家实现公共健康的管理和目标至关重要。中国居民膳食指南是贯彻营养改善行动计划实施全民营养教育的主要内容和宣传纲领。其核心是倡导平衡膳食和合理营养以达到促进健康的目的。根据对 13 万多上海居民长达 12 年的追踪队列研究，证实了遵照《中国居民膳食指南》（中国居民平衡膳食宝塔）可以降低 15%~30% 慢性病的发病率，尤其是因心血管疾病引起的死亡。2013 年我国完成了新版 DRIs，还完成了全国营养状况调查，营养科学研究日新月异，膳食指南修订的重要意义在于，紧跟科学研究最新成果，紧抓中国居民普遍存在的健康问题，指导和实践以实物为基础的营养教育，为全国居民健康服务。

第一节　中国居民膳食指南的发展历史

首版《中国居民膳食指南》最早在 1989 年发布，至今，我国《中国居民膳食指南》共发布了四版，分别是 1989 第一版、1997 第二版、2007 第三版、2016 第四版。

一、第一版 1989《中国居民膳食指南》

1989 年 10 月由中国营养学会第二届常务理事会第二次会议通过并发布了《我国的膳食指南》。膳食指南共八条，如图 5-1。可看出这 8 句话强调了推荐和限制的食物，但还未提出"量"的推荐。另有一幅图为用于宣传，因当时无法留存电子档，原图无法找到，仿制如图 5-2。主要参与制定者为沈志平、金大勋、顾景范、陈孝曙等。

二、第二版 1997《中国居民膳食指南》

1997 年，原卫生部首次指导了《中国居民膳食指南》的修订工作，委托中国营养学会于 1997 年组成了《中国居民膳食指南》专家委员会。专家委员会主席葛可佑教授，专家委员会成员共 13 名，陈春明、陈孝曙、陈吉棣、顾景范、何志谦、翟凤英等。专家委员会依据最新的科学研究成果，针对我国居民的营养需要及膳食中存在的主要缺陷，借鉴国外先进经验，对第一版的膳食指南进行了修改，制定了《中国居民膳食指南》及其说明。首次制定了《中国居民膳食宝塔》用于宣传和张贴，对食物组成量化，该指南于 1997 年 4 月由中国营养学会常务理事会通过，并正式公布，关键条目和平衡膳食宝塔如图 5-3、图 5-4。

一、食物要多样

二、饥饱要适当

三、油脂要适量

四、粗细要搭配

五、食盐要适量

六、甜食要少吃

七、饮酒要节制

八、三餐要合理

图 5-1　《中国居民膳食指南》关键推荐（1989）

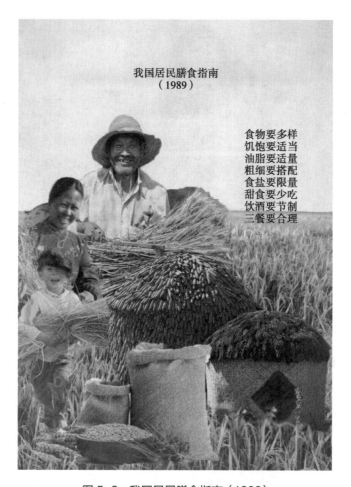

图 5-2　我国居民膳食指南（1989）

一、食物多样，谷类为主

二、多吃蔬菜水果和薯类

三、常吃奶类、豆类或其制品

四、经常吃适量的鱼、禽、蛋和瘦肉，少吃肥肉和荤油

五、食量与体力活动要平衡，保持健康体重

六、吃清淡少盐膳食

七、如饮酒应限量

八、吃清洁卫生、不变质的食物

图 5-3　《中国居民膳食指南》关键推荐（1997）

中国居民膳食指南及平衡膳食宝塔

(简要本)

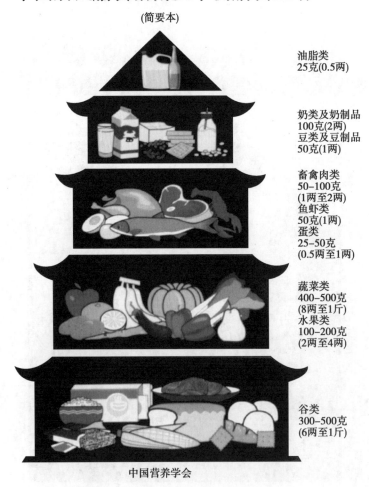

油脂类
25克(0.5两)

奶类及奶制品
100克(2两)
豆类及豆制品
50克(1两)

畜禽肉类
50–100克
(1两至2两)
鱼虾类
50克(1两)
蛋类
25–50克
(0.5两至1两)

蔬菜类
400–500克
(8两至1斤)
水果类
100–200克
(2两至4两)

谷类
300–500克
(6两至1斤)

中国营养学会

图 5-4　中国居民平衡膳食宝塔（1997）

三、第三版 2007《中国居民膳食指南》

10 年后，2006 年中国营养学会组织了《中国居民膳食指南》修订专家委员会，专家委员会主任委员为葛可佑教授，共有委员 27 人。依据中国居民膳食消费和营养摄入的实际情况，以及存在的突出问题，结合营养素需要量和食物成分的新知识，对第二版膳食指南进行全面修订。在广泛征求相关领域专家、机构和企业的意见，形成了《中国居民膳食指南（2007）》，并于 2007 年 9 月由中国营养学会理事会扩大会议通过。新版《中国居民膳食指南》其目的是帮助我国居民合理选择食物，并进行适量的身体活动，以改善人们的营养和健康状况，减少或预防慢性疾病的发生，提高国民的健康素质。2008 年，原卫生部以第一号公告发布。

《中国居民膳食指南（2007）》由一般人群膳食指南、特定人群膳食指南和中国居民平衡膳食宝塔三部分组成。一般人群膳食指南共有 10 条推荐条目（图 5-5），适合于 6 岁以上的正常人群。和 1997 年膳食指南的条目比较，2007 年指南增加了每天足量饮水，合理选择饮料，强调了加强身体活动、减少烹饪用油和合理选择零食等内容。特定人群膳食指南是根据各人群的生理特点及其对膳食营养需要而制定的。特定人群包括孕妇、乳母、婴幼儿、学龄前儿童、儿童青少年和老年人人群。其中 6 岁以上各特定人群的膳食指南是在一般人群膳食指南 10 条的基础上增补形成的。

一、食物多样，谷类为主，粗细搭配

二、多吃蔬菜水果和薯类

三、每天吃奶类、大豆或其制品

四、吃适量的鱼、禽、蛋和瘦肉

五、减少烹调油，吃清淡少盐膳食

六、食不过量，天天运动，保持健康体重

七、三餐分配要合理，零食要适当

八、每天足量饮水，合理选择饮料

九、如饮酒应限量

十、吃新鲜卫生的食物

图 5-5　《中国居民膳食指南（2007）》关键推荐

专家委员会还对 1997 年的膳食宝塔进行了修订。新的膳食宝塔增加了饮水和身体活动的图像（图 5-6），还在膳食宝塔第五层增加了食盐的摄入限量。在膳食宝塔的使用说明中增加了食物同类互换的品种以及各类食物量化的图片，以便为居民合理调配膳食提供可操作性的指导。

四、第四版 2016《中国居民膳食指南》

2013 年中国营养学会发布了新的膳食参考摄入量，中国疾病预防控制中心完成新一轮的全国营养监测调查。另外，营养应用科学研究有了许多新进展。在这种情况下，恰逢又一个 10 年将至，修订 2007 版膳食指南被列入第七届理事会的任务计划。国家卫生计生委（现国家卫生健康委员会）委托中国营养学会继续完成修订工作。中国营养学会计划在 2014 年启动，预计 2015 年底完成。新版修订委员会主任委员是杨月欣教授，共有委员 27 人。

　　膳食指南工作被初步规划和安排。新版膳食指南也有文字版和图形版两种表现形式。《中国居民膳食指南》是凝练和解释关键推荐条目的文字性阐述，中国居民平衡膳食图形是根据《中国居民膳食指南》的核心内容，结合中国居民膳食的实际状况，把平衡膳食的原则转化成各类食物的重量，并体现在宝塔的图形中，以便于人们在日常生活中实行。

　　平衡膳食图形设计在一定程度上反映出各类食物在膳食中的地位和应占的比重。

中国居民平衡膳食宝塔

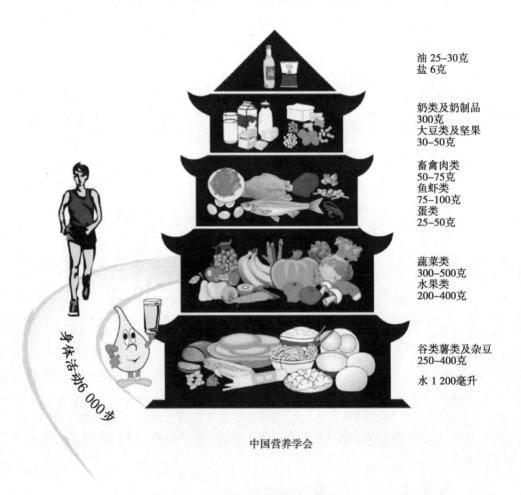

油 25～30克
盐 6克

奶类及奶制品
300克
大豆类及坚果
30～50克

畜禽肉类
50～75克
鱼虾类
75～100克
蛋类
25～50克

蔬菜类
300～500克
水果类
200～400克

谷类薯类及杂豆
250～400克

水 1 200毫升

身体活动6 000步

中国营养学会

图 5-6　中国居民平衡膳食宝塔（2007）

第二节　其他国家膳食指南的发展历史和现况

世界上首部膳食目标是瑞典于 1968 年提出的。其他发达国家也纷纷于 20 世纪 70 年代和 80 年代制定了各自的膳食指南，主要以满足营养需求，预防营养缺乏病和慢性病为目标。加拿大于 1976 年，法国、瑞典、挪威于 1981 年，新西兰于 1982 年，丹麦、英国于 1983 年，日本于 1984 年，德国于 1985 年，韩国、芬兰于 1987 年，匈牙利、印度于 1988 年，新加坡于 1989 年制定了各国的膳食指南。目前，在大多数国家，膳食指南的修订已经纳入国家计划，美国一般 5 年修订一次，美国于 2011 年发布了第七版美国居民膳食指南，最新的第八版膳食指南修订工作也已经启动。澳大利亚一般 10 年修订一次，于 2013 年对 2003 年版的膳食指南进行了更新和修订，发布了《澳大利亚居民膳食指南（2013）》及《婴儿喂养指南（2012）》。

一、美国居民膳食指南的发展历史和现况

美国居民膳食指南（DGA）为 2 岁以上的健康美国人选择促进健康、减少疾病风险的食物提供建议，为政府各职能部门执行营养规划工作提供统一的、有科学依据的基本原则。美国法律要求联邦政府发行的一切有关饮食的指导必须符合美国居民膳食指南。

1977 年美国首次制定了膳食目标，1980 年改为膳食指南，并由政府颁布，1990 年全国营养监测及相关研究法案第 301 款（公法 101-445，第三篇，7 U.S.C.5301），要求农业部（USDA）和卫生与公共服务部（HHS）联合出版《美国居民膳食指南》，每 5 年至少再版一次。1995 年出版第四版，2005 年又修改出版第六版，将体力活动以突出的形象表现加入膳食指南予以强调。2010 年美国农业部和卫生与公共服务部指定由 13 位公认的营养学和卫生专家组成膳食指南咨询委员会（DGAC），负责修订工作，并于 2011 年 1 月联合发布第七版 2010 美国居民膳食指南。政府膳食指南网站（www.dietaryguidelines. gov）在线提供膳食指南政策文件，同时公布实施指南所用的资料和工具有效期为五年。

1980 年以来，DGA 所推荐的食物构成部分一直没有改变，但在营养素推荐上存在着一些显著的反映科学进展的变化。联邦顾问委员会法和信息质量法明确要求联邦咨询委员会的工作程序必须公开、系统、透明。为了积极满足这一要求，2010 年版 DG 修订过程采用严格、系统和透明的方法，最大限度地减少偏差，创建了营养证据数据库网站（www. nutritionevidencelibrary.gov 或 www.nel.gov），为公众提供指南修订过程中的研究协议、文档选择、证据总结资料和分类总结报告；并初次启用易于检索和搜索的膳食指南网站（www. dietaryguidelines.gov），综合所有与膳食指南相关的资料信息；开发公众意见数据库，方便人们在讨论期间随时查看、提交简单的膳食意见；使用网络在全球范围播送研讨会，把视为出席会议的人数比以前的会议模式翻了一番；并在研讨会结束后继续对公众在线公开会议文件档案和录音资料。

2010 年版 DGA 报告主要内容共五个部分，即：

1. 保持长期能量平衡争取达到并维持健康体重。

2. 应降低摄入量的食物和食物成分。

3. 降低来自固体脂类和添加糖类的能量摄入。

4. 应增加摄入量的食物和营养素。

5. 建立健康饮食模式。

报告中传达了"保持长期能量平衡争取达到并维持健康体重"以及"强调消费营养素密集的食物和饮料"两个核心的理念，并强调必须尽快解决超重和肥胖问题（尤其是儿童），把预防儿童肥胖症纳入国家战略要务。

2016 年 1 月，美国膳食指南专家顾问委员会在 2015 年技术报告基础上，完成了对《2010 年美国居民膳食指南》版本的修订，形成 2015 版 DGA。主要内容共五个部分，即：

1. 始终保持健康的饮食模式　食物和饮料的选择对健康都有影响。选择能量适当的健康饮食模式，不仅有助于达到和维持健康体重，保证获得充足营养素，还可减少慢性病的发病风险。

2. 重视食物的多样性、营养素含量和摄入量　按推荐量从各种食物中选择营养素密度高的食物，既能满足营养需求，又能限制能量摄入。

3. 限制来自添加糖和饱和脂肪的能量摄入，并减少钠的摄入量　实践低添加糖、低饱和脂肪和低钠的饮食模式。少吃含这些成分高的食物和饮料，以形成健康饮食模式。

4. 转变食物选择习惯，选择健康的食物和饮料　选择各种食物中营养素密度高的食物和饮料，替换相对不健康的食物。充分考虑文化背景和个人喜好，使这些习惯的转变更容易实现和维持。

5. 无论何时何地，都应支持和实践健康饮食模式　从家庭到学校到工作场合到社区，每个人都有义务帮助创建和支持健康饮食模式。

二、澳大利亚居民膳食指南的发展历史和现况

2013 年 2 月 18 日澳大利亚国家卫生与医学研究委员会发布了澳大利亚居民膳食指南（2013）及婴儿喂养指南（2012），对 2003 版的指南文件进行了更新。根据最新科学证据，针对澳大利亚人因为营养不良导致超重肥胖和食源性慢病高发的问题，为澳大利亚人改进膳食提供信息和建议。与 2003 版的膳食指南不同的是，新版 2013 膳食指南建立在对约55 000 份科学出版物的评估基础上，有足够的饮食健康科学证据。新版 2013 膳食指南特别关注整个生命阶段的膳食模式和支持"注重家庭的饮食模式"；关注对健康食品的选择；关注具体的营养素消费量；并着重反映了澳大利亚的食品供应和消费模式。

2013 年版澳大利亚膳食指南包括五条关键信息，即：

1. 争取达到并维持健康体重　积极运动，选择足量的富营养食品和饮料；限制高能量低营养素的食品和饮料。

2. 食物多样，享受富营养食品　多吃蔬菜水果，全麦食品，瘦肉和禽蛋鱼，坚果和豆类，乳制品及其替代品。

3. 少吃含饱和脂、添加盐、精制糖的食品，如饮酒应限量。

4. 鼓励、支持和增加母乳喂养。

5. 食品安全。

同时，针对婴儿、青少年、老年、孕妇等，制定了特殊人群膳食指南。

第三节　膳食指南制修订国际指导意见

1992 年，联合国粮农组织 / 世界卫生组织联合专家会议报告文件《编制与应用以食物为基础的膳食指南》强调，各国应着眼于怎样将传统的营养素转变为当地所有的食物，进一步明确了通过引导食物消费结构的改变来改善居民的营养状况。此外，由于饮食文化受传统习俗、宗教信仰、经济、环境和政治条件等因素的影响，各国膳食指南的制定应结合本国的实际情况因地制宜、逐步推行。

2013 年 WHO 和 FAO 联合召开多次会议，发布了国家膳食指南制定应该遵循的基本原则，主要的精神如下：

一、食物为基础的膳食指南

膳食指南以食物为基础是强调的主要原则。人类每天的膳食由食物组成，而食物不仅仅是已知营养素的集合，WHO/FAO 专家组认为以食物为基础的膳食指南更具有指导意义。

1. 营养素和食物之间存在着复杂的相互作用，探讨单一营养素或者单一食物与人体健康的关系具有局限性，以多种食物为目标的膳食指南对促进健康更有效果。然而科学研究尚未能够识别食物中所含有的全部营养素。膳食对人类发挥保护作用的原因可能是单一营养，也可能是营养素的组合，更可能是非营养素物质的作用。科学证据尚未确定一些非营养素成分的潜在健康效应，如植物化学物（黄酮类、多酚类和植物雌激素等）对健康的效应。如果仅仅关注单一营养素的作用，可能会忽视食物中这些非营养素化合物摄入的好处。

2. 食物的加工、准备和烹饪的过程均影响食物的营养价值，应在指南中有所考虑。

3. 已有大量研究证据证明特定的膳食模式与疾病的风险降低有关。如富含水果和蔬菜的膳食与各种疾病发病率降低有关等。证据表明某些微量元素摄入量高于目前的营养建议时可能有助于降低非传染性疾病的风险。FBDG 可以鼓励包括这些营养素的膳食模式。

4. 食物和饮食文化、饮食习惯、种族、社会和家庭等各方面均相关，而营养素与这些则无关。

二、其他重要考虑内容

制定高质量的膳食指南尚有许多因素需考虑，如科学证据获得和提取、科学共识的建立、当地文化和营养挑战等，但最重要关注两个内容：一是制定方法和程序；二是易于应用和改善饮食实践。

1. 如何正确地制修订指南　修订膳食指南时，应考虑多方面的因素。在制修订前，应系统回顾来自多方面的信息，并明晰制定原则。膳食指南是国家实现促进食物消费及促进全人群健康的目标的一个重要组成部分，因此应该具有实用、动态更新、灵活、基于现状，并且中短期内能够实现，并最终达到长期目标的特点。在制定前应充分考虑指南的上述特点，基于科学性的原则，制定程序，因为每个国家的食物选择和可用性不同，因此需要注意在参考其他国家的指南、WHO 的相关信息以及使用科学证据时，要注重这些信息和证据的适用性、可接受性和兼容性。

2. 如何更易于应用和改善饮食实践　不仅应保证指南制定过程的科学性，还应保证指南发布后的可实施性。如膳食指南的条目应简短、清晰、容易记忆；应有利于不同人群理解和接受；适应本土文化，适宜与媒体进行沟通并由不同媒体传播；方便所有相关社区、团体和部门使用；方便纳入现有的社区健康生活项目等。

第六章
2016 中国居民膳食指南修订工作计划

第一节 修订原则和目标

中国居民膳食指南自 1989 年第一版发布以来，间隔时间约为 8~10 年。按照 WHO 和 FAO 对膳食指南的定义和修订指导建议，基于科学证据的不断更新和发展，修订专家委员会决定今后我国居民膳食指南将根据需要 5~10 年修订一次。

基于膳食指南的概念和指导实践的目标，本次膳食指南修订原则是在"平衡（理想）膳食模式"的基础上，针对我国目前存在的营养和健康问题，形成具有针对性（结合国情）、科学性（理论依据）、通俗性（普及教育）、预见性（发展趋势）为特点的居民膳食指南科学共识和图文并茂的指导文件和宣传材料。

本次修订的具体要求和目标：

一、以公众健康为根本

以社会大众的利益和健康需求为根本，是膳食指南的制修订的宗旨。各个社会主体都会有不同的立场和偏好，食品工业界，各行业、经济发展等的利益和需求应统一到大众健康的宗旨中来，为全民营养、健康中国服务。

二、结合国情，实事求是分析问题

实事求是是科学研究的基本要求，同样也是膳食指南修订的基本原则。根据我国营养问题的实质、表现及成因，有针对性地制定解决问题的方案，利用好现有食物资源和社会配置的基础上，考虑指南的可行性及可执行性。

三、以证据为基础

专家组应最大程度地收集近年的研究成果，在广泛的证据评估的基础上进行制定。在循证医学的原则下，对膳食与健康的关系达成共识，用以指导中国居民的食物消费实践。证据评估程序是由证据小组具体实施，在专家委员会的指导和协助下完成。委员会首先确定本领域的专题，并就各专题指定相应的专家作者进行文献检索和证据评价，最后整合证

据进行科学总结并提出推荐建议。

四、实用性和可行性

指南中的推荐条目将减少至最低数量，因为目标的减少能够突出重点，并提高可执行性。指南中的目标应具体明确，语言应便于理解，并且能够起到影响大众饮食习惯的作用。对于指南中提及的有关概念、界定或说明，表达应准确，含义应单一清楚；对于各项要求应详细具体，且尽量量化。同时，在膳食指南修订的过程中，应充分考虑被教育者的接受性。力求使指南中的多项目标相互协调，并与其他政策的目标尽量一致。

五、前瞻性，面向未来

膳食指南每 5~10 年进行一次修订，对于指南目标的确定要充分考虑科学以及公共政策的发展或延续等情况，从而让膳食指南的目标更符合未来健康发展的需要。

第二节　修 订 依 据

中国居民膳食指南的修订是中国营养学会的重要工作任务。2014 年 2 月底，国务院办公厅印发了《中国食物与营养发展纲要（2014—2020 年）》，其中特别指出实现目标的政策基础包括：加强营养和健康教育；研究设立公众"营养日"；发布适宜不同人群特点的膳食指南；发挥主要媒体主渠道作用，增强营养知识传播的科学性等内容。为此在 2014 年初，中国营养学会开始了组织和启动工作。修订工作的主要科学依据包括：

一、营养相关政策及卫生类规范性文件

—《中国食物与营养发展纲要（2014—2020 年）》
—《中国慢性病防治工作规划（2012—2015 年）》
—《营养改善工作管理办法》和《营养工作规范》（2010 年颁布）
—《全民健身条例》（2009 年 10 月 1 日起实施）
—《全民健康生活方式行动（2009—2015 年）》
—《中共中央国务院关于加强青少年体育增强青少年体质的意见》（2007 年）

二、数据和相关资料

（一）重要科学依据
—2013 版《中国居民膳食营养素参考摄入量 DRIs》
—新版 DG 关于我国营养问题评估和分析报告
—新版 DG 食物与健康证据技术工作小组提交的工作报告
—新版 DG 关于我国膳食模式的分析工作报告
—新版 DG 关于 2007 版膳食指南消费者调查和问题分析工作报告
（二）相关指南、报告以及公开发表的文献和数据资料
—《中国成人超重和肥胖症预防控制指南》
—《中国学龄儿童青少年超重和肥胖预防控制指南》

—《中国成人身体活动指南》

—《中国儿童青少年零食消费指南》

—《中国高血压防治指南》

—《中国糖尿病防治指南》

—《中国脑血管病防治指南》

—中华人民共和国国家卫生和计划生育委员会公布的卫生统计年鉴数据（死亡率和发病率）、婴幼儿母乳喂养率以及孕产妇信息等

—中国疾病预防控制中心公布的全国慢性病和营养监测数据

—全国儿童发展行动计划及全国营养行动计划等大型项目公布的数据

—农业部以及相关技术司局发布的农业生产和食物供应数据

（三）国际组织及其他国家公开发表公布的报告、文献和数据资料

—WHO evidence-based guidelines in nutrition for health and development.

—WHO global action plan for the prevention & control of NCD 2013-2020.

—WHO Global NCD Action Plan 2013-2020.

（http：//www.who.int/nmh/events/ncd_action_plan/en/）

—Handbook for the preparation of evidence-based documents.Tools derived from scientific knowledge.[1]

—WHO handbook for guideline development[2].

—The world health organization recognizes noncommunicable diseases and raised blood pressure as global health priority for 2025.[3]

—The World Health Organization Global Database on Child Growth and Malnutrition：methodology and applications.[4]

—Data resource profile：the World Health Organization Study on global AGEing and adult health（SAGE）.[5]

—How to use the evidence：assessment and application of scientific evidence.（Australian dietary guidline）

—A review of the evidence to address targeted questions to inform the revision of the Australian dietary guidelines 2009.

三、其他参考文件

其他公开发表的高质量科研论文中公布的数据文献。

第三节　主要内容和修订过程关键点

一、技术工作主要内容

修订前的技术工作大致分为以下四个方面：

（一）食物和健康科学循证工作

系统分析和评述 2014 年以前的相关科学研究，确定：

1. 各类推荐性食物与健康证据;

2. 各类限制性食物与健康证据;

3. 特别关注如孕育、母乳喂养与健康关系。

(二) 我国膳食营养关键问题分析

确定饮食有关的健康和疾病相关问题:

1. 确定哪些是备受关注的健康问题,哪些是具有争议的营养问题;

2. 确定具有公共卫生意义的营养问题,例如营养过剩、营养不良等;

3. 估计这些问题的规模和严重性。看看发病率和死亡率以及成本和趋势;

4. 区分年龄组和特定人群的影响不同的问题;

5. 评估得出与饮食有关的疾病的严重程度、优先秩序和成本效益等,以启动优先级清单。

(三) 膳食模式分析评估

要求总结分析常见膳食模式、不同膳食模式与健康研究数据。

(四) 2007 版膳食指南的调查和评估

调查了解不同人群 (专业、大众) 对 2007 版的可接受性、可执行性等知识态度行为变化。

二、修订的核心工作

(一) 新版 DG 关键条目筛选

根据我国膳食营养关键问题分析和食物营养健康证据提取和筛选。评估得出与饮食有关的健康或疾病的相关严重程度、优先次序和成本效益等,最终获得 6~10 条共识。

(二) 文字稿内容的修订

成立条目专家组,分配相应的修改任务至各条目工作组。注意每个作者均需声明所写部分的书写过程、基础和合理性,以便接受他人的审阅。以确保膳食指南声明内容等适合大众。这部分工作需要营养教育工作者和 (或) 科学传播专家的参与。接受和考虑来自对指南感兴趣的各方所反馈的意见。审查过程可以包括研讨会、会议或者网络征求意见等方式。

(三) 图形等表达方式的设计

1. 考虑修改原宝塔或建议其他形式可视图形。图形核心要求应准确表达指南思想,反映中国文化特色。

2. 图形化是有效的传播方式,可视图形应使指南内容更容易被理解和接受,确定用何种表现形式来表达膳食指南,应用哪些食物的示例图片,要确保任何视觉材料的艺术表现形式和文化上是可以接受的。

(四) 指南的定稿和普及计划

膳食指南面对的是公众,因此应该尽可能简单、清晰、容易记忆,适合本土文化以及易于媒体宣传。膳食指南应该是公众愿意使用的,推荐的食物应该是方便获得并且是大部分公众负担得起并广泛接受的,在这里尤其需要考虑我国地域广阔所造成的食物多样化特点。

公众对指南的理解,是膳食指南修订成功的关键。需要注意:

1. 如何分类、表达和定义食物种类，平衡在生活中符合大众认知的包装食品类型。

2. 食物量份的表达方式，克、碗、杯或是拳头大小？

3. 确保宣传传播材料是适合不同教育水平（如未受过教育、小学文化和受过高等教育的成年人等）。

4. 确保指南中的术语应该代表正确的日常使用和科学定义，避免引起误解和混淆。例如，公众可能误解的"脂肪"的正确含义（例如，一些百姓认为脂肪是可见的食物中的部分，但不包括食用油）。

5. 将膳食指南推荐条目转化为顺口短语或其他口号等利于信息传播的方式。

三、注意事项和基本原则

（一）关注以食物为基础

以食物为基础的膳食指南，是包含了营养学、食品科学、医学、生化等专业间交叉知识和经验，需考虑如能量平衡、宏量和微量营养素的生理功能、非必需营养素的生物意义等方面的知识。膳食指南需要基于更全面的科学知识和当地食物供应情况，还需考虑不同的饮食文化下的不同膳食习惯；储存和保存食物的方法；准备食物过程中发生的变化；营养强化食品、功能食品的发展等。与考虑营养素的膳食指南相比较，强调基于食物的指导，是相对更加全面和容易实施的。

（二）关注膳食模式

除了考虑食物、摄入和平衡等，膳食模式、可持续性农业和环境科学的知识也需要被考虑。膳食指南与国家的农业生产息息相关，如科学研究证实了膳食摄入长链 ω-3 脂肪酸的重要性，但是因为鱼类的供应不足，可能使得达到推荐的膳食目标较为困难，因此推荐应与大众健康为目标，正需更多地考虑本国资源的实际情况，以及现有自然资源、粮食生产的可持续性等问题。

（三）关注建议目标的可行性和实用性

某些促进行为改变的基本方法，可能是科学合理但却难以执行的，因此需排除这方面的建议。考虑实际中的可行性和实用价值。

个体化的、针对性的需要，应考虑不同人群的具体化建议，如婴儿、孕妇、老人等。

（四）考虑粮食供应和营养改善的国家政策

1. 考虑全人群的定位　公共卫生政策的一个重要方面是减少健康和营养状况的差异和不平等，使得所有居民享有健康和营养。这里面也包括大量需要特殊关注的群体，如城市贫民、生育妇女、农村人口等，他们具有更高的营养不良的风险，因此膳食指南也要考虑满足他们的需求，保护和促进他们的营养健康。

2. 关注农业和可持续生产　农业政策影响营养、粮食生产的稳定水平，并通过影响食品价格和食物的营养成分，增加传统粮食作物的生产等方式间接影响人类的食物选择。膳食指南的修订应充分配合当前的农业政策和国家对可持续生产和发展的要求。

四、专家工作组构成和分工

国家膳食指南是涉及诸多基础理论和实际解决方案，具有基础性、预见性、战略性、全局性议题的理论健康政策研究。膳食指南的修订需要跨学科的合作，建立来自多部门的协作工作委员会和技术工作小组是指南修订的首要环节。

有广泛代表性的工作组是非常重要的，工作组应形成包括代表农业、卫生、食品科学、营养科学、消费者和人类学在内的各方面的成员，包括学术界代表、消费者团体、其他相关的非政府组织以及食品工业界的成员。以确保来自各方的观点均会被考虑，并且将修订信息及时反馈给所有的相关部门。同时为保障指南的科学性、适用性和覆盖性，特别建立的指导委员会包括知名专家和政府机构负责营养相关负责人，努力提高政策决策者对于指南修订和实施重要性的认识，将这项工作作为促进全民健康整体计划的一个重要组成部分。

第四版中国膳食指南修订工作委员会的组织架构由指导委员会、修订专家委员会、秘书组和6个技术工作组四部分专家组成，不超过100名来自不同学科的专家学者以及政府机构的相关负责人组成。具体组成如下：

（一）指导委员会

王陇德、葛可佑、梁晓峰（中国疾控中心代表）、常继乐（卫计委代表）、王东阳（农业部代表）、张辉（国家体育总局相关司局代表）。

（二）修订专家委员会

主　任：杨月欣

副主任：杨晓光　孔灵芝　吴良有　翟凤英　程义勇　郭俊生　苏宜香

委　员：（按姓氏拼音排序）

蔡云清　常翠青　陈　雁　丁钢强　郭长江　郭红卫　韩军花　李　铎

马爱国　马冠生　施小明　孙长颢　孙建琴　孙君茂　陶茂萱　王　梅

王东阳　王培玉　严卫星　于　康　张　兵　张　丁

（三）秘书组

组　长：王莉莉

副组长：赖建强　张环美

成　员：王晓黎　何宇纳　荣　爽　何　梅　程广燕　范志红　刘培培　丁　昕

张　涵

（四）技术工作组

1. 食物与健康证据工作组

负责人：杨月欣

组　长：马爱国　孙长颢

成　员：（按姓氏拼音排序）

蔡云清　陈　雁　陈裕明　常翠青　崔　静　崔玲玲　杜松明　冯任南

高蔚娜　郭长江　郭俊生　黄国伟　李　铎　李　杰　李　颖　李文杰

刘爱玲　刘烈刚　凌文华　马爱国　马冠生　牛凯军　荣　爽　孙长颢

孙桂菊　孙建琴　孙永叶　汪求真　王　竹　王东阳　王培玉　王少康

向雪松　杨雪锋　杨月欣　乐颖影　翟凤英　张　丁　张继国　周　明

朱　婧　朱惠莲

秘　书：梁　惠　李　颖　荣　爽　刘培培　姚滢秋

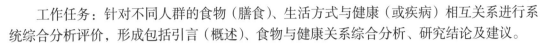

工作任务：针对不同人群的食物（膳食）、生活方式与健康（或疾病）相互关系进行系统综合分析评价，形成包括引言（概述）、食物与健康关系综合分析、研究结论及建议。

2. 国家营养问题和发展趋势工作组

负责人：翟凤英

组　长：马冠生

成　员：杨晓光　赵丽云　张　兵　王惠君　蔡云清　王东阳　孙君茂　刘爱玲

秘　书：王惠君　刘爱玲　张环美

工作任务：按人群（学龄前、学龄儿童青少年、成人、老年）和地区（全国与城乡）总结出我国居民膳食结构和营养现状，发现主要问题。按人群和地区（全国与城乡）总结并预测出我国营养发展趋势。

3. 良好膳食模式和证据分析工作组

负责人：杨晓光

组　长：郭长江

成　员：严卫星　王　梅　常翠青　何宇纳　孙君茂　王培玉　马冠生　翟凤英

　　　　张　兵　王惠君

秘　书：何宇纳　张　涵

工作任务：分析国际健康膳食模式特点，根据我国健康人群膳食模式特点（全国数据，纵向数据），依据不同地域的典型的膳食模式及其与慢性病的关系，结合目前国内已有关于膳食模式研究的成果（全国营养调查、北卡调查），提出中国健康膳食模式。

4. 图形和关键信息工作组

负责人：孔灵芝

组　长：丁钢强

成　员：于　康　陶茂萱　施小明　张　丁　王　玉　汪之顼　何　梅　翟凤英

秘　书：张　涵　虞培丽

工作任务：开展 2007 版膳食指南宝塔图征求意见，确定食物分量及食物量化图，确定膳食宝塔（图形）及关键信息，标准量具（碗、杯、勺）（此为便于百姓折算，我组建议增加的内容），膳食"十条"的百姓理解版：动画、工具文字或者图表等表达形式。

5. 2007 版指南消费者调查和问题分析工作组

负责人：程义勇

组　长：张　兵

成　员：王惠君　韩军花　蒋与刚　李　静　耿战辉

秘　书：张继国　刘培培

工作任务：通过针对普通大众和健康相关职业人员对 2007 版"膳食指南"和"膳食宝塔"的知晓状况、膳食指导作用及意见建议开展专项调查，并通过调查数据分析，了解存在的问题。

6. 修订计划和程序工作组

负责人：杨月欣

组　长：杨月欣

成　员：程义勇　翟凤英　杨晓光　蒋与刚　荣　爽　王晓黎　刘培培

秘　书：荣　爽

7. 特殊人群膳食指南工作组

负责人：杨月欣

（1）妇幼膳食指南工作组：

组　长：苏宜香　孙建琴

成　员：汪之顼　赖建强　崔玉涛　盛晓阳　曾　果　胡　燕　毛丽梅　杨年红
　　　　李光辉　腾　越

秘　书：庞学红　莫宝庆　姚滢秋　刘培培

　　工作任务：本次修订中国婴幼儿喂养指南包括0~3岁儿童，分为0~6月龄、7~12月龄和1~3岁三个年龄段，其中奶瓶喂养应在0~6月龄给予描述。非正常婴幼儿喂养指南在《中国居民膳食指南》发布后再行制订。综述国内外婴幼儿喂养现状和存在问题，有针对性制订喂养指南条目。

（2）老年人群膳食指南工作组：

组　长：孙建琴

成　员：张　坚　黄承钰　莫宝庆　朱惠莲　何更生　付　萍　蒋与刚　于康青

（3）儿童青少年指南工作组：

组　长：马冠生

成　员：马　军　胡小琪　杜松明　赵　耀　陶芳标　刘爱玲　马文军　刘祥瑞
　　　　刘友学　郭建军

秘　书：张　倩　宋　超　栾德春

（4）素食者膳食指南工作组：

组　长：李　铎

成　员：杨月欣　郭俊生　王晓黎　郑钜圣

五、修订计划时间表

　　总体修订计划在2014年4月—2015年12月期间完成。分为以下四个时间阶段：

（一）启动和组织建设阶段（2014年4月—2014年6月）

　　2014年3月，中国营养学会开启了2007年版膳食指南修订启动会议。组成了指导委员会、专家委员、技术工作组和秘书组等组织架构。在第一次筹备专家委员会上讨论并通过了修订原则和初步计划。并着手建立修订原则和程序等。

　　4月18~19日，中国营养学会在上海和平饭店召开了"亚洲营养领导人高层论坛——聚焦膳食指南"会议。世界卫生组织（WHO）、欧洲食品安全局（EFSA）、联合国儿童基金会（UNICEF）等国际组织的代表；美国、澳大利亚、荷兰、新加坡、蒙古、马来西亚、韩国、孟加拉、泰国和中国等国的营养学会领导人，以及中国膳食指南修订专家委员会和秘书组成员等共75人参加了论坛，为修订我国指南提供了方向和修订方法。

（二）调查循证和技术筹备工作阶段（2014年5月~2014年12月）

　　建立技术工作小组，对我国营养主要问题、膳食模式分析、食物与健康证据等进行分析和总结，在此基础上总结分析和确定我国主要营养问题，明确膳食与健康关系。

　　对2007年版工作进行调查和分析评价。明晰2007版优势与不足，包括内容和表现形式。

收集各国指南，总结和分析优势学习建立程序和方法。确定 2016 膳食指南的修订程序、各个工作组计划和任务目标，为修订工作做好准备。

（三）起草修订和同行评议阶段（2014 年 8 月 ~2015 年 12 月）

2014 年 8 月开始指南的起草修订，并通过座谈、同行评议、听证和公式等手段，反复讨论和修订指南核心条目和内容；确定膳食指南图形化的内容（膳食指南图、挂图、小册子等），完成可视工具的开发。力求达到科学性、实用性和可行性。

（四）公示、出版发布阶段（2015 年 10 月 ~2016 年 4 月）

2015 年 12 月 ~2016 年 4 月，确定膳食指南健康教育工作组版和消费者版本的最终确定并正式发布，同期网络发布，并进行相应的宣传宣教（国家卫生健康委新闻发布会在 2016 年 5 月 13 日举行）。

参考文献

1. Carrion-Camacho MR，Martinez-Brocca MA，Paneque-Sanchez-Toscano I，et al.［Handbook for the preparation of evidence-based documents.Tools derived from scientific knowledge］［J］.Rev Calid Asist，2013，28（4）：254-258.

2. Organization WH.WHO Handbook for Guideline Development［J］.World Health Organization，2011.

3. Cohen DL，Townsend RR，Angell SY，et al.The world health organization recognizes noncommunicable diseases and raised blood pressure as global health priority for 2025［J］.J Clin Hypertens（Greenwich），2014，16（9）：624.

4. de Onis M，Blossner M.The World Health Organization Global Database on Child Growth and Malnutrition：methodology and applications［J］.Int J Epidemiol，2003，32（4）：518-526.

5. Kowal P，Chatterji S，Naidoo N，et al.Data resource profile：the World Health Organization Study on global AGEing and adult health（SAGE）［J］.Int J Epidemiol，2012，41（6）：1639-1649.

第七章
修订工作的技术程序

按照工作计划，膳食指南的修订包括多个环节和步骤，每个步骤均有其目标。制定高质量的指南依赖于每个步骤目标的实现。

第一节　总　　则

膳食指南是我国当前社会条件下的最基本营养教育准则。膳食随不同时期经济、社会、文化、信仰等纷繁复杂有所变化，而膳食指南是反映膳食的最基本的平衡、合理、营养健康科学形式。膳食指南的一般规则是规范指导膳食并维护平衡、营养合理的基本规则。

膳食指南的体系可以分为学科体系和政策法规体系。所谓法规体系是指健康相关政策法规在分则中所包含的部分，而其学科体系是指从学理上归纳和总结起来的内容。

膳食指南修订的指导思想是修订工作的基本理念和基本原则。本次修订为了加强大众健康之根本任务，促进合理膳食和营养教育发展，适应现代化建设和人民生活的需要而修订。新版中国居民膳食指南适用于在 2 岁以上的中国儿童和成人。膳食指南的发展应当遵循全面理想平衡的膳食模式、确保营养质量、保护生态环境、可持续发展的原则。

第二节　修订程序和步骤

修订具体程序包括 8 个步骤：

步骤 1：建立来自多部门的协作修订小组，由指导委员会、修订专家委员会、秘书组和 6 个技术工作组组成。

步骤 2：专家委员会制定修订工作的初步轮廓，确定修订原则并安排工作计划。根据2007 版膳食指南调查和问题分析组，评估公众和专业人士对我国 2007 版膳食指南的反馈意见，作为修改的问题的参考。

步骤 3：各技术工作组进行广泛的证据评估并针对相应的工作任务给出专业报告。具体包括：

（1）国家营养问题和发展趋势分析组定位我国的膳食相关健康问题和营养差距。

（2）由食物和科学证据组系统地查阅相关文献，在循证医学的原则下对膳食与健康的关系达成共识用以指导食物消费实践。

（3）由良好膳食模式和分析组确定良好的膳食模式。

步骤 4：根据以上基础证据，开始 2007 第三版指南的修订并确定工作内容。以良好的膳食模式为推荐的核心，以我国当前存在的膳食相关健康问题为导向，以证据为基础地修订膳食指南，并形成第四版指南草案。

步骤 5：利用座谈会、咨询函等方式开展同行评议、行业主管部门意见征询和修改。开展同行评议对整个指南的内容进行审查，包括文献的校对和质量评估，另需要从不同方面来评价指南的质量、内部效度以及指南的适用性。并与同期举办公开会议征求专业人士的意见。此外，将邀请职能部门就意见稿的任一部分提出意见。

步骤 6：发布膳食指南征求意见稿征求大众意见（网络），公众可在 30 天内给予评价建议。根据收到的反馈信息和评论，进行重新一轮的修改和定稿。

步骤 7：确定膳食指南图形化的内容（膳食指南图、挂图、小册子等），完成可视工具的开发，确定膳食指南健康教育工作组版和消费者版本的最终确定并正式发布，同期网络发布，并进行相应的宣传宣教。

步骤 8：出版并发布。

第三节 任 务 分 工

各个组织完成任务和职责如下（表 7-1）：

表 7-1 任务分工表

单位	主要任务
指导委员会	指导、督查和方向引导
修订专家委员会 （简称专委会）	—文献查索和 Meta 分析，分析和确定食物、膳食与健康的关系 —经过分析膳食消费和居民健康状况，定位国家优先考虑的膳食相关健康问题和营养差距 —根据最新研究，明晰营养素和公共健康的重要性 —确定关键推荐条目，拟定基于食物的膳食指南 —测试、修改和优化膳食指南 —完成膳食指南图形化工作 —组织、筹划、设计、审核、领衔工作开展等
特殊人群膳食指南专家组	完成专项人群的膳食指南工作
秘书组	—技术支持：包括制定食物分量、科学证据汇总、计算统计、编写膳食谱、参与图形设计等 —会议组织服务 —宣传和信息发布、资料档案支持
技术工作组	完成专项技术的报告，为膳食指南修订提供技术支撑

第四节　进度安排

表7-2　第四版《中国居民膳食指南》修订工作时间进度表

《中国居民膳食指南》修订工作时间进度表									
序号	名称	2014.3-4	4.18-19	9月	12月	2015.3	2015.8	2015.10	2015.12
1	食物证据组	1.通读2007版本，发现问题，提出建议 2.制定工作内容、计划和程序	技术组报告和讨论；下一步工作安排		上交		出版		
2	营养问题和趋势分析			上交					
3	良好膳食模式与分析				上交		发表		
4	图形和关键信息			初步计划		初稿完成	终稿公示		送卫计委和出版社
5	2007版调查和问题分析			上交	完成				
6	特殊人群膳食指南		同期完成						
7	2016版DG				初稿	同行评议修稿	关键信息公示		送卫计委和出版社

第五节　预计总产出

按照用途不同，预计产出包括用于学术界、教育工作者和消费者两个版本。

一、用于教育工作者

《中国居民膳食指南》出版物，以及特殊人群膳食指南包括《老年人膳食指南》《素食者膳食指南》《青少年儿童膳食指南》《婴儿喂养指南》和《孕妇乳母膳食指南》等。

书目由封面、扉页、目录、前言、正文和附件组成。正文以核心推荐以及推荐理由根据和应用为主，作为教育工作者、政策制定者的文件参考。

二、用于大众指导

《中国居民膳食"宝塔"》，图形、张贴画、关键信息以及一套标准量具。大众版《中国居民膳食指南》以核心推荐为题，以通俗易懂的应用教育为主，是给予百姓的直接读本。

三、用于科学界和政府用途的报告

《食物和健康证据报告》《中国膳食指南修订程序报告》《中国居民主要营养问题分析报告》《中国不同年龄人群膳食模式分析报告》《2007 版膳食指南消费者调查和评估报告》以及修订程序等。

第三部分

理想膳食模式研究报告

膳食中各类食物的数量及其在膳食中所占的比重构成膳食模式。健康的膳食模式可以帮助人们获得和保持健康的体重，减少发生慢性疾病的风险，促进身体健康，这也是修订膳食指南时需要考虑的重点内容。膳食模式的形成与生产力发展水平、文化、科学知识水平以及自然环境条件等多方面的因素有关。因此每个国家在制定居民膳食指南的过程中，都会结合本国居民膳食中食物结构的特点，提出理想（平衡）的膳食模式。理想（平衡）膳食模式是在考虑各国食物资源和饮食特点的前提下，根据营养科学原理和不同人群膳食营养素参考摄入量所设计的。理想（平衡）膳食模式所推荐的食物种类和比例，能最大程度地满足不同阶段、不同能量水平的健康人群的营养与健康需要。

本部分作为制定中国居民膳食指南的重要科学证据，采用文献检索综述的方法阐述国外具有代表性的膳食指南及膳食模式研究结果，利用具有全国代表性的数据研究适合我国居民膳食特点的理想膳食模式推荐量。主要内容包括：国外膳食模式及膳食指南研究，重点介绍了美国、地中海地区、澳大利亚、日本和韩国的最新膳食指南的内容以及膳食模式与健康关系研究结果；中国居民的膳食结构特点、变化趋势以及膳食模式的研究；理想（平衡）膳食模式推荐量的研究，包括中国膳食脂肪供能比和碳水化合物供能比适宜切点、不同人群膳食模式中各类食物推荐量的研究。虽然身体活动不属于组成膳食模式的任何一类食物，但是由于身体活动是人体能量代谢的主要影响因素，它与产能营养素摄入量之间的平衡对于维护身体健康极为重要，所以各国专家都将身体活动作为重要内容列入膳食指南。本部分最后对身体活动与健康关系研究进行系统综述，提出了人群身体活动建议量。

本部分研究的主要目的是对中国居民膳食指南修订提供科学依据。

第八章
国外膳食模式研究及其膳食指南

第一节　欧洲膳食模式研究

欧洲膳食模式研究以地中海膳食模式的研究最为著名。地中海膳食（Mediterranean diet）泛指希腊、西班牙、法国和意大利南部等处于地中海沿岸的南欧各国以蔬菜、水果、鱼类、五谷杂粮、豆类和橄榄油为主的饮食模式[1, 2]。大量调查研究发现，地中海饮食可以减少心脑血管疾病、2 型糖尿病、代谢综合征、认知障碍（如阿尔茨海默病）和某些肿瘤的发病风险[3-20]。

一、研究历史

1945 年，美国 Ancel Keys 教授在著名的七国研究（seven countries study）的基础上，首次报道了意大利西南部港口城市萨莱诺居民的饮食对健康的有益影响。但是，在 20 世纪 90 年代以前，其研究结果一直没有得到世人的广泛认同，主要原因是地中海周边国家居民摄入膳食脂肪的总量与美国人不相上下，但其心血管疾病的发病率却比美国低很多，这一现象无法采用当时的主流营养学理论进行合理解释，从而形成了一个纠缠不清"悖论"。与此相似的还有著名的法国悖论（French paradox）[1]。20 世纪 90 年代中期，美国哈佛大学营养科学系主任、美国科学院院士 Walter Willett 教授经过大量调查研究，正式提出了地中海式饮食模式及其膳食金字塔[2]。2010 年 11 月 17 日，联合国教科文组织（UNESCO）将地中海饮食列入了西班牙、希腊、意大利和摩洛哥联合拥有的非物质文化遗产，肯定了它不仅是这些国家重要的历史和文化产物，也是对世界文明的巨大贡献。2011 年，国际地中海式饮食基金会与地中海饮食文化论坛组织专家对地中海饮食的概念及其膳食金字塔进行了修订，达成了共识，并且分别以英语、法语、意大利语、西班牙语、加泰罗尼亚语、巴斯克语、加利西亚语、希腊语、葡萄牙语和阿拉伯语在网上公布[1]。

二、结构特点

目前认为，地中海式饮食主要是以意大利南部、希腊的大部分地区，尤其是克利特岛的居民膳食结构为基础形成的一种特点鲜明的饮食模式，并附以规律的身体活动。该膳食模式的特点较多,最引人注目的是饱和脂肪酸的摄入量很低,而单不饱和脂肪酸和膳食纤维的摄入量则很高。地中海式饮食对健康的益处被认为主要归因于食用橄榄油。橄榄油可以降低体内的胆固醇的水平;降低血压和血糖水平;预防和治疗消化性溃疡,也有一定的防癌作用。另外,饮用红酒也是地中海式饮食对健康有促进作用的因素之一,因为红酒含有强效的抗氧化物质类黄酮。地中海式饮食可能只是地中海地区居民影响健康的因素之一,遗传因素、环境因素和进行身体活动的生活方式也是重要的影响因素。虽然在地中海式饮食中的绿色蔬菜是钙和铁的良好来源,羊奶奶酪也是含钙丰富的食物,但仍有学者担心该膳食模式可否提供足够的各种营养素,尤其是钙和铁。此外,有人发现并非所有地中海地区居民的膳食结构都是如此,如在意大利北部,人们常常用猪油和黄油进行烹饪,橄榄油只用作拌色拉和烹饪蔬菜;在北非,穆斯林教徒是不喝酒的;而在北非和黎凡特地区,除了橄榄油,羊尾油和炼制的牛油也是传统的膳食脂肪的主要来源[1, 2]。

国际地中海式饮食基金会提出了地中海式饮食原则(适应于18~65岁)[1]:

1. 每天

(1)每天应食用谷类、蔬菜和水果:每餐包括1~2份谷类(1份相当1片面包),如面包、面条、米饭、蒸粗麦粉等,最好为全谷类;中、晚餐必须有多于2份的蔬菜(1份相当8 oz,约226.8g),至少其中1份是用于生食,鼓励食用多种蔬菜;每餐食用1~2份水果(1份相当8 oz,约226.8g),应作为甜点的主要原料。

(2)每天应饮用1.5~2.0L水,特殊情况下应适量增加。

(3)每天应饮用奶制品,最好是低脂的酸奶、奶酪和其他发酵奶制品。

(4)每天应使用橄榄油作为烹调油或调料油,每天每人1匙。

(5)每天应食用各种香料、大蒜、洋葱或其他草药类调料,以坚果或其他植物种子作为零食。

(6)每天应适量饮用酒类和其他发酵饮料,尊重宗教和地方习俗。

2. 每周

(1)每周至少吃2份鱼、2份白肉(2份相当6 oz,约170.4g)和2~4份鸡蛋。

(2)每周吃少于2份红瘦肉(2份相当6 oz,约170.4g)、1份加工肉制品(1份相当3 oz,约85.2g)。

(3)每周吃多于2份豆类(2份相当6 oz,约170.4g)、不多于3份的土豆(3份相当9 oz,约255.6g)。

3. 偶尔应限量或偶尔食用甜食类食品或饮用饮料,如糖果、糕点、甜味果汁或软饮料。

4. 其他(生活方式、烹调、运动等)

(1)多和家人或朋友一起进餐。

(2)亲自或积极参与烹调。

(3)尽量选择新鲜、应季、未经加工或轻度加工的食物。

(4)坚持中等强度的身体活动,控制体重。

(5)保持充足的休息。

三、膳食金字塔

图8-1为1995年Willett等提出的地中海式膳食金字塔[2]。图的中下部标明了每天必

须食用几类食物，包括谷类、蔬菜、水果、豆类、橄榄油、奶酪与酸奶；上部为每周或每月食用的一些食物，包括鱼类、肉类、蛋类、甜食等；右侧为适量饮酒的提示；左侧为经常性身体活动[2]。

图 8-2 为 2011 年国际地中海式饮食基金会提出的地中海式膳食金字塔[1]。由图 8-2 右侧从下至上分别为健康生活方式、饮水或饮用草药类茶水、橄榄油、谷类、香料、大蒜、洋葱、调味料、鸡蛋、豆类、红肉、加工肉、甜点；左侧从下至上分别为健康生活方式、水果蔬菜、坚果种子、奶制品、白肉、鱼、海产品、土豆，并分别标有每顿主餐、每天、每周；膳食金字塔下面标有参加修订工作的一些组织机构[1]。

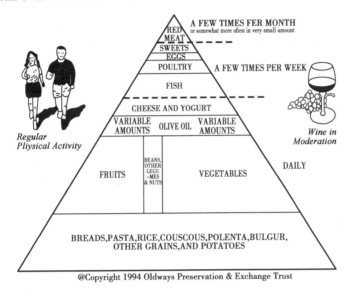

图 8-1 地中海式膳食金字塔

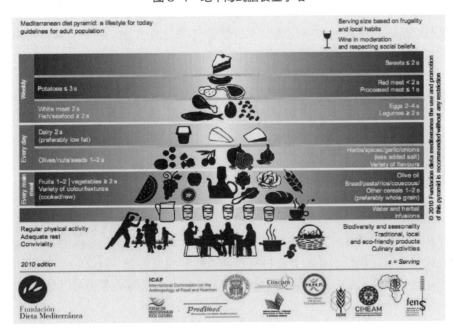

图 8-2 地中海式膳食金字塔

第二节　美国膳食模式研究

2015 年美国农业部和卫生与公共服务部共同成立的美国膳食指南顾问委员会发布了美国第八版膳食指南，包括：①终生遵循健康饮食模式（healthy eating pattern）；②重点关注食物品种、营养素密度和摄入量；③限制来自添加糖与饱和脂肪的能量，减少钠的摄入；④转向选择健康的食物与饮料；⑤全民参与支持健康饮食模式。该指南首次将"健康饮食模式"作为重点内容，并贯穿整个膳食指南，突出了膳食模式在促进健康以及预防慢性疾病中的重要性。在此基础上，美国膳食指南顾问委员会提出了健康美国饮食模式、健康地中海饮食模式以及健康素食饮食模式[21]。

一、健康饮食模式的概念

人们日常饮食一般是由多种食物组成的混合膳食，因此，膳食模式不可能是一个固定的配方，而是在多种多样食物中、兼顾考虑成本的基础上选择食物组成，以满足个人、文化传统以及习俗的需求。美国膳食指南顾问委员会认为"健康饮食模式"应包括如下核心推荐内容：

1. 包括各种蔬菜，如深绿色、橘黄色、豆类、淀粉类及其他类蔬菜。
2. 水果，尤其是完整水果。
3. 谷类，至少 1/2 是全谷类。
4. 无脂或低脂乳品。
5. 各种蛋白质食物，如海产品、瘦肉与禽类、蛋类、豆类及大豆制品、坚果、籽仁。
6. 食用油。

"健康饮食模式"应减少饱和脂肪、反式脂肪、添加糖和钠的摄入，具体要求如下：

1. 添加糖每日摄入量不应超过总能量的 10%。
2. 饱和脂肪每日摄入量不应超过总能量的 10%。
3. 钠的每日摄入量不应超过 2 300mg。
4. 如饮酒应适量，法定成年女性每天不超过 1 杯（相当于 14g 酒精），男性不超过 2 杯（相当于 28g 酒精）。

此外，"健康饮食模式"同时要求体力活动水平应达到《美国体力活动指南》的规定，以维持健康的体重。

二、健康美国饮食模式的食物组成

针对不同能量水平情况下的食物需求，美国膳食指南顾问委员会提出了健康美国饮食模式 1 000~3 200kcal 能量水平各类食物推荐量（表 8-1）。其中，1 000~1 400kcal 水平的推荐量可以满足 2~8 岁儿童的营养需要；1 600~3 200kcal 水平的推荐量可以满足 9 岁以上儿童和成年人的营养需要。

表 8-1　不同能量水平健康美国饮食模式推荐的各类食物组成

能量水平，kcal	1 000	1 200	1 400	1 600	1 800	2 000	2 200	2 400	2 600	2 800	3 000	3 200
蔬菜，c-eq/d	1	1.5	1.5	2	2.5	2.5	3	3	3.5	3.5	4	4
深绿色，c-eq/w	0.5	1	1	1.5	1.5	1.5	2	2	2.5	2.5	2.5	2.5
橘黄色，c-eq/w	2.5	3	3	4	5.5	5.5	6	6	7	7	7.5	7.5
豆类，c-eq/w	0.5	0.5	0.5	1	1.5	1.5	2	2	2.5	2.5	3	3
淀粉类，c-eq/w	2	3.5	3.5	4	5	5	6	6	7	7	8	8
其他类，c-eq/w	1.5	2.5	2.5	3.5	4	4	5	5	5	5.5	7	7
水果，c-eq/d	1	1	1.5	1.5	1.5	2	2	2	2	2.5	2.5	2.5
谷类，oz-eq/d	3	4	5	5	6	6	7	8	9	10	10	10
全谷，oz-eq/d	1.5	2	2.5	3	3	3	3.5	4	4.5	5	5	5
细谷，oz-eq/d	1.5	2	2.5	2	3	3	3.5	4	4.5	5	5	5
乳类，c-eq/d	2	2.5	2.5	3	3	3	3	3	3	3	3	3
蛋白食物，oz-eq/d	2	3	4	5	5	5.5	6	6.5	6.5	7	7	7
海产品，oz-eq/w	3	4	6	8	8	8	9	10	10	10	10	10
肉禽，oz-eq/w	10	14	19	23	23	26	28	31	31	33	33	33
坚果，oz-eq/w	2	2	3	4	4	5	5	5	5	6	6	6
油，g/d	15	17	17	22	24	27	29	31	34	36	44	51
限制食物的能量	150	100	110	130	170	270	280	350	380	400	470	610
能量 %	15	8	8	8	9	14	13	15	15	14	16	19

注：蔬菜、水果、乳类 1c-eq（杯当量）相当于 226.8g；谷类、蛋白食物 1 oz-eq（盎司当量）相当于 28.35g。限制食物指饱和脂肪、反式脂肪、添加糖和酒精

三、健康地中海饮食模式的食物组成

由于近年来大量研究表明地中海饮食有利于预防慢性疾病的发生发展，美国膳食指南顾问委员会推荐了健康地中海饮食模式的食物组成。与健康美国饮食模式相比较，水果、海产品摄入量有所增加，而乳品有所减少，但这些变化仅限于成年人（表 8-2）。

表8-2　不同能量水平健康地中海饮食模式推荐的各类食物组成

能量水平，kcal	1 000	1 200	1 400	1 600	1 800	2 000	2 200	2 400	2 600	2 800	3 000	3 200
蔬菜，c-eq/d	1	1.5	1.5	2	2.5	2.5	3	3	3.5	3.5	4	4
深绿色，c-eq/w	0.5	1	1	1.5	1.5	1.5	2	2	2.5	2.5	2.5	2.5
橘黄色，c-eq/w	2.5	3		4	5.5	5.5	6	6	7	7	7.5	7.5
豆类，c-eq/w	0.5	0.5	0.5	1	1.5	1.5	2	2	2.5	2.5	3	3
淀粉类，c-eq/w	2	3.5	3.5	4	5	5	6	6	7	7	8	8
其他类，c-eq/w	1.5	2.5	2.5	3.5	4	4	5	5	5.5	5.5	7	7
水果，c-eq/d	1	1	1.5	2	2	2.5	2.5	2.5	2.5	3	3	3
谷类，oz-eq/d	3	4	5	5	6	6	7	8	9	10	10	10
全谷，oz-eq/d	1.5	2	2.5	3	3	3	3.5	4	4.5	5	5	5
细谷，oz-eq/d	1.5	2	2.5	2	3	3	3.5	4	4.5	5	5	5
乳类，c-eq/d	2	2.5	2.5	2	2	2	2	2.5	2.5	2.5	2.5	2.5
蛋白食物，oz-eq/d	2	3	4	5.5	6	6.5	7	7	7.5	8	8	8
海产品，oz-eq/w	3	4	6	11	15	15	16	16	17	17	17	17
肉禽，oz-eq/w	10	14	19	23	23	26	28	31	31	33	33	33
坚果，oz-eq/w	2	2	3	4	4	5	5	5	5	6	6	6
油，g/d	15	17	17	22	24	27	29	31	34	36	44	51
限制食物的能量	150	100	110	140	160	260	270	300	330	350	430	570
能量 %	15	8	8	9	9	13	12	13	13	13	14	18

注：蔬菜、水果、乳类 1c-eq（杯当量）相当于 226.8g；谷类、蛋白食物 1 oz-eq（盎司当量）相当于 28.35g。限制食物指饱和脂肪、反式脂肪、添加糖和酒精

四、健康素食饮食模式的食物组成

考虑到素食者饮食的特殊性，美国膳食指南顾问委员会又提出了健康素食饮食模式的食物组成。与健康美国饮食模式相比较，删去了肉禽类、海产品类食物，增加了豆制品、豆类、蔬菜类、坚果类和全谷类食物，保留了蛋类和乳品（表8-3）。

表8-3　不同能量水平健康素食饮食模式推荐的各类食物组成

能量水平，kcal	1 000	1 200	1 400	1 600	1 800	2 000	2 200	2 400	2 600	2 800	3 000	3 200
蔬菜，c-eq/d	1	1.5	1.5	2	2.5	2.5	3	3	3.5	3.5	4	4
深绿色，c-eq/w	0.5	1	1	1.5	1.5	1.5	2	2	2.5	2.5	2.5	2.5
橘黄色，c-eq/w	2.5	3	3	4	5.5	5.5	6	6	7	7	7.5	7.5
豆类，c-eq/w	0.5	0.5	0.5	1	1.5	1.5	2	2	2.5	2.5	3	3
淀粉类，c-eq/w	2	3.5	3.5	4	5	5	6	6	7	7	8	8
其他类，c-eq/w	1.5	2.5	2.5	3.5	4	4	5	5	5.5	5.5	7	7
水果，c-eq/d	1	1	1.5	1.5	1.5	2	2	2	2	2.5	2.5	2.5
谷类，oz-eq/d	3	4	5	5.5	6.5	6.5	7.5	8.5	9.5	10.5	10.5	10.5
全谷，oz-eq/d	1.5	2	2.5	3	3.5	3.5	4	4.5	5	5.5	5.5	5.5
细谷，oz-eq/d	1.5	2	2.5	2.5	3	3	3.5	4	4.5	5	5	5
乳类，c-eq/d	2	2.5	2.5	3	3	3	3	3	3	3	3	3
蛋白食物，oz-eq/d	1	1.5	2	2.5	3	3.5	3.5	4	4.5	5	5.5	6
蛋类，oz-eq/w	2	3	3	3	3	3	3	3	3	4	4	4
豆类，oz-eq/w	1	2	4	4	6	6	6	8	9	10	11	12
豆制品，oz-eq/w	2	3	4	6	6	8	8	9	10	11	12	13
坚果，oz-eq/w	2	2	3	5	6	7	7	8	9	10	12	13
油，g/d	15	17	17	22	24	27	29	31	34	36	44	51
限制食物的能量	190	170	190	180	190	290	330	390	390	400	440	550
能量 %	19	14	14	11	11	15	15	16	15	14	15	17

注：蔬菜、水果、乳类 1c-eq（杯当量）相当于226.8g；谷类、蛋白食物 1 oz-eq（盎司当量）相当于28.35g。限制食物指饱和脂肪、反式脂肪、添加糖和酒精

五、膳食能量和各种营养素摄入量目标

基于上述推荐的健康饮食模式，美国膳食指南顾问委员会同样使用了居民膳食能量和各种营养素摄入量目标（表8-4）。

表8-4 美国基于膳食指南的能量和各种营养素摄入量目标

营养素	目标来源[a]	儿童 1~3	女 4~8	男 4~8	女 9~13	男 9~13	女 14~18	男 14~18	女 19~30	男 19~30	女 31~50	男 31~50	女 51+	男 51+
能量水平/kcal		1 000	1 200	1 400, 1 600	1 600	1 800	1 800	2 200, 2 800, 3 200	2 000	2 400, 2 600, 3 000	1 800	2 200	1 600	2 000
产能营养素														
蛋白质/g	RDA	13	19	19	34	34	46	52	46	56	46	56	46	56
(能量%)	AMDR	5~20	10~30	10~30	10~30	10~30	10~30	10~30	10~35	10~35	10~35	10~35	10~35	10~35
碳水化合物/g	RDA	130	130	130	130	130	130	130	130	130	130	130	130	130
(能量%)	AMDR	45~65	45~65	45~65	45~65	45~65	45~65	45~65	45~65	45~65	45~65	45~65	45~65	45~65
膳食纤维/g	14g/1000kcal	14	16.8	19.6	22.4	25.2	25.2	30.8	28	33.6	25.2	30.8	22.4	28
添加糖(能量%)	DGA	<10%	<10%	<10%	<10%	<10%	<10%	<10%	<10%	<10%	<10%	<10%	<10%	<10%
总脂肪(能量%)	AMDR	30~40	25~35	25~35	25~35	25~35	25~35	25~35	20~35	20~35	20~35	20~35	20~35	20~35
饱和脂肪(能量%)	DGA	<10%	<10%	<10%	<10%	<10%	<10%	<10%	<10%	<10%	<10%	<10%	<10%	<10%
亚油酸/g	AI	7	10	10	10	12	11	16	12	17	12	17	11	14
α-亚麻酸/g	AI	0.7	0.9	0.9	1.0	1.2	1.1	1.6	1.1	1.6	1.1	1.6	1.1	1.6
矿物质														
钙/mg	RDA	700	1 000	1 000	1 300	1 300	1 300	1 300	1 000	1 000	1 000	1 000	1 200	1 000

续表

	目标来源 [a]	儿童 1~3	女 4~8	男 4~8	女 9~13	男 9~13	女 14~18	男 14~18	女 19~30	男 19~30	女 31~50	男 31~50	女 51+	男 51+
能量水平 /kcal		1 000	1 200	1 400,1 600	1 600	1 800	1 800	2 200,2 800,3 200	2 000	2 400,2 600,3 000	1 800	2 200	1 600	2 000
铁 /mg	RDA	7	10	10	8	8	15	11	18	8	18	8	8	8
镁（mg）	RDA	80	130	130	240	240	360	410	310	400	320	420	320	420
磷 /mg	RDA	460	500	500	1 250	1 250	1 250	1 250	700	700	700	700	700	700
钾 /mg	AI	3 000	3 800	3 800	4 500	4 500	4 700	4 700	4 700	4 700	4 700	4 700	4 700	4 700
钠 /mg	UL	1 500	1 900	1 900	2 200	2 200	2 300	2 300	2 300	2 300	2 300	2 300	2 300	2 300
锌 /mg	RDA	3	5	5	8	8	9	11	8	11	8	11	8	11
铜 /mcg	RDA	340	440	440	700	700	890	890	900	900	900	900	900	900
硒 /mcg	RDA	20	30	30	40	40	55	55	55	55	55	55	55	55
维生素														
维生素 A/ mg RAE	RDA	300	400	400	600	600	700	900	700	900	700	900	700	900
维生素 E/ mg AT	RDA	6	7	7	11	11	15	15	15	15	15	15	15	15
维生素 D/IU	RDA	600	600	600	600	600	600	600	600	600	600	600	600	600
维生素 C/ mg	RDA	15	25	25	45	45	65	75	75	90	75	90	75	90
硫胺素 /mg	RDA	0.5	0.6	0.6	0.9	0.9	1.0	1.2	1.1	1.2	1.1	1.2	1.1	1.2

续表

能量水平 /kcal	目标来源 a	儿童 1~3	女 4~8	男 4~8	女 9~13	男 9~13	女 14~18	男 14~18	女 19~30	男 19~30	女 31~50	男 31~50	女 51+	男 51+
		1 000	1 200	1 400, 1 600	1 600	1 800	1 800	2 200, 2 800, 3 200	2 000	2 400, 2 600, 3 000	1 800	2 200	1 600	2 000
核黄素 /mg	RDA	0.5	0.6	0.6	0.9	0.9	1.0	1.3	1.1	1.3	1.1	1.3	1.1	1.3
烟酸 /mg	RDA	6	8	8	12	12	14	16	14	16	14	16	14	16
维生素 B$_6$ /mg	RDA	0.5	0.6	0.6	1.0	1.0	1.2	1.3	1.3	1.3	1.3	1.3	1.5	1.7
维生素 B$_{12}$ /mcg	RDA	0.9	1.2	1.2	1.8	1.8	2.4	2.4	2.4	2.4	2.4	2.4	2.4	2.4
胆碱 /mg	AI	200	250	250	375	375	400	550	425	550	425	550	425	550
维生素 K /mcg	AI	30	55	55	60	60	75	75	90	120	90	120	90	120
叶酸 /mcgDFE	RDA	150	200	200	300	300	400	400	400	400	400	400	400	400

注：RDA：推荐膳食供给量；AI：适宜摄入量；UL：可耐受最高摄入量；AMDR：宏量营养素可接受范围；DGA：膳食指南推荐的限值；AT：α-生育酚；DFE：膳食叶酸当量；RAE：视黄醇活性当量；IU：国际单位，1IU 维生素 D$_3$ 相当于 0.025μg 维生素 D$_3$

第三节　澳大利亚膳食模式研究

2013 年澳大利亚国家健康与医学研究委员会（National Health and Medical Research Council，NHMRC）对 1999 年版老年人膳食指南（dietaryguidelines for older Australians）、2003 年版成年人膳食指南（dietary guidelines for adults）以及 2003 年版儿童及青少年膳食指南（dietary guidelinesfor children and adolescents in Australia）进行了整合与更新，发布了新版的澳大利亚膳食指南（Australian dietary guidelines）[22]。同时还对 1998 年版健康饮食指导（Australian guide to healthy eating）进行了更新。

一、澳大利亚膳食指南

膳食是最重要的可被改善的从而对健康产生重大影响的行为风险因素。无论是对个体、社会还是环境的健康与安乐来说，食品的数量和质量都具有重要作用，因此，良好的营养状况对个体和公共卫生的改善以及削减医疗卫生开支有着巨大潜力，对澳大利亚居民保持健康体重、提升生活质量、增强对传染病的抵抗力以及对慢性病和死亡的保护能力都具有重要贡献。

疾病与不合理的营养状况相关。许多膳食相关慢性病如心血管疾病、2 型糖尿病及某些癌症是澳大利亚居民死亡及残疾的主要因素。多数营养相关疾病的发生是由于过量摄入高能量密度、低营养素的食物，一般这些食物富含能量、饱和脂肪酸、添加糖或盐，同时也由于蔬菜、水果、全谷物等食物摄入不足。一些营养素如碘、叶酸、铁、维生素 D 的缺乏也是部分澳大利亚居民需要关注的。某些食物及饮料的过量消费也是澳大利亚重要的公共卫生问题之一，这会造成能量摄入过剩并由此导致肥胖。

因此，NHMRC 在 2013 年修订了澳大利亚膳食指南，该指南提供了对于健康饮食的推荐量，这些推荐量基于可获得的最优科学证据，且非常现实和贴近实际生活。该膳食指南依据以下五方面资料来源：①先前版本的膳食指南及其文献支持；②证据报告书；③营养素参考值相关文献；④食物建模系统；⑤关键的政府权威报告和其他文献。

研究证明，符合该指南的膳食结构与健康状况正相关，该指南是能够改善澳大利亚居民营养状况和相关结局的重要工具。

该指南适用于所有年龄段和背景的健康澳大利亚居民，包括有一般性营养相关疾病如超重的居民。但该指南不适用于需要特殊膳食建议的患者以及有营养失调风险的体弱高龄老人。

指南 1：

为达到以及保持健康的体重，经常锻炼，选择大量富有营养的食物和饮品以满足能量需要。

- 儿童及青少年应当摄入足够的营养食物以满足正常生长发育的需求，每天锻炼并定期监测生长发育状况。
- 老年人应当摄入营养食物并坚持锻炼以助于保持良好的肌肉力量及健康的体重。

指南 2：

每天食用这五组营养食物：

● 大量不同种类不同颜色的蔬菜和豆类。

● 水果。

● 谷物类食物，以全谷物和高膳食纤维类为主，如全麦面包、米饭、意面、面条、玉米粥、粗麦粉、燕麦、藜麦和大麦。

● 瘦肉及禽类、鱼类、蛋类、豆腐、坚果和种子，以及豆类。

● 牛奶、酸奶、奶酪和（或）其制品，以脱脂为主，以及大量饮水。

指南 3：

限制摄入含有饱和脂肪酸、添加盐、添加糖及酒精的食物。

（1）限制摄入富含饱和脂肪酸的食物，如饼干、蛋糕、糕点、馅饼、加工肉制品、店售汉堡、比萨、油炸食品、薯片和其他开胃零食。

● 对于高脂食物，以单不饱和脂肪酸及多不饱和脂肪酸的食物（如植物油、涂抹酱、果仁奶油 / 酱、牛油果）代替以饱和脂肪酸为主的食物（如黄油、奶油、人造奶油、椰油、棕榈油）。

● 低脂膳食不适于 2 岁以下儿童。

（2）限制摄入含有添加盐的食物和饮料。

● 阅读食品标签，从相似食物中选择低钠者。

● 不要在烹饪或食用食物过程中添加盐。

（3）限制摄入含有添加糖的食物和饮料，如糖果、含糖软饮料、果汁饮料、维生素饮料、能量和运动饮料。

（4）如饮酒应限量。对于孕妇、准孕妇、乳母，不饮酒是最安全的选择。

指南 4：

鼓励、支持、推动母乳喂养。

指南 5：

注意食物的安全烹饪及贮存。

二、澳大利亚健康饮食指南

NHMRC 还发布了健康饮食指南，该指南用图形化的方式概括了膳食指南中关于食物及饮料选择的相关信息。

健康饮食指南分五个扇形区域（图 8-3），分别表示蔬菜和豆类；水果；牛奶、酸奶、奶酪和（或）奶制品，以脱脂为主；瘦肉及禽类、鱼类、蛋类、豆腐、坚果和种子，以及豆类；谷物类食物，以全谷物和高膳食纤维类为主。扇形面积大小表示推荐摄入量多少。各类食物的代表性食物都以照片形式直观展现出来。同时，健康饮食指南还给出了可少量摄入的不饱和脂肪类油和涂抹酱，以及需要限制摄入的零食、糕点、饮料等。健康饮食指南还示意了大量饮水的建议。

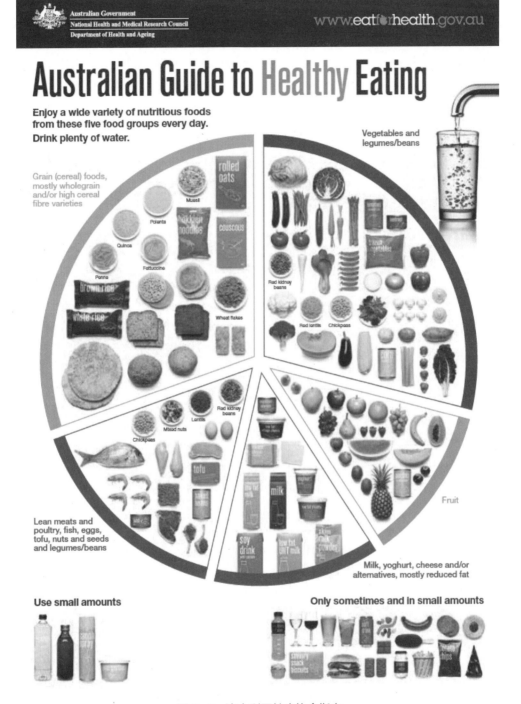

图 8-3　澳大利亚健康饮食指南

三、每日膳食构成案例

膳食指南中给出了不同年龄性别在轻中度体力活动水平下每日膳食模式的案例。这些表格指导了五组食物大致的需求量，以及对于体力活动更大、有更高的额外需求者的指导

（额外需求可以来自这五组食物，也可以来自不饱和的涂抹酱或油，或者其他自由选择）。

关于成年人及儿童青少年膳食模式中每份食物的规格，膳食指南给出了参考：每份蔬菜约为 75g（100~350kJ），每份水果约为 150g（350kJ），每份谷物约为 40g 面包当量（500kJ），每份肉类（65g）、奶类（250ml）约为 500~600kJ，同时给出了具体到特定食物分量的参考（表 8-5~ 表 8-8）。

表 8-5　成人每日膳食构成案例

| 五组食物的每日推荐平均摄入份数 [含对不饱和食用油、涂抹酱、坚果或种子的修正值：对 70 岁以下男性为每日 4 份（28~40g）；对女性或老年人为每日 2 份（14~20g）] | | | | | | 对更高或体力活动更大男性或女性的额外份数 |
人群	年龄（岁）	蔬菜和豆类	水果	谷物，以全谷物和（或）富含膳食纤维者为主	瘦肉和禽、鱼、蛋、豆腐、坚果和种子、豆类	牛奶、酸奶、奶酪和（或）其制品，以脱脂为主	五组食物的额外份数或不饱和脂肪或任意选择
男性	19~50	6	2	6	3	2.5	0~3
	51~70	5.5	2	6	2.5	2.5	0~2.5
	70+	5	2	4.5	2.5	3.5	0~2.5
女性	19~50	5	2	6	2.5	2.5	0~2.5
	51~70	5	2	4	2	4	0~2.5
	70+	5	2	3	2	4	0~2
孕妇	（19~50）	5	2	8.5	3.5	2.5	0~2.5
乳母	（19~50）	7.5	2	9	2.5	2.5	0~2.5

表 8-6　儿童及青少年每日膳食模式案例

| 五组食物的每日推荐平均摄入份数 [含对不饱和食用油、涂抹酱、坚果或种子的修正值：对 3~12 岁儿童为 1 份（7~10g），对 12~13 岁儿童为 1.5 份（11~15g），对 14~18 岁青少年及孕妇、乳母为 2 份（14~20g）] | | | | | | 对更高、体力活动更大或更年长的儿童或青少年的额外份数 |
人群	年龄（岁）	蔬菜和豆类	水果	谷物，以全谷物和（或）富含膳食纤维者为主	瘦肉和禽、鱼、蛋、豆腐、坚果和种子、豆类	牛奶、酸奶、奶酪和（或）其制品，以脱脂为主	五组食物的额外份数或不饱和脂肪或任意选择
男孩	2~3	2.5	1	4	1	1.5	0~1
	4~8	4.5	1.5	4	1.5	2	0~2.5
	9~11	5	2	5	2.5	2.5	0~3
	12~13	5.5	2	6	2.5	3.5	0~3
	14~18	5.5	2	7	2.5	3.5	0~5

五组食物的每日推荐平均摄入份数［含对不饱和食用油、涂抹酱、坚果或种子的修正值：对3~12岁儿童为1份（7~10g），对12~13岁儿童为1.5份（11~15g），对14~18岁青少年及孕妇、乳母为2份（14~20g）］						对更高、体力活动更大或更年长的儿童或青少年的额外份数
人群	年龄（岁）	蔬菜和豆类	水果	谷物，以全谷物和（或）富含膳食纤维者为主	瘦肉和禽、鱼、蛋、豆腐、坚果和种子、豆类	牛奶、酸奶、奶酪和（或）其制品，以脱脂为主	五组食物的额外份数或不饱和脂肪或任意选择
女孩	2~3	2.5	1	4	1	1.5	0~1
	4~8	4.5	1.5	4	1.5	1.5	0~1
	9~11	5	2	4	2.5	3	0~3
	12~13	5	2	5	2.5	3.5	0~2.5
	14~18	5	2	7	2.5	3.5	0~2.5
孕妇		5	2	8	3.5	3.5	0~3
乳母		5.5	2	9	2.5	4	0~3

表8-7　幼儿（13~23月龄）每日膳食模式案例

食物［含有每日1份（7~10g）不饱和涂抹酱或油或坚果、种子酱的修正值。完整的坚果或种子不推荐给该年龄幼儿，因会有窒息风险］	每份规格	每日份数
蔬菜和豆类	75g	2~3
水果	150g	0.5
谷物类食物	40g面包当量	4
瘦肉和禽、鱼、蛋、豆腐、豆类	65g	1
牛奶、酸奶、奶酪和（或）其制品	250ml牛奶当量	1~1.5

表8-8　婴儿（7~12月龄）每日膳食构成案例

食物［含有每日0.5份（4~15g）不饱和涂抹酱或油或坚果、种子酱的修正值。完整的坚果或种子不推荐给该年龄幼儿，因会有窒息风险］	每份规格	每日份数	每周份数
蔬菜及豆类	20g	1.5~2	10~14
水果	20g	0.5	3~4
谷物类食物	40g面包当量	1.5	10

续表

食物 [含有每日 0.5 份（4~15g）不饱和涂抹酱或油或坚果、种子酱的修正值。完整的坚果或种子不推荐给该年龄幼儿，因会有窒息风险]	每份规格	每日份数	每周份数
婴儿谷物（干）	20g	1	7
瘦肉和禽、鱼、蛋、豆腐、豆类	30g	1	7
母乳或配方奶	600ml	1	7
酸奶 / 奶酪或其制品	20ml 酸奶或 10g 奶酪	0.5	3~4

第四节　韩国膳食模式研究

虽然西方膳食模式与人体健康关系的研究较多，但由于亚洲人群饮食习惯与其他国家、地区有诸多不同，如高碳水化合物、低饱和脂肪酸饮食，因此西方膳食模式并不适宜作为我国膳食指南修订直接参考的依据。而同在亚洲的韩国居民，其饮食与中国较为类似，通过综述韩国膳食模式研究的结果，为我国膳食指南的进一步完善提供科学依据。

一、韩国的膳食特点

传统韩国饮食，动、植物性食物摄入相对平衡，足量的蔬菜及发酵食物的摄入等均有益健康。但同时也存在一些不利于健康的方面，如因乳制品摄入不足和盐发酵食物摄入较多导致高钠低钙的膳食模式，使得韩国绝经女性骨质疏松的发生率较高。近年来，经济全球化的迅速发展，韩国居民的饮食模式越来越西化，表现为谷类如大米摄入量减少，面包、肉类和海鲜摄入量增加，导致慢性病的发病率和死亡率均有所增加。

二、韩国的膳食平衡车轮

韩国营养学会（Korean nutrition society，KNS）于 2010 年提出了韩国膳食指导体系，指导居民合理搭配食物，达到合理营养和改善身体健康状况的目的。其膳食平衡车轮包含了六种主要食物，"谷物""鱼、肉、蛋类和大豆类""蔬菜""水果""奶及奶制品""脂肪、油类和糖类"（图 8-4）。每类食物都配有膳食推荐量，例如，韩国膳食指南建议成年男女（19~64 岁）每日能量需要量分别为 2 400kcal 和 1 900kcal，2 400kcal 相当于每日摄入谷类 4 份，如大米 360g；肉、鱼、蛋类、豆类 5 份，如生肉 300g；蔬菜 7 份，如生豆芽 490g；水果 3 份，如苹果 300g；奶及奶制品 1 份，如牛奶 200ml；脂肪和油类 5 份，如食用油 25g（表 8-9、表 8-10）。

此外，前面较小的轮子包含了一杯水。图中强调平衡饮食和充足饮水可以改善个人的健康状况，同时适量的运动可以防止肥胖的发生。

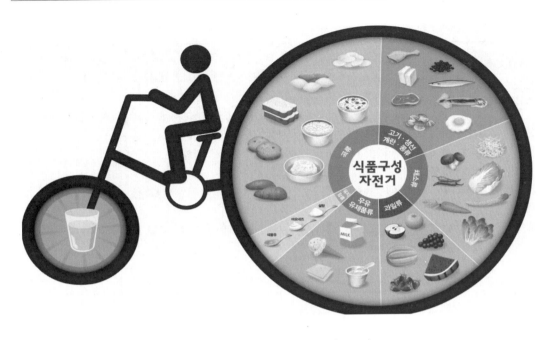

图 8-4　韩国食物平衡车轮（2010）

表 8-9　食物平衡车轮和推荐份数

能量水平 / kcal 年龄 / 岁	儿童青少年					成人和老年人			
	1 400 3~5	1 600 6~11 女	1 800 6~11 男	2 000 12~18 女	2 600 12~18 男	1 600 >65 女	1 900 19~64 女	2 000 >65 男	2 400 19~64 男
谷类	2	2.5	3	3	4	3	3	3.5	4
肉 / 鱼 / 蛋 / 豆	3	3	3	4	6	2.5	4	4	5
蔬菜	5	5	5	7	7	5	7	7	7
水果	1	1	1	2	2	1	2	1	3
奶和奶制品	2	2	2	2	2	1	1	1	1
油脂	2	3	3	4	6	3	4	4	5

表 8-10　各类食物的份的定义

	1 份食物的量					推荐量 / 份 以 2 400kcal 为例
谷类	米饭 （210g）	1 碗白米 （90g）	面条 1 大碗 （干面 100g）	冷面 1 大碗 （干面 100g）	年糕 1 人份 （130g）　面包土司 2 片 （100g）	4
肉 / 鱼 / 蛋 / 豆	肉类 1 盘 （生 60g）	鸡肉 1 块 （生 60g）	鱼肉 1 段 （生 60g）	大豆 （20g）	豆腐两块　鸡蛋 1 个 （80g）　（60g）	5

续表

	1 份食物的量	推荐量 / 份 以 2 400kcal 为例
蔬菜	豆芽 1 盘　凉拌菠菜 1 盘　辣白菜 1 盘　黄瓜泡菜 1 盘　蘑菇 1 盘　海带 1 盘 （生 70g）（生 70g）　　（生 40g）　（生 60g）　（生 30g）（生 30g）	7
水果	苹果（中）1/2 个　橘子（中）1 个　香瓜（中）1/2 个　葡萄 1/3 串　西瓜 1 块 橙汁 1/2 杯	3
奶及奶 制品	牛奶 1 杯　奶酪 1 片　糊状酸奶 1/2 个　液状酸奶 3/4 杯　雪糕 1/2 杯	1
油脂	食用油 1 小勺　黄油 1 小勺　蛋黄酱 1 小勺　咖啡伴侣 1 份　砂糖 1 大勺 5g　　　　5g　　　　5g　　　　12g　　　　10g 酒 1 大勺 10g	5

三、韩国的膳食指南

韩国除了膳食平衡车轮和膳食推荐量表外，还有针对不同人群的膳食指导原则。

（一）成人膳食指南

1. 食物种类多样化。

2. 加强身体锻炼，维持健康体重。

3. 选择安全食物，食物摄入要适量。

4. 选择低盐食物，烹调过程少放盐。

5. 控制摄入肥肉及油炸食物。

6. 饮酒要适量。

（二）孕期及哺乳期妇女膳食指南

1. 一天摄入三次牛奶及奶制品。

2. 每天摄入适量瘦肉或鱼，蔬菜及水果。

3. 选择安全食物，食物摄入要适量。

4. 选择低盐食物，烹调过程少放盐。

5. 避免饮酒。

6. 适量运动以保持适宜的体重增加量。

（三）婴幼儿膳食指南

1. 出生 6 个月内纯母乳喂养。

2. 根据婴儿发育状况添加固体辅食。

3. 鼓励幼儿根据生长发育状况及食欲来摄入食物。

4. 鼓励幼儿摄入多种多样的谷类、水果、蔬菜、肉类、鱼类及奶制品。

（四）儿童膳食指南

1. 每天摄入食物种类多样化。

2. 加强身体锻炼，根据能量需求调整摄食量。

3. 规律用餐，选择低盐食物。

4. 零食选择注意健康安全。

5. 享受家人团聚用餐，保持餐桌礼仪。

（五）青少年膳食指南

1. 每天摄入食物种类多样化。

2. 少吃高盐及油炸食物。

3. 了解自己的健康体重，根据能量需求调整摄食量。

4. 用水代替饮料。

5. 不要忽略任何一餐，食物摄入要适量。

6. 选择安全食物，阅读食物营养标签。

（六）老年人膳食指南

1. 每天摄入食物种类多样化。

2. 选择低盐食物，烹调过程少放盐。

3. 定时用餐，选择安全食物。

4. 适量饮水，控制饮酒。

5. 加强身体锻炼，维持健康体重。

四、韩国人群的膳食模式与健康研究

我国居民饮食习惯与韩国有诸多相似，包括近几年伴随生活水平的提高，我国居民饮食习惯也逐渐西化，随之而来的慢性病已成为我国居民健康的主要问题之一。通过分析韩国膳食模式与健康的关系，提示我们均衡健康的膳食模式对某些慢性病的发生起到一定的预防作用。因此，对于"传统"和"西方"膳食模式，我们应抱以"去其糟粕，取其精华"的态度，减少营养相关疾病的发生，提高我国居民整体健康水平。

韩国相关研究中膳食模式确立主要采用因子分析和聚类分析，也有通过降秩回归和评分法获得。近年来，韩国已开展诸多膳食模式与营养相关健康问题关系性的研究，如代谢综合征（metabolic syndrome，MS）、糖尿病和心血管疾病等。

（一）代谢综合征

近年来，随着韩国传统饮食模式的改变，MS 发生率有所增加。有关研究将可能影响 MS 发生的膳食模式分为三类：①健康膳食模式：包含有多种食物如鱼类、海产品、蔬菜、海带、蛋白质食物、水果、乳制品和谷物；②传统膳食模式：以大米和泡菜为主；③"肉类和酒精"膳食模式：以加工肉类和酒精为主。

Baik[23] 等对 5 251 名 40~69 岁的韩国中老年人进行前瞻性研究，前后随访 6 年，因子分析得出两种膳食模式，分别为"健康"膳食模式和"不健康"膳食模式（表 8-11），控制混杂因素后发现："健康"膳食模式与降低 MS 的发生相关，可降低腹型肥胖、低高密度脂蛋白胆固醇（LDL-C）和空腹血糖，但该研究并未发现"不健康"膳食模式与 MS 发生相关。"健康"膳食模式可预防 MS 发生可能与摄入较多富含 n-3 多不饱和脂肪酸[24] 的鱼类、水果、蔬菜、坚果及其他健康成分有关。

表8-11　两种膳食模式与代谢综合征健康效应关系

膳食模式	食物摄入	健康效应关系
健康的膳食模式	包含有多样的食物：平均每天消费4.8份谷物和淀粉，5.0份蛋白质食物，6.9份蔬菜，2.8份水果，1.2份乳制品	与降低代谢综合征的发生相关。可降低腹型肥胖、低高密度脂蛋白胆固醇（LDL-C）和空腹血糖
不健康的膳食模式	摄入比较少的五谷杂粮、主粮和豆类食物，较多摄入红肉类、加工肉制品和甜的碳酸饮料	未发现与代谢综合征的发生相关。增加女性代谢综合征的发生。对认知功能有不利的影响

　　Kim[25]等调查9 850名韩国成年人（≥19岁）膳食摄入，因子分析发现有四种膳食模式分别为"米饭和泡菜""肉类和酒精""高脂肪、甜食和咖啡""谷物、蔬菜和鱼"膳食模式（类似于健康膳食模式）（表8-12）。其中"谷物、蔬菜和鱼"膳食模式与MS的发生率较低有关；"肉类和酒精"膳食模式与高血压、高三酰甘油血症的发生率较高有关，"肉类和酒精"膳食模式含大量肉类和酒精，肉类含大量饱和脂肪，可导致高胆固醇、高血压、肥胖和糖尿病的发生[26]，而酒精大量摄入可升高收缩压、三酰甘油、高密度脂蛋白水平[27]。

表8-12　四种膳食模式与代谢综合征健康效应关系

膳食模式	食物摄入	健康效应关系
大米饭和泡菜膳食模式	过量摄入碳水化合物，低脂肪摄入	与血脂异常有关，而后导致肥胖的发生
肉类和酒膳食模式		与高血压、高三酰甘油血症的发生率较高有关
高脂、甜食和咖啡的膳食模式	大量摄入蛋白质、脂肪、维生素A、胡萝卜素和钾，少量摄入碳水化合物和纤维	与肥胖的发生有关
谷物、蔬菜和鱼膳食模式		与代谢综合征的发生率较低有关

　　Cho[28]等对4 984名30~79岁韩国女性进行横断面研究，因子分析得出三种膳食模式，分别为"西方"（以快餐、富含脂肪的动物性食物、油炸食物和甜食为主）、"健康"和"传统"膳食模式，"健康"膳食模式与MS及其大多数症状发生率较低有关，而"西方"和"传统"膳食模式虽与MS无关联，却与MS的某些危险因素有关。Baik[23]等研究发现以高碳水化合物摄入为特征的膳食模式可能对高密度脂蛋白胆固醇（HDL-C）、三酰甘油和葡萄糖稳态有不利影响，但因果关系尚待确定。Hong等[29]在医院的406名

22~78 岁韩国成人调查发现，韩国"传统"膳食模式可显著增加 MS 患病风险，而"水果和乳制品"膳食模式（类似于"健康"膳食模式）可显著降低 MS 患病风险。Song[30]等基于韩国第三次全国健康与营养调查数据也发现类似结果，该横断面研究共计调查 4 730 名成人，聚类分析发现三类膳食模式，与"肉类和酒精"和韩国"健康"膳食模式相比，"传统"膳食模式使低 HDL-C 风险增加 23%；与"传统"膳食模式相比，"肉类和酒精"膳食模式使血糖升高风险增加 33%，血压升高风险增加 21% 和三酰甘油升高风险增加 21%。

综上分析，"健康"膳食模式（包括"水果和乳制品"膳食模式）可预防 MS 发生[31]，这可能与该膳食模式含少量的饱和脂肪酸和反式脂肪酸，而含较多的 n-3 多不饱和脂肪酸和复合碳水化合物，及因大量摄入蔬菜、水果、全谷类和鱼导致 β 胡萝卜素、维生素 C 和 E、叶酸、多酚类物质和各种矿物质的摄入较高有关[9]；关于"传统"和"不健康"膳食模式（包括"肉类和酒精"和"西方"膳食模式）与 MS 的关系尚无一致性结论，可能是与不同研究膳食模式的定义不同有关，但多数研究均表明其与 MS 危险因素即某些独立症状的产生有关。

（二）糖尿病

研究发现与糖尿病相关有两种膳食模式，分别为"西方"和"节约型 / 健康"膳食模式，其中"西方"膳食模式被证明与糖尿病发生有关，而"节约型"膳食模式可预防糖尿病。但亚洲居民饮食多以大米为主，故分析应考虑"大米"因素。SongS J 等[32]基于韩国第四次全国健康与营养调查数据，利用降秩回归，以大米摄入为主要考虑因素确定两种膳食模式，分别为"平衡"（大量摄入多种食物，包括大米）和"大米"膳食模式（大量摄入大米，少量摄入蔬菜、水果、肉和乳制品），发现"平衡"膳食模式与降低糖尿病发生有关，"大米"膳食模式与增加糖尿病发生有关。之前一项日本的研究也表明，大米过量摄入与糖尿病发生有关[33]，原因可能是大量摄入碳水化合物不利于血脂和葡萄糖代谢。Song S J 等[30]基于韩国第三次全国健康与营养调查数据发现，"肉和酒精"膳食模式（以加工肉类和酒精为主）与空腹血糖升高有关。Meta 分析发现肉类、特别是加工肉类摄入会增加糖尿病发生。

综上所述，"平衡"膳食模式可预防糖尿病的发生，而单纯以大米为主的膳食模式和以肉类为主的膳食模式可能增加患糖尿病风险。

（三）心血管疾病

亚洲人群膳食模式以高碳水化合物、大量摄入鱼和大豆、少量摄入脂肪为特征，此类膳食模式已证实可预防心血管疾病发生。ShinH J 等[34]基于韩国第四次全国健康与营养调查中 10 711 名韩国成人数据，进行关于"方便面摄入、膳食模式与心血管代谢危险因子关系"的研究，该研究将 MS、腹型肥胖和血脂异常作为心血管代谢危险因子。主成分分析得出两类膳食模式，分别为"传统"和"肉和快餐"膳食模式。进一步分析发现，"肉和快餐"膳食模式可增加高 LDL-C、低 HDL-C 和高三油甘酯发生；"传统"膳食模式可降低高血压和轻微腹型肥胖的发生。此外，若吃泡面频率 ≥ 2 次 / 周可增加女性 MS 发生，原因可能是泡面高能量密度、高血糖负荷、高饱和脂肪和高钠所致（表 8-13）。

表 8-13　泡面摄入和两种膳食模式对心血管疾病的健康效应关系

膳食模式	食物摄入	功能比	健康效应关系
传统膳食模式	大量摄入米、鱼、蔬菜、水果和土豆	碳水化合物、脂肪和蛋白质的供能比例分别是男性 63%、19% 和 16%，女性 68%、18% 和 15%	可以降低血压，而对于腹部肥胖的预防作用比较小
肉类和快餐类的膳食模式	少量摄入米和谷物，大量摄入肉类、苏打、汉堡、比萨和油炸食物和快餐（包括泡面）	碳水化合物、脂肪和蛋白质的供能比例分别是男性 60%、18% 和 15%，女性 65%、20% 和 15%	可增加高 LDL-C、低 HDL-C 和高三油甘酯发生
泡面	频率≥ 2 次 / 周的话	碳水化合物、脂肪和蛋白质的供能比例分别是男性 61%、19% 和 14%，女性 67%、18% 和 14%	导致女性代谢综合征的发生，泡面与代谢性疾病的关系在年轻人中更加突出

血清 C 反应蛋白（CRP）可作为预测心血管疾病风险的标志物，Y Lee 等[35]在 7 574 名韩国中年人中开展有关膳食模式与血清 C 反应蛋白水平的关联性研究，因子分析得出四种膳食模式，分别为"水果""蔬菜""肉"和"咖啡"膳食模式（表 8-14），多因素回归分析发现，"蔬菜"膳食模式可降低 CRP 水平，根据性别和血压分层分析发现，"蔬菜"膳食模式与 CRP 水平的关联主要体现于男性高血压患者。其他膳食模式均与 CRP 水平无关。"蔬菜"膳食模式富含抗氧化性维生素和纤维素，且膳食纤维的摄入均可降低 CRP 水平。

表 8-14　四种膳食模式与血清中 C 反应蛋白健康效应关系

膳食模式	食物摄入	营养素	健康效应关系
水果类膳食模式	大量摄入米、鱼、蔬菜、水果和土豆	大量摄入水果，较高剂量摄入抗氧化剂，包括维生素 A、维生素 C、维生素 E 和叶酸	与血清中 C 反应蛋白水平无关
蔬菜类膳食模式	大量摄入蔬菜	总能量摄入为（1 950.4 ± 536.0）kcal，碳水化合物、蛋白质和脂肪的摄入量分别为（333.4 ± 90.1）g、（73.8 ± 24.9）g 和（34.3 ± 16.8）g。富含抗氧化性维生素和纤维素	可以降低血清中 C 反应蛋白水平，特别是在高血压人群中，影响更明显
肉食类膳食模式	大量摄入肉类食物	总能量摄入为（2 003.8 ± 594.6）kcal，碳水化合物、蛋白质和脂肪的摄入量分别为（325.5 ± 96.1）g、（77.4 ± 26.6）g 和（41.6 ± 18.4）g	与血清中 C 反应蛋白水平无关

续表

膳食模式	食物摄入	营养素	健康效应关系
咖啡类膳食模式	大量喝咖啡、咖啡糖和咖啡奶油	总能量摄入为（1 954.3 ± 528.4）kcal，碳水化合物、蛋白质和脂肪的摄入量分别为（334.6 ± 82.5）g、（67.7 ± 25.9）g和（36.0 ± 18.6）g	与血清中 C 反应蛋白水平无关

总之，"传统"膳食模式因含大量蔬菜，对心血管疾病具有预防作用；而"肉类"和"泡面"膳食模式可能不利于心血管健康。

第五节　日本膳食模式研究

日本的传统膳食模式是国际上比较推荐的健康膳食模式之一，因为同属亚洲国家，所以饮食文化与我们比较接近，因此，考察日本膳食模式和健康的关系对我国制定营养标准、开展营养科普、指导居民膳食等工作有重要参考意义。

一、日本膳食的特点

日本传统膳食模式以鱼虾等海产品、大米、蔬菜、豆类、绿茶摄入较多为特点，能量摄入也较为适中。日本传统膳食模式介于典型的东、西方模式之间。既避免东方膳食中三低一高（低热能、低蛋白、低脂肪、高碳水化合物），又避免西方膳食中三高一低（高热能、高蛋白、高脂肪、低碳水化合物）饮食的弊端，是世界上几种健康膳食模式之一。

二、日本膳食指南陀螺及食物推荐量

日本厚生劳动省和农业部于 2005 年发布并于 2012 年修订的日本膳食指南陀螺（the Japanese food guide spinning top，JFG）（图 8-5）。

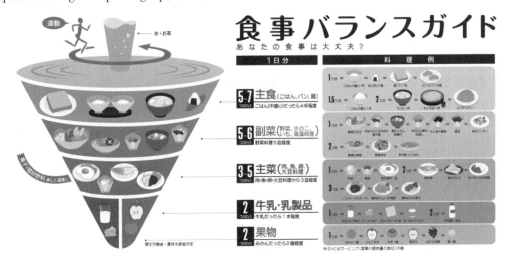

图 8-5　日本膳食指南陀螺

1. 日本的膳食指南陀螺把每天的膳食组成分为主食、副菜、主菜、牛奶奶制品、水果5类，每类的计量用份数（serving，SV）来表示。对于日常生活中不可缺少的水、茶、菓子（点心）、饮料以及运动，也在图8-5中有所表示。食用油和调料是做饭时的基本用品，图8-5中没有专门表示；在选择食物时，要注意查看食物的能量、脂肪含量和食盐量。一天的推荐摄入量以（2 200±200）kcal为基准。

2. 水和茶水、茶是日常饮食中不可缺少的，摄取足量的水分很重要，因此在图8-5中象征性地以中心轴来表示。

3. 运动营养平衡的饮食和适量的运动，是健康的基本要素，因此图8-5中将它以围绕轴心来表示。

4. 菓子·嗜好饮料（酒）果菓子（点心）和嗜好的饮料是生活乐趣的一部分，在整个饮食生活中适度摄取是可以的，在图8-5中用一条飘带来表示，象征（适度的享乐），一天摄取量控制在200kcal左右，具体到食物：米饼3~4块，蛋糕一小块；日本酒1杯（酒精度约13°，200ml），啤酒一罐（500ml），葡萄酒一杯（260ml），烧酒半杯（酒精度约30°，100ml）

5. 主食主要是碳水化合物的能量供给源食物，如米饭、面包、面条、意大利面等，一份相当于40g碳水化合物。一天的推荐摄入量5~7份，约200~280g。

6. 副菜主要是提供维生素、矿物质、膳食纤维的食物，如由蔬菜、薯类、豆类（大豆除外）、蘑菇、海藻为主材料制作的菜品，一份含前述主材料70g。一天的推荐摄入量5~6份，约350~420g。

7. 主菜主要是提供蛋白质的食物，如肉、鸡蛋、鱼、大豆及豆制品为主制作的菜品，一份含蛋白质约6g。一天的推荐摄入量3~5份，18~30g蛋白质。

8. 牛奶·奶制品主要提供钙，如牛奶、酸奶、奶酪，一份含钙约100mg。一天的推荐摄入量200~300mg钙。

9. 水果提供维生素、钾等，如苹果、橘子、西瓜、草莓等瓜果。一份约100g。一天的推荐摄入量2份，约200g。

研究表明[36, 37]，日本人群对日本膳食指南陀螺的认识和掌握，有利于促进健康饮食、防止肥胖。以陀螺为基础的饮食有益于降低女性未来死亡风险[38]。

三、日本的膳食指南

日本于2012年再次修订居民膳食指南，针对一般人群、不同生理时期人群以及为预防慢性病制定了膳食指南原则。

（一）一般居民膳食指南

1. 有规律的日常饮食，是健康生活方式的开始。

2. 以主食、主菜、副菜为基础，保持营养膳食的平衡。

3. 保证适宜地摄取米饭等谷类食物。

4. 同时注意搭配蔬菜、水果、牛奶及奶制品、豆类、鱼类等食物。

5. 注意控制食盐和脂肪的摄入。

6. 了解自己的体重及正常体重的范围，结合日常工作、生活的强度，调节摄入食物的量。

7. 充分理解当地的饮食文化，利用当地的食材，同时也可尝试一些新的食品或菜品。

8. 科学、智慧地制作和保存食品，减少不必要的浪费。

9. 经常审视自己的膳食是否科学、合理，努力去尝试改正不健康的饮食习惯。

（二）慢性病预防膳食指南

1. 食物种类多样化。

2. 在日常生活中注意饮食营养均衡。

3. 控制食盐摄入以预防高血压、胃癌。

4. 控制脂肪摄入以预防心脏病。

5. 保证生食蔬菜，摄入充足的黄绿色蔬菜以预防癌症。

6. 保证膳食纤维的充足摄入以预防癌症。

7. 保证钙的充足摄入以增强骨质。

8. 甜食摄入要适量。

9. 禁烟、限酒以达到健康长寿的目的。

（三）婴儿期膳食指南

1. 通过哺乳与宝宝亲近，加强母子间的纽带。

2. 母乳喂养的宝宝更健康。

3. 满一周岁再断奶。

4. 随时翻阅母子健康手册。

（四）幼儿期膳食指南

1. 重视饮食的节律，养成规律进食的习惯。

2. 培养孩子不挑食的习惯。

3. 培养孩子适应清淡口味饮食及健康的日式料理。

4. 保证孩子摄入充足的牛奶及奶制品。

5. 注重家人团聚用餐，营造快乐的用餐氛围。

6. 时刻记得亲手制作的点心最好。

7. 关注孩子在保育园或幼儿园的饮食。

8. 保证户外游戏的时间，养成亲子互动的习惯。

（五）学龄期膳食指南

1. 一日三餐规律进食，注重饮食均衡。

2. 摄入充足的牛奶及奶制品。

3. 养成多吃蔬菜和水果的习惯。

4. 避免养成暴饮暴食或偏食的习惯。

5. 吃零食时注意种类多样、不可过量。

6. 正确摄入加工食品及速食食品。

7. 享受家人团聚用餐。

8. 搭配饮食时要考虑学校盒饭的内容和营养。

9. 养成户外锻炼的习惯。

（六）青春期膳食指南

1. 早、中、晚三餐饮食均衡。

2. 保证牛奶及奶制品的摄入。

3. 多吃蔬菜、水果。

4. 避免暴饮暴食、偏食和节食。

5. 少吃加工食品及速食食品。

6. 不健康的夜宵，是疾病的起源。

7. 和大家一起快乐用餐。

8. 注意适量运动有助于健康。

（七）女性膳食指南

1. 饮食生活是健康与美的源泉。

2. 给宝宝及母亲自己提供充足的营养。

3. 为了下一代，养成良好的饮食习惯。

4. 充满爱心地制作食物。

5. 主妇是家庭健康饮食的掌舵手。

6. 正确的饮食让工作女性精力充沛。

7. 传统与创新结合，建立新的饮食文化。

（八）老年人膳食指南

1. 注意避免营养不足。

2. 用心烹饪，让饮食多样化。

3. 一餐先从副食开始吃。

4. 有规律的饮食生活。

5. 经常锻炼身体。

6. 学会饮食生活的智慧。

7. 吃得美味，吃得快乐。

四、日本人群膳食模式与健康研究

日本传统膳食模式以豆类及其制品、鱼、海藻、蔬菜、水果和绿茶的高摄入为特征，对心血管疾病、糖尿病、骨质疏松以及癌症的预防等均存在有益作用。日本膳食模式研究多采取膳食回顾法（diet history questionnaire，DHQ）、简短型膳食史法（brief diet history questionnaire，BDHQ）和膳食频率调查问卷（food frequency questionnaire，FFQ）进行膳食评估；通过食物成分表估算能量及营养素摄入量；采用因子分析、主成分分析或聚类分析提取主要膳食模式类型；分析膳食模式和能量、营养素摄入及人体检测指标、疾病状况、死亡率之间的关联，进而探讨膳食模式和疾病危险因素的关系。

（一）心血管疾病

自 20 世纪 60 年代，因发现日本传统膳食模式与极低的冠心病发病率相关而使其备受关注[39]。过去半个世纪，日本居民饮食结构发生较大改变，水果、奶制品、鸡蛋和肉类摄入显著增加，同时蔬菜、豆制品和鱼类仍保持高摄入，而脑卒中死亡率却意外降低，且心脑血管疾病死亡率显著低于西方，故研究认为日本膳食可能有助于降低心脑血管疾病死亡风险。Sadakane A[40]等收集 40~69 岁日本居民膳食摄入频率及血压（6 886 人）和血脂（7 641 人）资料，因子分析表明存在"高蔬菜""高肉类"和"西化"三种模式，其中"高蔬菜"与低舒张压、收缩压、脉压及高密度脂蛋白有关，提示"高蔬菜"和降低心脑血管危险因素有关。队列研究结果进一步证明以蔬菜、豆制品、鱼类、藻类等高摄入为特征的日本传统膳食模式对于降低心脑血管风险的作用。Shimazu T 等[41]对日本大崎40 547 名 40~79 岁的日本居民进行 7 年随访（ohsakicohort study），调查其膳食模式和死亡原因的关联，因子分析表明存在"日本传统""动物性食物""高乳制品、高蔬菜和水果、低酒精"三种模式，其中"日本传统"和低心脑血管死亡率有关，而"动物性食物"则相反。来自 JACC（Japan collaborative cohort study）的队列研究[42]，也发现日本中年人有"蔬菜""动物性食物""乳制品"三种模式，其中"蔬菜"和"乳制品"和低心脑血管死亡率有关，而"动物性食物"未见显著关联。

日本传统膳食之所以能降低心脑血管风险，可能与蔬菜和水果高摄入有关，西方国家研究[43-45]也表明以蔬菜、水果、全谷类和低脂牛奶高摄入为特征的模式与心脑血管疾病发生率、死亡率低有关。有研究进一步探究日本传统膳食模式影响健康的机制，Guo H 等[46]调查 702 名日本成年男性，采用含 75 种食物的膳食频率问卷进行膳食评估，并检测其血清脂联素水平，主成分分析显示有"日本""甜点 - 水果""居酒屋"三种模式（表8-15），其中以蔬菜、海藻、豆制品、鱼类、味噌汤和绿茶高摄入为特征的"日本"模式与高脂联素水平相关。既往研究表明脂联素水平降低会增加高血压、高胆固醇血症、2 型糖尿病和肿瘤等罹患风险，可见脂联素水平较高可能是传统日本膳食模式发挥降心脑血管疾病死亡风险的重要机制之一。

表 8-15　三种膳食模式与心血管疾病健康效应关系

膳食模式	摄入食物	健康效应关系
传统日本膳食模式	蔬菜、海藻、大豆制品、鱼、味噌汤、绿茶	与血清脂联素浓度呈正相关（与低收缩压、舒张压、三酰甘油可能相关）
甜食 - 水果膳食模式	冰激凌、蛋糕、水果、奶制品、可乐和较低的酒精摄入	无差异
居酒屋膳食模式	鱼、肉和酒精	负相关

另外，Nanri A 等[47]在日本福冈市收集 7 802 名 50~74 岁居民膳食频率资料，并检测血清中超敏 C- 反应蛋白（high-sensitivity C-reactive protein，hs-CRP）浓度，发现以蔬菜、水果、豆制品和鱼类高摄入为特征的"健康"模式和 hs-CRP 负相关，hs-CRP 是炎症反应过程中由肝细胞产生，其在肥胖、糖尿病、肿瘤等疾病进展中均升高，可见"健康"模式也可能通过抑制炎症反应来降低慢性非传染性疾病患病风险。

日本传统膳食还存在高盐摄入[39]、动物性脂肪和蛋白低摄入的特点，可能会增加心脑血管疾病风险。Shimazu T 等[48]研究表明，日本传统膳食模式和盐摄入及血压正相关。高盐摄入虽是心脑血管疾病的危险因素，但蔬菜、水果、豆制品、藻类和绿茶的高摄入作为保护因素能有效弥补高盐摄入的不良影响。

综上，横断面和队列研究均表明，日本传统膳食模式在预防和控制心脑血管患病及死亡风险方面发挥着重要作用，但其潜在作用机制仍需进一步研究。

（二）糖尿病

糖尿病患病率在全球范围内呈迅速上升趋势，饮食作为糖尿病发病因素之一是可控的。日本传统膳食模式存在蔬菜、水果和鱼类高摄入的特征，研究表明可能有助于预防糖尿病。Morimoto A 等[49]跟踪日本长野县 5 812 名 40~69 岁农村居民，通过含 16 种食物的膳食频率问卷收集膳食信息，并调查其糖尿病患病状况，多因素分析表明以蔬菜、土豆、海藻、水果和豆制品高摄入为特征的"健康"模式有利于降低糖尿病患病风险，尤其在规律饮食、规律锻炼和非抽烟者中更明显。"健康"模式中纤维素、胡萝卜素、镁和抗氧化物质，以及豆制品中植物雌激素等含量高可能是预防糖尿病的原因。Kurotani K 等[50]研究 1 065 名 18~68 岁日本职工的膳食中脂肪酸模式和糖耐量的关系，发现以 α- 亚麻酸、亚油酸和油酸为特征的脂肪酸模式和糖耐量受损的低发生率有关。膳食中脂肪酸可通过细胞内葡萄糖转运和胰岛素信号影响糖代谢，进而改善由胰岛素抵抗引发的糖耐量受损，可见以高豆制品摄入为特征的日本传统膳食模式可能在预防糖尿病进展中起作用。Mizoue T 等[51]采用含 74 种食物的膳食频率问卷收集膳食信息，并进行口服葡萄糖耐量实验，发现以高蔬菜、水果、淀粉和低酒精为特征的膳食模式和空腹血糖受损、糖耐量受损及 2 型糖尿病呈负相关，日本传统膳食模式和糖耐量受损也呈负相关。

有研究也发现不一致的结果。Akter S 等[52]研究 456 名日本市政雇员膳食模式和血清中 C 肽的关系，发现"健康"模式和血清 C- 肽不相关，反而以面包、甜点、牛奶、酸奶高摄入和米饭、酒精低摄入为特征的西方早餐模式和血清 C- 肽浓度负相关。糖尿病发病过程中胰岛素抵抗会导致胰岛素和 C- 肽分泌增加，文章中解释吸烟可能是混杂因素。综上可见日本传统膳食模式在预防糖尿病进展过程中可能发挥一定作用，其作用机制尚需进一步探究（表 8-16）。

表 8-16 不同膳食模式与糖尿病健康效应（C- 肽分泌）关系

膳食模式	摄入食物	健康效应关系
健康日本模式	蔬菜、水果、豆制品、蘑菇和绿茶	无相关性
动物食物	鱼和贝类、肉类、加工肉、蛋黄酱和鸡蛋	
西方化早餐	面包、甜点、红霉素、牛奶和酸奶，蛋黄酱和鸡蛋 低摄入量大米、酒精和鱼	女性中发现与 C- 肽浓度负相关

（三）结直肠癌

日本结直肠癌患病率虽比西方低，但逐年上升。Mizoue T 等[53]调查 1 341 名全结肠镜检查的男性，利用含 74 种食物的频率问卷收集膳食信息，因子分析显示"高乳制品、水果蔬菜、淀粉，低酒精"（DFSA）、"动物性食物""日本"三种模式，其中 DFSA 模式既有西方膳食有益成分，又有日本摄入较少的食物，与结直肠尤其是近侧结肠腺瘤的低发生率有关。日本传统膳食模式因生物活性物质含量丰富被认为可降低患癌风险，但该研究未发现两者关联性。Kurotani K 等[54]开展以社区为基础的病例 – 对照研究（病例 800 人、对照 775 人），探究膳食模式与结直肠癌关联性，发现以蔬菜、水果、海产品和大豆制品为特征的膳食模式与结直肠癌尤其远端结直肠癌的患病风险有较低的相关性，原因可能为高摄入钙及蔬菜、水果中膳食纤维的保护作用。Kim M K 等[55] 随访研究 20 300 名男性和21 812 名女性，发现以泡菜、咸鱼、鱼子、鱼、米饭和酱汤为特征的传统膳食模式和以肉类、禽类、奶酪、面包、黄油为特征的西化模式均升高女性结肠癌患病风险，且分别与近、远端结肠癌关系密切。同时未发现以蔬菜、水果、豆制品、海藻、蘑菇、牛奶、豆类和酸奶为特征的健康模式与结直肠癌的相关性。综上，目前关于日本传统膳食模式与结直肠癌关系的研究结论不一，需进一步探究。

WHO 近年对影响人类健康诸多因素评估结果表明：膳食营养因素对健康的影响仅次于遗传。日本居民平均寿命全球最长，很大程度上归因于健康、均衡的营养膳食以及方便、先进的医疗卫生服务体系。现阶段我国居民健康和营养得到很大改善，但膳食结构尚不合理，导致营养相关疾病如癌症、心脑血管疾病、糖尿病及肥胖呈上升趋势。日本传统膳食模式作为世界两大健康膳食模式之一，其与健康的关联性研究对我国居民的膳食指导及营养科普具有参考意义。

近年来，膳食模式研究广泛应用于营养相关疾病的病因探究，相比传统的单一营养素或食物分析虽有较大改善，但也存在不足。膳食调查中食物组成不同会导致研究结果（膳食模式特征）的差异，进而导致同类研究可比性降低；膳食资料收集方法、统计过程存在一定的主观性，且膳食模式分析缺乏统一标准，其稳定性和有效性需进一步验证；膳食模式与健康关联的最终解释仍需回归营养素与机体相互作用的层面，缺乏食物层面对机体影响的机制性研究。故今后仍需对膳食模式研究方法及膳食中营养素交互机制进行持续探究。

第九章
中国居民的膳食结构特点及膳食模式研究

第一节 当前我国居民膳食结构特点

一、我国居民食物消费结构

食物对人体健康的作用，不仅取决于其消费种类与数量，更通过各类食物之间的配搭与结构而反映。依据食物消费量数据[56]对我国居民各类食物消费量的绝对数进行排序可以得出我国居民食物构成的塔形影像（图9-1）。蔬菜为这个食物塔提供了宽大的基座，处在底端其次的是谷物、水果和薯类。畜肉、水产、牛奶及制品、禽肉处于中间部位，起支撑与调节作用，其他谷物和大豆与作为调味品的植物油与食糖一并位于这座食物摄取之塔的顶端。这样一个植物性食物处于两端，动物性食物位居中间的塔形状态，是我国居民食物摄取构成的基本直观影像。

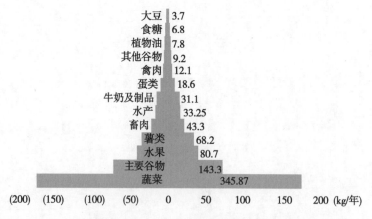

食物	数值
大豆	3.7
食糖	6.8
植物油	7.8
其他谷物	9.2
禽肉	12.1
蛋类	18.6
牛奶及制品	31.1
水产	33.25
畜肉	43.3
薯类	68.2
水果	80.7
主要谷物	143.3
蔬菜	345.87

(200) (150) (100) (50) 0 50 100 150 200 (kg/年)

图9-1 我国居民对13类主要食物年人均消费量塔形影像

从结构上来看（图9-2），2011年我国居民摄取的13类主要食物中，包括蔬菜、谷物、水果、薯类的植物性食物的消费量占82%，包括肉类、蛋类、水产、牛奶及制品的动物性食物占16%，植物油与食糖等调味品的消费量占2%。植物性食物的消费量是动物性食物的 5.16 倍。

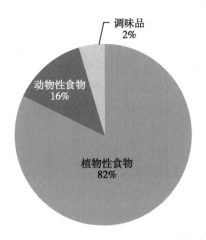

图 9-2 2011 年我国居民食物大类消费构成

植物性食物中按占比大小排列分别为蔬菜、主要谷物、水果、薯类、其他谷物与大豆，其中蔬菜占到 1/2 以上，主要谷物 1/4 弱，水果与薯类的占比均超过 10%，其他谷物与大豆两者消费占比之和不足 2%（图 9-3）。动物性食物中，畜肉的消费量最大，占比达 1/3，其中猪肉消费量占畜肉的 82%；水产与牛奶及制品次之，两者均为 1/4 弱；蛋类再次之，占比 13%；禽肉最少，占比 9%，相当于猪肉消费量的 1/3（图 9-4）。

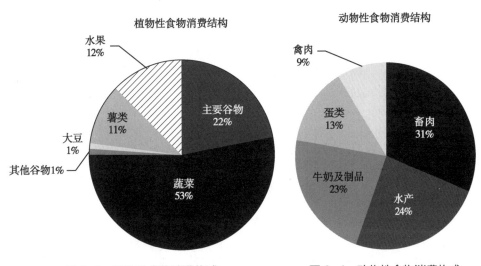

图 9-3 植物性食物消费构成　　　　图 9-4 动物性食物消费构成

上述数据显示，我国居民摄取的食物谱系中，以能量密度较低、食物链较短的植物性食物为主体，能量密度较高，食物链较长的动物性食物仍然处于副食地位。比较各类食物的人均食物消费量与占有量，可以看出动物性食物均较高，植物性食物中蔬菜与水果的食用与占有之比大于谷物，调味品用于食用的占比最小。

二、我国成年健康人群的膳食特点

本部分文所述的成年健康人群是指体质指数在正常范围内（18.5~24.0），未患高血压、糖尿病等疾病的成年人群。

我国居民膳食仍保持植物性食物为主的模式，城市健康人群膳食中 44%~49% 的能量来源于谷类，17%~20% 的能量来源于动物性食物。平均每日粮谷类及杂粮的摄入量为204~384g，杂粮和薯类的摄入量为 39~57g，新鲜蔬菜摄入量为 252~349g，水果的摄入量为 52~83g，大豆及其制品的摄入量为 10~20g。动物肉类 107~164g，以猪肉为主，其次是鱼虾类、禽肉类和牛羊肉类。蛋类平均在 30g 左右，奶类摄入量较低，平均在 40g 左右。动物性食物提供的蛋白质为 34%~39%（表 9-1、表 9-3）。

农村健康人群的食物结构与城市居民有所差异，同样是以植物性食物为主，在农村居民的总体食物中占有更大的比重。谷类食物提供的能量为 60% 左右，动物性食物提供的能量为 12%~15%。与城市人群比较，粮谷类和杂粮薯类摄入量较高，分别为 270~482g和 58~78g，蔬菜水果量较少，分别为 212~309g 和 26~39g。动物肉类低于城市人群，为66~135g。蛋类为 16~20g。奶类摄入量较低，平均不足 10g。动物性食物提供的蛋白质为25%~28%（表 9-2、表 9-4）。

表 9-1　城市健康人群不同能量水平食物摄入量 /（g·d⁻¹）

	能量摄入水平 /kcal						
	1 600 （1 500~ 1 700）	1 800 （1 700~ 1 900）	2 000 （1 900~ 2 100）	2 200 （2 100~ 2 300）	2 400 （2 300~ 2 500）	2 600 （2 500~ 2 700）	2 800 （2 700~ 2 900）
N	856	837	695	509	371	239	149
米面类	204	233	254	276	312	349	384
杂粮	15	16	17	17	21	25	27
薯类	24	28	26	27	29	28	30
大豆及制品	10	12	14	16	15	18	20
蔬菜	252	261	280	306	313	335	349
水果	52	57	61	61	64	75	83
坚果	3	5	5	5	7	9	12
猪肉	57	63	73	86	87	92	92
牛羊肉	9	12	9	14	14	18	17
禽肉	13	16	18	18	19	22	17
奶类	37	33	40	41	36	40	44
蛋类	30	28	28	32	27	31	30
鱼虾类	28	32	33	35	37	39	38
食用油	33	36	41	44	47	43	46

注：数据来源：2010—2012 年中国居民营养与健康状况监测

表 9-2　农村健康人群不同能量水平食物摄入量 /（g·d^{-1}）

	能量摄入水平 /kcal						
	1 600 (1 500~ 1 700)	1 800 (1 700~ 1 900)	2 000 (1 900~ 2 100)	2 200 (2 100~ 2 300)	2 400 (2 300~ 2 500)	2 600 (2 500~ 2 700)	2 800 (2 700~ 2 900)
N	872	985	975	790	684	525	379
米面类	270	304	338	374	406	438	482
杂粮	14	16	18	17	23	26	19
薯类	44	44	44	49	53	52	48
大豆及制品	7	6	8	9	9	11	15
蔬菜	212	221	242	266	276	292	309
水果	26	26	31	30	44	31	39
坚果	2	2	2	2	4	4	5
猪肉	39	46	53	59	65	78	85
牛羊肉	6	6	9	7	8	8	6
禽肉	10	10	12	13	16	17	20
奶类	6	9	8	6	5	9	6
蛋类	17	16	16	17	19	19	20
鱼虾类	11	13	12	15	16	16	24
食用油	32	34	37	41	42	44	43

注：数据来源：2010—2012 年中国居民营养与健康状况监测

表 9-3　城市健康人群不同能量水平膳食结构

	能量摄入水平 /kcal						
	1 600 (1 500~ 1 700)	1 800 (1 700~ 1 900)	2 000 (1 900~ 2 100)	2 200 (2 100~ 2 300)	2 400 (2 300~ 2 500)	2 600 (2 500~ 2 700)	2 800 (2 700~ 2 900)
能量食物来源 /%							
谷类	45.2	45.8	45.0	44.4	46.8	48.4	49.2
大豆类	2.3	2.4	2.6	2.6	2.3	2.6	2.6
薯类杂豆类	1.8	2.0	1.6	1.6	1.5	1.8	2.3
动物性食物	19.3	18.4	18.6	20.2	18.7	18.5	17.2
纯能量食物	19.0	18.6	18.9	18.5	18.3	15.8	15.3

续表

	能量摄入水平 /kcal						
	1 600 (1 500~ 1 700)	1 800 (1 700~ 1 900)	2 000 (1 900~ 2 100)	2 200 (2 100~ 2 300)	2 400 (2 300~ 2 500)	2 600 (2 500~ 2 700)	2 800 (2 700~ 2 900)
其他	12.3	12.8	13.3	12.7	12.4	13.0	13.5
蛋白质食物来源 /%							
谷类	36.4	37.2	37.0	35.9	38.6	39.1	40.1
大豆类	6.6	6.6	7.2	7.3	6.5	7.2	7.3
动物性食物	39.0	37.8	37.6	39.1	37.4	35.7	33.7
其他	18.0	18.4	18.3	17.7	17.5	18.0	18.9
能量营养素来源 /%							
碳水化合物	51.3	51.3	50.5	49.9	51.4	53.4	53.8
蛋白质	13.5	13.4	13.2	13.2	12.9	13.2	13.1
脂肪	36.1	36.2	36.7	37.2	35.8	33.1	32.7
饱和脂肪酸	8.0	7.8	8.0	8.4	7.9	7.5	7.4

注：数据来源：2010–2012 年中国居民营养与健康状况监测

表 9-4 农村健康人群不同能量水平膳食结构

	能量摄入水平 /kcal						
	1 600 (1 500~ 1 700)	1 800 (1 700~ 1 900)	2 000 (1 900~ 2 100)	2 200 (2 100~ 2 300)	2 400 (2 300~ 2 500)	2 600 (2 500~ 2 700)	2 800 (2 700~ 2 900)
能量食物来源 /%							
谷类	60.2	60.6	60.6	60.5	60.5	60.7	60.9
大豆类	1.5	1.2	1.5	1.4	1.4	1.6	1.9
薯类杂豆类	2.6	2.2	2.2	2.3	2.5	2.0	1.9
动物性食物	12.4	12.7	12.9	12.9	13.3	14.0	14.9
纯能量食物	15.7	15.6	15.1	15.1	14.2	13.6	12.6
其他	7.6	7.7	7.7	7.8	8.1	8.0	7.8
蛋白质食物来源 /%							
谷类	54.5	55.5	54.5	54.8	54.0	53.5	51.8
大豆类	4.6	3.8	4.6	4.3	4.3	5.1	5.8
动物性食物	25.4	25.6	25.8	25.4	26.1	26.9	28.3
其他	15.5	15.2	15.1	15.5	15.6	14.6	14.2

续表

	能量摄入水平 /kcal						
	1 600 (1 500~ 1 700)	1 800 (1 700~ 1 900)	2 000 (1 900~ 2 100)	2 200 (2 100~ 2 300)	2 400 (2 300~ 2 500)	2 600 (2 500~ 2 700)	2 800 (2 700~ 2 900)
能量营养素来源 /%							
碳水化合物	61.4	61.2	61.1	61.2	61.3	60.9	61.6
蛋白质	11.7	11.6	11.6	11.4	11.4	11.5	11.6
脂肪	27.7	28.1	28.0	28.0	27.6	27.8	26.7
饱和脂肪酸	6.8	6.8	6.8	6.9	6.8	7.0	6.9

注：数据来源：2010—2012 年中国居民营养与健康状况监测

三、几个典型地区的食物特点

以上海、江苏、浙江为代表的江南地区膳食，主食以米类为主，大米占粮谷类的 80% 左右，新鲜蔬菜摄入量较为充足，动物性食物以猪肉和鱼虾类为主，猪肉摄入量低于全国城市平均水平，鱼虾类相对较高（表 9-5）。

表 9-5　江南地区居民不同能量水平各类食物摄入量 /（g·d⁻¹）

	能量摄入水平 /kcal					
	1 600 (1 500~ 1 700)	1 800 (1 700~ 1 900)	2 000 (1 900~ 2 100)	2 200 (2 100~ 2 300)	2 400 (2 300~ 2 500)	2 600 (2 500~ 2 700)
N	188	206	189	161	105	103
米类	157.6	184.2	193.5	236.5	263.1	310.1
面类	43.9	53.8	56.4	55.1	54.4	58.2
杂粮	12.1	11.3	14.7	13.1	14.4	19.4
薯类	12.2	15.3	12.0	15.1	6.9	11.5
大豆及制品	14.2	14.3	17.1	19.6	20.0	21.0
蔬菜	230.6	244.5	265.2	281.4	264.6	331.4
水果	41.6	53.3	42.7	37.7	45.6	45.1
坚果	3.8	4.9	6.1	4.6	8.3	4.6
猪肉	49.9	59.7	72.3	80.6	76.1	82.6
牛羊肉	9.2	8.0	5.7	5.8	10.8	7.8

续表

	能量摄入水平 /kcal					
	1 600 (1 500~ 1 700)	1 800 (1 700~ 1 900)	2 000 (1 900~ 2 100)	2 200 (2 100~ 2 300)	2 400 (2 300~ 2 500)	2 600 (2 500~ 2 700)
禽肉	18.6	22.7	19.4	26.6	29.5	34.1
奶类	31.8	30.8	30.6	19.2	27.3	23.9
蛋类	24.5	23.6	25.6	23.3	21.6	26.2
鱼虾类	34.5	43.0	41.3	41.3	46.5	54.7
食用油	32.1	33.1	41.4	42.6	48.9	39.8

注：数据来源：2010—2012 年中国居民营养与健康状况监测

　　西北地区包括陕西、甘肃、青海、宁夏、新疆 5 省，主食是以面食为主，动物性肉类中牛羊肉的摄入量高于其他地区，鱼虾类的摄入量很低，新鲜蔬菜的摄入量低于全国平均水平，薯类摄入量较高（表 9-6）。

表 9-6　西北地区居民不同能量水平各类食物摄入量 / (g · d^{-1})

	能量摄入水平 /kcal					
	1 600 (1 500~ 1 700)	1 800 (1 700~ 1 900)	2 000 (1 900~ 2 100)	2 200 (2 100~ 2 300)	2 400 (2 300~ 2 500)	2 600 (2 500~ 2 700)
N	271	292	265	184	160	100
米类	54.6	53.8	52.6	63.6	68.9	61.4
面类	223.0	251.4	286.4	320.9	327.5	386.7
杂粮	15.1	18.8	21.4	13.5	26.4	18.2
薯类	82.8	86.0	83.9	97.0	112.3	100.9
大豆及制品	4.4	4.1	3.7	4.6	6.6	3.4
蔬菜	153.2	175.0	194.2	200.8	219.3	235.1
水果	28.2	27.8	42.4	44.7	63.0	68.0
坚果	0.5	1.4	0.9	0.9	1.9	3.7
猪肉	13.2	18.7	19.7	29.3	37.9	36.0
牛羊肉	13.8	15.5	21.4	20.4	14.5	24.9
禽肉	2.3	2.8	3.2	3.3	4.5	8.0
奶类	11.2	18.3	21.8	20.6	17.4	31.6

续表

	能量摄入水平 /kcal					
	1 600 (1 500~ 1 700)	1 800 (1 700~ 1 900)	2 000 (1 900~ 2 100)	2 200 (2 100~ 2 300)	2 400 (2 300~ 2 500)	2 600 (2 500~ 2 700)
蛋类	17.2	15.1	14.5	16.9	16.7	15.0
鱼虾类	2.3	1.4	0.8	1.5	3.1	5.0
食用油	34.1	35.7	43.0	45.0	49.5	49.6

注：数据来源：2010—2012 年中国居民营养与健康状况监测

东北地区包括辽宁、吉林、黑龙江，居民的饮食中主食为米面混合型，米类略多于面类，有一定量的杂粮薯类的摄入，大豆及制品的摄入量低于江南地区，但高于其他地区，蔬菜水果摄入量较高，动物性食物以猪肉为主，每日平均摄入量在 40~60g（表 9-7）。

表 9-7　东北地区居民不同能量水平各类食物摄入量 /（g·d⁻¹）

	能量摄入水平 /kcal					
	1 600 (1 500~ 1 700)	1 800 (1 700~ 1 900)	2 000 (1 900~ 2 100)	2 200 (2 100~ 2 300)	2 400 (2 300~ 2 500)	2 600 (2 500~ 2 700)
N	125	121	119	99	87	46
米类	119.1	157.0	186.5	208.4	276.1	275.7
面类	109.5	105.7	110.5	129.5	119.0	119.8
杂粮	15.2	14.7	22.8	25.3	28.1	28.1
薯类	40.0	50.2	43.0	65.6	67.5	65.2
大豆及制品	11.4	10.7	13.0	10.7	9.2	18.4
蔬菜	243.8	213.1	242.5	259.2	297.7	276.2
水果	81.0	68.1	70.5	68.5	76.4	61.2
坚果	1.7	3.7	3.3	2.8	5.8	7.4
猪肉	40.1	48.7	50.4	56.5	55.3	62.6
牛羊肉	8.7	11.1	4.8	11.9	15.1	12.7
禽肉	9.3	8.6	6.0	7.0	12.3	13.0
奶类	27.8	17.9	23.4	22.6	20.6	23.6
蛋类	34.9	31.4	33.2	37.4	32.3	35.5
鱼虾类	22.5	22.1	18.8	22.3	16.6	14.7
食用油	26.2	34.0	36.9	38.0	34.1	44.0

注：数据来源：2010—2012 年中国居民营养与健康状况监测

南部沿海地区包括福建、广东、广西、海南省，食物特点是主食以米类为主，与江南地区的饮食特点相比较，杂粮、薯类和豆类的摄入量低，蔬菜、水果、猪肉、禽肉、鱼虾类的摄入量均较高，食用油较低（表9-8）。

表9-8 南方沿海地区居民不同能量水平各类食物摄入量 / (g·d⁻¹)

	能量摄入水平 /kcal					
	1 600 （1 500~ 1 700）	1 800 （1 700~ 1 900）	2 000 （1 900~ 2 100）	2 200 （2 100~ 2 300）	2 400 （2 300~ 2 500）	2 600 （2 500~ 2 700）
N	303	297	273	209	161	76
米类	196.8	233.5	258.2	261.9	316.9	340.7
面类	34.6	33.5	40.5	48.1	44.8	53.5
杂粮	6.9	7.4	7.0	8.2	10.9	8.4
薯类	8.4	6.7	6.7	8.2	8.6	10.0
大豆及制品	6.4	6.8	9.4	10.9	8.9	16.3
蔬菜	270.8	286.9	287.5	340.1	320.4	331.2
水果	48.2	47.0	56.2	50.3	57.9	39.7
坚果	3.1	3.8	4.0	3.6	4.6	8.5
猪肉	79.5	88.8	95.5	112.6	113.9	135.6
牛羊肉	9.7	8.3	9.2	9.1	7.9	11.2
禽肉	24.1	31.8	36.9	33.0	35.2	52.4
奶类	22.6	15.9	18.7	28.4	18.5	17.6
蛋类	19.8	19.3	17.5	19.8	21.0	24.4
鱼虾类	43.2	51.4	45.8	53.4	54.4	62.4
食用油	27.3	30.1	33.6	37.9	37.0	36.6

注：数据来源：2010—2012 年中国居民营养与健康状况监测

四、中国成年居民膳食结构的变化趋势

利用"中国健康与营养调查"队列追踪数据，选择健康成人（BMI18.5~24 且无高血压），分析食物摄入量的变化。结果显示，城市人群植物性食物呈逐年减少，而动物性食物显著上升的趋势。植物性食物中，粮谷类食物二十年间下降了 108g，粗杂粮摄入量在20g 左右。新鲜蔬菜的摄入量总体也呈下降的趋势，主要是浅色蔬菜下降明显，二十年下

降 30g 以上。水果的摄入量上升明显，20 年增加了近 6 倍。动物性食物中畜禽鱼蛋奶类的摄入量均有不同程度的增加。食用油的摄入量继续增加，达到 39g（表 9-9）。

农村居民植物性摄入量明显高于城市居民，但在过去 20 年间农村居民植物性食物的摄入量也有很大程度的减少，特别是粗杂粮、薯类和浅色蔬菜有显著性下降。水果的摄入量有明显增加。农村居民的动物性食物呈现增加的趋势，特别是畜禽肉蛋类增加明显，但奶类一直处于较低水平人均不足 10g。食用油的摄入量呈现不断增加的趋势（表 9-10）。

从总体膳食结构来看，无论是城市还是农村，均呈现谷类食物提供能量的比例减少，动物性食物提供能量的比例增加的趋势。来源于动物性食物和大豆类的优质蛋白比例增加。食物结构的变化使得膳食中碳水化合物供能比减少，而脂肪供能比持续增加，城市居民达到 38.6%，农村居民也超过 30%，达到 34.1%（表 9-11、表 9-12）。

表 9-9　1989—2011 年城市健康人群食物摄入量的变化 /（g·d⁻¹）

| | 调查年 | | | | | | | | |
	1989	1991	1993	1997	2000	2004	2006	2009	2011
N	1 011	1 484	1 161	1 132	1 194	1 089	1 053	1 041	1 369
米及米制品	290.1	281.3	287.7	262.5	238.9	249.3	221.2	226.1	228.4
面及面制品	159.4	151	136.2	135.7	126.1	129.4	128.2	120.5	110.9
杂粮	19.1	15.9	11.5	14.6	12.8	16.2	15.6	15.8	20.4
薯类	28	19.1	16.3	22	22.3	29.6	28.5	26.2	22.8
大豆及制品	15.5	12.8	14.8	15.3	14.5	15.7	15.5	15.5	13
深色蔬菜	81.6	80.8	88.1	90.8	88.2	90	92	97.4	79.5
浅色蔬菜	236.2	220.2	219.7	207.3	213.2	226.3	222.3	198.4	203.5
水果	16.2	19.6	19.4	31.7	29.2	39.9	80.2	79.8	99.3
坚果	5.7	3.1	3.2	2	3.1	2.8	4	6.1	7.3
猪肉	66.6	74	84	78.4	84.9	84	79.5	78.6	70.4
牛羊肉	6.3	8.3	11.9	14.8	13.4	15.8	14.4	11.6	8.7
禽肉	11.9	9.7	12.3	16.1	19.3	17.5	16.4	18.8	22.4
奶类	5.5	11.1	11.2	13.6	19.6	29.9	28.9	28.6	36.9
蛋类	16.3	23.9	22.8	32.7	32	33.6	34.4	33.7	35.7
鱼虾类	26.1	30.5	28.7	34	30.8	37.4	35.8	44.5	35.2
食用油	35.8	24.9	26.8	35.5	34.8	35.6	37.4	34.4	39.4

注：数据来源：中国健康与营养调查

表 9-10 1989—2011 年农村健康人群食物摄入量的变化 /（g·d⁻¹）

	调查年								
	1989	1991	1993	1997	2000	2004	2006	2009	2011
N	2 611	3 639	3 335	3 181	3 261	2 967	2 757	2 679	2 571
米及米制品	336.2	349.3	322.5	338.8	303.5	311.1	276.2	267.5	277.8
面及面制品	138.3	144.1	152.3	166.6	141.4	154.8	161.5	154.6	136.3
杂粮	83.3	48.7	43.1	38	26.1	26.9	19	21.7	24.7
薯类	64.2	49.8	40.6	47.4	34.9	46.2	46.2	39.3	36
大豆及制品	13	14	11	13	13.6	12.5	12.8	14.4	13.8
深色蔬菜	89.7	97.9	96.5	101.5	91.5	101.7	104.4	103.7	89.3
浅色蔬菜	332.1	269.4	300.2	248.4	269.5	286.9	269	240.6	233
水果	14.2	5.9	10.3	12	12.3	18.5	46.6	52.8	77.3
坚果	2.8	2.7	2.1	2.8	3.8	4	3	4.5	4.5
猪肉	40.7	44.1	47.9	45.7	52.3	52.9	65	68.5	60.9
牛羊肉	3.1	3.1	5.1	4.7	5.3	7.7	6.9	5	5.6
禽肉	4.9	6.7	6.2	9.7	11.8	11.5	13.6	16.3	16.8
奶类	0.9	1	0.8	0.8	2.1	8.3	7.1	5.9	8.9
蛋类	8.1	10.1	11.2	18	23.2	21.6	26.7	29.8	27.8
鱼虾类	21.3	19.3	19.5	25.6	25.5	29.1	32.3	33.2	27.9
食用油	27.5	21.7	20.5	31.4	32.2	31.7	34.3	33.3	37.6

注：数据来源：中国健康与营养调查

表 9-11 1989—2011 年城市健康人群膳食结构变化

	调查年								
	1989	1991	1993	1997	2000	2004	2006	2009	2011
能量食物来源 /%									
谷类		59.3	60.8	59.4	55.7	54.4	54.2	51.2	48.1	43.3
豆类		3.3	3	3	3	3	3.5	3	3.5	2.7
动物性食物		12.1	14.6	16.4	16	17.4	17.4	17.3	18.3	18.4
其他		12.1	14.6	16.4	16	17.4	17.4	17.3	18.3	35.7
蛋白质食物来源 /%									
动物性食物		22.8	27.4	30.6	32.4	33.8	35.3	36.2	37.7	42.1
大豆类		9.6	8.5	8.5	8.2	8.6	9.4	8.9	9.3	7.3
其他		67.6	64.1	60.9	59.3	57.5	55.3	54.9	53.1	50.6
能量营养素来源 /%									

续表

	调查年								
	1989	1991	1993	1997	2000	2004	2006	2009	2011
碳水化合物	57	58	56.6	55.8	54.5	54.5	50.1	48.9	47.7
蛋白质	12.4	12.9	13.2	12.5	12.7	13	12.7	13	13.7
脂肪	30.2	28.5	29.5	31.2	32.3	31.9	34.2	34.2	38.6

注：数据来源：中国健康与营养调查

表 9-12　1989—2011 年农村健康人群膳食结构变化

	调查年								
	1989	1991	1993	1997	2000	2004	2006	2009	2011
能量食物来源 /%									
谷类	63.2	66.7	65.7	66.3	62.7	63.3	58.6	55.7	50.9
豆类	3.4	3	3.4	2.9	2.8	2.7	2.6	3.1	3.0
动物性食物	7.4	8.1	9.9	8.7	10.2	10.6	12.9	14.4	14.5
其他	7.4	8.1	9.9	8.7	10.2	10.6	12.9	14.4	31.5
蛋白质食物来源 /%									
动物性食物	13.1	14.6	16.7	17.9	20.6	21.9	25.8	28.2	30.2
大豆类	9.3	8.6	8.8	8.6	8.5	7.8	7.8	8.6	8.2
其他	77.6	76.8	74.5	73.5	71	70.2	66.4	63.2	61.6
能量营养素来源 /%									
碳水化合物	61.8	63.5	63.3	64.1	61.2	62.2	57	55.3	53.9
蛋白质	11.9	12	12.6	11.3	11.5	11.8	11.6	12.2	12.0
脂肪	25.7	23.6	23.3	23.9	26.7	25	29.2	30.5	34.1

注：数据来源：中国健康与营养调查

第二节　中国人群膳食模式的研究

由于受历史、文化、地域和经济发展等多重因素影响，中国人群相对于其他国家，中国人群膳食模式具有更强的多样性，目前针对中国人群膳食模式的研究较少，以下是几项采用大样本人群研究的结果。

1. 何宇纳等利用 2002 年中国居民营养与健康状况调查数据，采用因子分析和聚类分析，提出四种膳食模式（表 9-13）：

（1）黄土高坡：面类、其他谷类、薯类的摄入量较高，而动物性食物，如猪肉、牛肉、水产品和奶类的摄入量较低。

（2）江南水乡：以米为主，蔬菜和猪肉的摄入水平均较高，但是奶类及其制品的摄入水平很低。

（3）小康之家：大多数食物的摄入水平均较高，特别是牛羊肉、水果、鸡蛋、禽肉、水产品、豆制品、鲜奶。

（4）西洋情调：很多食物品种都处于最高消费水平，特别是一些糕点、果汁、饮料和坚果，与"小康之家"相比，这部分人群食物消费模式有趋向于西式的特点。

表 9-13 不同膳食模式人群的各类食物摄入量 / (g·d^{-1})

食物	江南水乡	黄土高坡	小康人家	西洋情调
米及米制品	399.6 ± 157.7	91.0 ± 115.5[*]	156.4 ± 118.3[*]	233.1 ± 144.7[*]
面及面制品	26.4 ± 51.1	264.9 ± 183.3[*]	170.5 ± 165.1[*]	99.1 ± 122.2[*]
其他谷类	4.6 ± 28.2	59.8 ± 85.8[*]	27.3 ± 54.3[*]	16.9 ± 34.9[*]
薯类	18.3 ± 41.4	70.8 ± 104.9[*]	42.0 ± 68.2[*]	30.5 ± 48.9[*]
猪肉	47.8 ± 55.8	16.1 ± 33.8[*]	52.4 ± 60.5[*]	64.7 ± 65.7[*]
其他畜肉	2.1 ± 8.7	2.9 ± 19.5[*]	14.2 ± 35.3[*]	12.5 ± 35.9[*]
禽肉	8.0 ± 24.6	1.4 ± 8.8[*]	12.9 ± 35.1[*]	16.1 ± 27.3[*]
鱼虾类	23.7 ± 45.7	3.3 ± 14.5[*]	27.7 ± 48.9[*]	35.5 ± 47.6[*]
蛋类	19.6 ± 24.4	29.2 ± 34.1[*]	47.0 ± 38.5[*]	39.3 ± 33.2[*]
奶类及制品	6.6 ± 44.9	15.1 ± 74.4[*]	104.8 ± 168.6[*]	98.1 ± 159.0[*]
大豆制品	9.9 ± 14.0	7.2 ± 10.3[*]	14.7 ± 16.8[*]	14.4 ± 13.5[*]
杂豆	5.1 ± 30.8	6.4 ± 35.1[*]	10.0 ± 44.5[*]	11.9 ± 39.4[*]
蔬菜	309.0 ± 175.6	184.9 ± 155.9[*]	248.7 ± 160.5[*]	273.1 ± 161.4[*]
干菜	3.3 ± 21.7	3.3 ± 22.6[*]	5.0 ± 33.4[*]	4.5 ± 26.0[*]
糕点	3.4 ± 16.3	2.2 ± 10.2[*]	12.6 ± 28.7[*]	18.7 ± 30.4[*]
水果	43.1 ± 63.8	50.6 ± 73.1[*]	113.0 ± 101.1[*]	114.6 ± 98.6[*]
坚果	3.0 ± 14.4	2.5 ± 12.2	8.5 ± 22.4[*]	12.5 ± 25.6[*]
低度酒	11.9 ± 63.3	5.2 ± 71.8[*]	5.8 ± 30.6*	8.5 ± 38.9[*]
高度酒	14.5 ± 182.0	5.4 ± 29.6[*]	10.7 ± 83.9	8.3 ± 35.0
啤酒	28.2 ± 317.0	7.1 ± 60.0[*]	25.4 ± 177.2	67.0 ± 596.1[*]
葡萄酒	0.7 ± 29.2	0.2 ± 7.2	0.8 ± 13.3	6.2 ± 207.6
果汁饮料	2.5 ± 19.2	1.4 ± 16.0[*]	4.4 ± 29.1[*]	32.9 ± 66.7[*]
其他饮料	9.2 ± 65.6	3.6 ± 53.7[*]	23.3 ± 143.2[*]	38.7 ± 117.5[*]
植物油	30.0 ± 31.0	34.0 ± 34.4[*]	39.9 ± 31.6[*]	38.2 ± 30.4[*]
动物油	13.4 ± 24.2	6.9 ± 19.9[*]	3.7 ± 13.2[*]	4.1 ± 13.5[*]

注：数据来源：2002 中国居民营养与健康状况调查
数据为均数（标准差 g/d）
[*] 与江南水乡相比有显著性差异（ANOVA），$P<0.05$

与疾病的相关研究结果显示："江南水乡"膳食模式人群具有较低发生肥胖、糖尿病、代谢综合征、脑卒中等疾病的风险[57-62]。

2. 美国学者 Carolina Batis 等人[63]，利用"中国健康与营养调查"队列研究数据，采用因子分析的方法，建立了 2 种膳食模式：

（1）传统南方膳食模式：主要特点为高摄入米、绿叶蔬菜、低脂肪红肉、猪肉、内脏、禽肉、鱼虾类以及低摄入面粉和杂粮。

（2）现代高面类膳食模式：主要特点为高摄入面食／面包，糕点／饼干／面条／油炸食品，坚果、薯类、水果、蛋类、豆浆、奶类和方便面／速冻饺子。

3. 张继国的研究[64]，利用追踪研究"中国健康与营养调查"采用因子分析的方法，得到男性居民 4 种膳食模式，女性居民 3 种膳食模式。

结论：男性中以大米、猪肉和蔬菜为主要食物的膳食模式与超重肥胖和中心型肥胖呈负相关，女性未发现相关性。

4. 上海妇女队列研究（2000—2006 年）[65]，采用聚类分析的方法，建立 3 种膳食模式：

模式 1：高主食摄入，高碳水化合物、低维生素和矿物质。

模式 2：高奶类摄入。

模式 3：高禽肉、猪肉、红肉、鱼虾、蛋、水果和蔬菜摄入，高能量。

结论：与模式 1 相比，模式 2 发生糖尿病的风险低。

与模式 2 相比，模式 3 发生糖尿病的风险高。

5. 江苏左辉等[66]，利用 2006 年江苏中国健康与营养研究数据，采用因子分析，得到 4 种膳食模式：

西方模式（Western）：动物性食物、奶类、糕点为特点。

面食型（Highwheat）：面食、全谷类和牛羊肉为特点。

传统型（Traditional）：蛋类、豆腐、内脏、腌菜为特点。

享乐型（Hedonic）：啤酒、红酒、白酒和新鲜蔬菜为特点。

结论：西方模式增加胰岛素抵抗的风险，享乐型模式与胰岛素抵抗呈负相关。

综合以上关于中国人群膳食模式的研究结果，可以认为采用中国传统的膳食模式以米为主，适量的肉类，充足的蔬菜对慢性病的发生起到预防作用，而采用西方膳食模式及动物性食物摄入量较高的人群发生慢性病的风险增加。

第三节　中国居民主要食物供给及消费情况

谷物、薯类、大豆、蔬菜、水果、禽肉、畜肉、蛋类、奶类、水产品，以及植物油、食糖等调味品构成了我国居民的主要食物谱系。下面将以 2011 年的横截面数据，对我国上述食物（其中谷物分为主要谷物与其他谷物两类，主要谷物包括小麦与稻谷，其他谷物则指杂粮等）的产量、消费量等进行梳理。

一、主要食物的产量与国内供给量

2011 年，我国谷物的总供给量为 4.53 亿吨，产量是 4.51 亿吨，进出口差额为 300 多万吨，进口大于出口。其中小麦与稻谷的供给量分别为 1.24 亿吨与 1.34 亿吨，产量则为 1.17 亿吨与 1.34 亿吨，稻谷进出口基本持平，小麦进口大于出口近 2 倍，这两种谷物的总供给量占到谷物总供给量的 57.5%。包括玉米、高粱、谷子等的杂粮谷物产量占谷物生产总量的 44.35%。马铃薯、甘薯和木薯三种薯类产量共计 1.68 亿吨（未折粮），其中马铃薯的产量是 8.83 千万吨，薯类的进出口差额主要体现在木薯的进口量大于出口，甘薯出口大大超过进口量，马铃薯出口量比进口略大。大豆产量是 1.45 千万吨，国内供给量为产量的 4.6 倍，计 6.67 千万吨，进口量大于出口，是出口量的 200 多倍。

水果产量 1.32 亿吨，国内供应量 1.3 亿吨，出口大于进口。我国 2011 年出口量大于进口的还有蔬菜、蛋类与禽肉等几类食物。其中蔬菜产量 5.6 亿吨，出口量是产量的 2%，进口量不足国内供应量的 0.1%；蛋类产量 2.8 千万吨，进口量仅 406 吨，出口量达 10 万多吨；禽肉产量 1.67 万吨，进出口量相差不大，国内供应量为 1.66 千万吨。

水产（包括鱼肉、海产与其他水产品）、畜肉（仅指牛羊肉与猪肉）和牛奶及制品（不包括黄油）的国内供给量均大于产量，其年产量分别为水产 6.62 千万吨、畜肉 5.88 千万吨与牛奶及制品 4.14 千万吨，其中牛奶及制品进出口差额最大，达 389 万吨。

表 9-14　2011 年我国 13 类食物产量、供应量数据（单位：千吨）

	产量	进口量	出口量	库存	国内供应量※	食物供应量*
主要谷物	251 478	1 911	1 231	5 991	258 147	196 154
小麦	117 410	1 338	693	5 991	124 045	86 750
稻谷	134 068	573	538	0	134 102	109 404
其他谷物	200 421	3 673	1 345	-8 396	194 354	12 546
薯类	168 152	19 577	685	0	187 043	93 334
马铃薯	88 290	371	474	0	88 187	57 359
甘薯	75 362	1	178	0	75 185	33 417
木薯	4 500	19 205	33		23 671	2 558
大豆	14 485	52 455	255	0	66 685	5 076
水果	131 827	3 405	5 718		129 513	110 501
蔬菜	571 732	663	13 586		558 809	473 301
陆生	559 909	474	13 527		546 856	461 348
藻类	11 824	189	59	0	11 953	11 953
蛋类	28 114	0	108		25 436	25 436
禽肉	16 720	421	552		16 589	16 589
水产	54 393	9 685	8 312	0	55 933	45 499
鱼肉、海鲜	53 448	9 675	8 291	167	55 000	44 567
其他水产动物	945	9	21	0	933	933
畜肉	58 819	744	345	0	59 219	59 205

续表

	产量	进口量	出口量	库存	国内供应量※	食物供应量*
羊肉	3 937	83	8		4 012	4 012
牛肉	6 475	28	60		6 443	6 443
猪肉	48 407	633	276		48 764	48 750
牛奶及制品	41 435	4 132	237		45 330	42 523
植物油	20 080	9 239	203	0	29 115	10 685
大豆油	9 638	1 143	51	0	10 730	2 730
菜籽 + 芥子油	4 838	792	3	0	5 627	2 255
花生油	2 015	85	36	0	2 064	902
棉籽油	1 500	0	3	0	1 497	697
其他	2 089	7 219	110	0	9 197	4 101
食糖	14 298	3 091	1 386	-978	15 024	9 336
食用盐						

注：数据来源于世界粮农组织：http: //faostat3.fao.org/download/FB/CC/E，经整理测算而得。
※ 国内供应量 = 产量 + 进口 − 出口 + 库存；*食物供应不包括饲料、种子、浪费等消耗

作为人们日常饮食必不可少调味品的植物油和食糖，年产量分别为 2 千万吨与 1.43 千万吨。我国的植物油主要是以大豆、菜籽芥子、花生、棉籽以及葵花子、核桃等为原料榨取制作，其中大豆油的年产量为 960 多万吨，接近植物油总产量的半壁江山，菜籽 + 芥子油次之，产量 480 多万吨，为大豆油的 1/2，花生油与棉籽油的产量也较大，分别为 200 万吨与 150 万吨。若从进出口来看，棕榈油的进口量最大，其次是大豆油与菜籽芥子油，大豆油的进口量占到当年国内供给总量的 11%。2011 年我国食糖的总供应量为 1.5 千万吨，进口量是出口量的 2.23 倍，总产量约为植物油的 3/10，但作为食物的供应量则几与后者持平（表 9-14）。

二、主要食物的人均占有与消费量

谷物作为主食的主要来源，是人们日常活动所需热量的主要提供者，根据联合国粮食与农业组织统计的 10 种主要植物类食品的消费量（2005—2007 年）相关数据推算，小麦与稻谷提供的热量居 10 种主要植物食品之前列（FAO，2010）。小麦与稻谷也是我国居民的主要口粮，2011 年，我国居民人均年主要谷物的占有量与消费量分别为 188.6kg 与 143.3kg，日消费量为 390kg，在绝对数量上仅次于蔬菜，排在第二位。其他谷物虽然人均占有量相对较高，达到 142kg，但作为食物消费的极少，人均只有 9.2kg，日消费量为 25g，由此推知，在我国杂粮主要用作饲料、其他工业原料等消费。

薯类的人均占有量与消费量也相对偏高，分别是 136.7kg 与 68.2kg，从数量上看，分别排在所列举 13 类食物的第三位与第四位，从人均占有量与消费量之比来看，有半数的薯类作为食物消费，其中马铃薯的人均日消费量为 115g，占到薯类消费量的 2/3 左右。蔬菜和水果，其人均占有量与消费量的绝对值均较高，蔬菜排在 13 类食物之首位，人均年

消费量为345.87kg，是主要谷物的2.4倍多；水果的人均日消费量为221g，蔬菜与水果两者的消费量与占有量之比均较大。

畜肉的人均消费量为43.3kg，其中主要是猪肉，占畜肉消费总量的82%以上，人均消费量为35.6kg，人均日消费量98g，羊肉与牛肉的人均日消费量分别为8g与13g。作为肉类的还有禽肉，其人均年消费量为12.1kg，日均消费量33g，是猪肉的1/3左右，但分别是牛肉和羊肉的2.6与4.2倍。包括鱼肉海鲜、贝类以及其他水生动物等在内的水产动物类食品，人均年消费量为33.35kg，日均消费量91g，几乎与猪肉持平。蛋类年消费量为18.6kg，牛奶及制品为31.1kg，日均消费量分别为85g与51g。

大量依赖进口的大豆，2011年的人均占有量为48.7kg，人均年消费量仅为3.7kg；但以大豆为原料的大豆油的人均占有量与消费量分别为7.8kg与2kg，按12%~18%的出油率的上限来推算，人均年消费大豆油所用大豆至少11.1kg，是作为食物消费所用量的3倍，日均大豆油消费量为5g，占植物油消费总量的1/4。食糖也是人们日常生活中离不开的调味品，炒菜、熬粥、制作点心和小吃，样样都要用到它。食糖的种类很多，这里只统计包括甘蔗、甜菜为原料所制糖，以及蜂蜜等甜味品。2011年我国居民人均年消费食糖6.8kg，折合每日19g的消费量，无论是人均占有量还是消费量均显著低于同期的世界平均水平，没有超过人均日食40g的健康戒线（表9-15）。

表9-15　2011年我国居民主要食物的人均占有量与消费量

类目	人均占有量/kg	人均消费量/kg	日消费量/g	类目	人均占有量/kg	人均消费量/kg	日消费量/g
主要谷物	188.6	143.3	393	水产	40.9	33.25	91
小麦	90.6	63.4	174	鱼肉、海鲜	40.2	32.57	89
稻谷	98	80	219	其他	0.7	0.68	2
其他谷物	142	9.2	25	畜肉	43.3	43.3	119
薯类	136.7	68.2	187	羊肉	2.9	2.9	8
马铃薯	64.4	41.9	115	牛肉	4.7	4.7	13
甘薯	54.9	24.4	67	猪肉	35.6	35.6	98
木薯	17.3	1.9	5	禽肉	12.1	12.1	33
大豆	48.7	3.7	10	牛奶及制品	33.1	31.1	85
水果	94.6	80.7	221	蛋类	18.6	18.6	51
蔬菜	408.4	345.87	948	植物油	21.3	7.8	21
陆生	399.6	337.13	924	大豆油	7.8	2	5
藻类	8.7	8.73	24	食糖	11	6.8	19

注：原始数据来源于世界粮农组织：http://faostat3.fao.org/download/FB/CC/E，经整理测算而得

第十章
膳食构成和食物量的研究

第一节　膳食脂肪供能比和碳水化合物供能比切点的研究

一、样本情况

基于 2010—2012 年中国居民营养与健康状况监测数据，选择 18 岁及以上完成膳食调查人群中有完整体格测量数据、空腹血糖测量数据的个体作为研究对象，并排除因为肥胖、糖尿病、高血压等慢性疾病采取控制饮食措施的人。

基于 2002 年中国居民营养与健康状况调查结果，选择 18 岁及以上完成膳食调查人群中有完整体格测量数据、空腹血糖测量数据的个体作为研究对象。

基于 1989—2011 年九省营养与健康追踪调查（CHNS1989-2011 年队列研究）样本，选择加入队列时没有超重肥胖或高血压，包括两次及以上的重复性观测数据。

二、研究方法

三个研究的膳食调查数据均采用连续 3 天 24 小时膳食回顾法结合家庭烹调油调味品称重法收集。使用中国食物成分表（2009）计算个体能量、碳水化合物及脂肪摄入量。脂肪供能比（%）=（脂肪摄入量 ×9）/ 能量摄入量 ×100，碳水化合物供能比（%）=（碳水化合物摄入量 ×4）/ 能量摄入量 ×100。

三、主要结果

（一）人群脂肪供能比的分布情况

从表 10-1 看出，从人群脂肪供能比大于 30% 的比例来看，45 岁以上的比例大于 45 岁以下的人群，女性多于男性；大城市人群中有 75% 的人脂肪供能比大于 30%，脂肪供能比超过 35% 的达到了 56.1%。普通农村地区也有 24.2% 的人脂肪供能比超过 35%。

表 10-1　我国不同人群脂肪供能比的分布

		脂肪供能比				
	N	<25%	25%~	30%~	35%~	40%
年龄						
18~	12 066	29.6	17.1	16.9	15.5	20.8
45~	18 966	28.2	17.2	17.6	15.6	21.5
65~	7 875	28.0	17.5	17.7	15.1	21.8
性别						
男	16 930	30.2	17.7	17.4	15.3	19.4
女	21 977	27.4	16.8	17.4	15.6	22.8
地区						
大城市	8 739	11.3	13.7	18.9	21.0	35.1
中小城市	10 629	18.3	15.3	18.1	18.1	30.2
普通农村	12 775	37.1	20.7	17.7	12.7	11.5
贫困农村	6 764	51.0	18.0	13.4	9.4	8.2

数据来源：2010—2012 年中国居民营养与健康状况监测

（二）不同脂肪供能比与慢性病发生的关系

表 10-2、表 10-3 显示，随着脂肪供能比水平的增加，超重率和糖尿病患病率呈上升的趋势，脂肪供能比超过 40% 的人群，发生糖尿病的风险是脂肪供能比低于 25% 的人群的 1.25 倍。

表 10-2　不同脂肪供能比慢性病患病率

	脂肪供能比				
	<25%	25%~	30%~	35%~	40%
糖尿病	5.57 (4.76~6.37)	6.69 (5.90~7.47)	7.01 (6.06~7.96)	7.19 (6.28~8.12)	8.27 (7.49~9.06)
高血压	23.5 (21.5~25.5)	23.2 (21.3~25.1)	22.3 (20.5~24.1)	22.8 (20.9~24.6)	24.4 (22.3~26.5)
超重	28.3 (26.6~29.9)	30.2 (28.3~32.1)	30.0 (28.3~31.7)	30.6 (28.5~32.7)	31.5 (29.4~33.6)
肥胖	10.4 (8.8~11.9)	11.3 (9.9~12.6)	12.1 (16.6~13.5)	11.6 (10.3~12.9)	12.1 (10.5~13.6)

注：按 2009 年全国年龄、性别、地区人口结构调整

数据来源：2010—2012 年中国居民营养与健康状况监测

表 10-3　不同脂肪供能比水平发生慢性病的相对危险度

| | 脂肪供能比 | | | | |
	<25%	25%~	30%~	35%~	40%
糖尿病	1	1.18 （1.06~1.30）	1.12 （1.01~1.25）	1.23 （1.10~1.36）	1.25 （1.13~1.39）
高血压	1	1.01 （0.96~1.07）	1.01 （0.96~1.07）	1.00 （0.95~1.06）	1.01 （0.95~1.07）
超重 肥胖	1	1.05 （1.00~1.10）	1.06 （1.02~1.12）	1.03 （0.98~1.08）	1.05 （1.00~1.11）

注：调整了年龄、性别、地区

数据来源：2010—2012 年中国居民营养与健康状况监测

（三）脂肪供能比预测慢性病的切点

利用 2010—2012 年中国居民营养与健康状况监测数据采用 ROC 曲线分析预测糖尿病和超重肥胖的最佳切点，结果显示，采用到 ROC 曲线的距离最短为指标，预测糖尿病的切点脂肪供能比为 32%，超重肥胖的切点为 30%（表 10-4、表 10-5）。

利用 2002 年中国居民营养与健康状况调查数据分析结果显示，预测糖尿病的脂肪供能比的切点为 31%，超重肥胖的切点为 32%（表 10-6、表 10-7）。

利用中国居民健康与营养队列研究数据研究结果显示，预测肥胖的脂肪供能比为 28%（表 10-8、表 10-9）。

表 10-4　膳食脂肪供能比不同切点预测糖尿病的检验

脂肪供能比 /%	Sensitive/%	Specificity/%	Distance ROC curve
25	0.29	0.78	0.553
26	0.33	0.75	0.511
27	0.36	0.72	0.488
28	0.39	0.69	0.468
29	0.43	0.65	0.447
30	0.47	0.61	0.433
31	0.5	0.57	0.435
32	0.54	0.54	0.423
33	0.57	0.51	0.425
34	0.61	0.46	0.444
35	0.64	0.43	0.455

数据来源：2010—2012 年中国居民营养与健康状况监测

表 10-5　膳食脂肪供能比不同切点预测超重肥胖的检验

脂肪供能比 /%	Sensitive/%	Specificity/%	Distance ROC curve
25	0.31	0.74	0.544
26	0.34	0.71	0.520
27	0.37	0.68	0.499
28	0.41	0.64	0.478
29	0.44	0.6	0.474
30	0.48	0.57	0.455
31	0.51	0.53	0.461
32	0.55	0.49	0.463
33	0.58	0.46	0.468
34	0.62	0.42	0.481
35	0.65	0.39	0.495

数据来源：2010—2012 年中国居民营养与健康状况监测

表 10-6　膳食脂肪供能比不同切点预测糖尿病的检验

脂肪供能比 /%	Sensitive/%	Specificity/%	Distance ROC curve
25	0.384	0.755	0.439
26	0.418	0.732	0.411
27	0.456	0.704	0.384
28	0.492	0.673	0.365
29	0.529	0.635	0.355
30	0.565	0.605	0.345
31	0.602	0.571	0.342
32	0.634	0.543	0.343
33	0.668	0.500	0.360
34	0.700	0.472	0.369
35	0.731	0.442	0.384

数据来源：2002 年中国居民营养与健康状况调查

表 10-7　膳食脂肪供能比不同切点预测超重肥胖的检验

脂肪供能比 /%	Sensitive/%	Specificity/%	Distance ROC curve
25	0.407	0.673	0.459
26	0.444	0.642	0.437

续表

脂肪供能比 /%	Sensitive/%	Specificity/%	Distance ROC curve
27	0.482	0.609	0.421
28	0.519	0.574	0.413
29	0.556	0.536	0.412
30	0.592	0.500	0.416
31	0.628	0.463	0.427
32	0.661	0.469	0.397
33	0.694	0.396	0.458
34	0.724	0.361	0.484
35	0.754	0.330	0.509

数据来源：2002 年中国居民营养与健康状况调查

表 10-8　男性膳食脂肪供能比不同切点预测肥胖的检验

脂肪供能比 /%	Sensitive/%	Specificity/%	Distance ROC curve
25.0	0.0	100.0	1.000
25.5	0.0	100.0	1.000
26.0	22.5	96.7	0.602
26.5	33.3	92.6	0.450
27.0	44.4	85.6	0.330
27.5	52.4	76.4	0.282
28.0	56.5	72.5	0.265
28.5	64.2	61.7	0.275
29.0	72.7	48.4	0.341
29.5	78.0	41.4	0.392
30.0	84.3	29.0	0.529

数据来源：1989—2011 年九省营养与健康追踪调查

表 10-9　女性膳食脂肪供能比不同切点预测肥胖的检验

脂肪供能比 /%	Sensitive/%	Specificity/%	Distance ROC curve
25.0	0.0	100.0	1.000
25.5	0.01	100.0	1.000
26.0	15.5	98.0	0.714
26.5	30.1	92.0	0.495

续表

脂肪供能比 /%	Sensitive/%	Specificity/%	Distance ROC curve
27.0	42.1	84.3	0.360
27.5	50.5	77.1	0.297
28.0	60.0	66.9	0.270
28.5	68.8	56.6	0.286
29.0	75.3	46.3	0.349
29.5	82.2	34.6	0.459
30.0	84.3	29.0	0.529

数据来源：1989—2011 年九省营养与健康追踪调查

（四）碳水化合物供能比切点

碳水化合物供能比预测肥胖的切点研究结果，2010—2012 年监测结果中 57% 为适宜切点（表 10-10），队列研究结果显示 51%~53% 为适宜切点（表 10-11、表 10-12）。

表 10-10　膳食碳水化合物供能比不同切点预测肥胖的检验

CHO 供能比 /%	Sensitive/%	Specificity/%	Distance ROC curve
50	72.2	30.9	0.555
51	69.0	33.9	0.533
52	66.0	37.3	0.509
53	62.8	40.6	0.491
54	59.6	43.8	0.479
55	56.1	47.5	0.468
56	53.0	50.9	0.462
57	49.8	54.3	0.461
58	46.6	57.8	0.463
59	43.5	61.1	0.471
60	40.1	64.5	0.485

注：数据来源：2010—2012 年中国居民营养与健康状况监测

表 10-11　男性膳食碳水化合物供能比不同切点预测肥胖的检验

CHO 供能比 /%	Sensitive/%	Specificity/%	Distance ROC curve
50	0.0	100.0	1.000
50.5	0.3	100.0	0.994
51	20.4	96.4	0.635
51.5	35.9	98.4	0.411

CHO 供能比 /%	Sensitive/%	Specificity/%	Distance ROC curve
52	47.7	80.8	0.310
52.5	55.3	73.2	0.272
53	64.2	63.3	0.263
53.5	71.0	54.4	0.292
54	77.9	44.0	0.362
54.5	84.1	32.6	0.480
55	88.3	23.4	0.600

数据来源：1989—2011 年九省营养与健康追踪调查

表 10-12　女性膳食碳水化合物供能比不同切点预测肥胖的检验

CHO 供能比 /%	Sensitive/%	Specificity/%	Distance ROC curve
50	0.0	100.0	1.000
50.5	48.5	89.5	0.276
51	70.1	69.7	0.181
51.5	83.4	46.6	0.313
52	90.5	30.1	0.498
52.5	94.1	19.4	0.653
53	96.8	10.9	0.795
53.5	98.2	6.5	0.875
54	99.0	3.3	0.935
54.5	99.4	2.0	0.960
55	99.8	0.5	0.990

数据来源：1989—2011 年九省营养与健康追踪调查

综上，利用中国具有人群代表性的横断面调查及大样本队列追踪调查的研究结果显示，为了预防和控制慢性病的发生，将脂肪供能比控制在 28%~32%，碳水化合物供能比控制在 51%~57% 较为适宜。

第二节　理想膳食模式各类食物推荐量的计算

一、食物类别

将食物分成 11 大类，包括粮谷类、薯类、大豆类、蔬菜类、水果类、肉类、乳类、蛋类、水产品类、烹调油和食盐（表 10-13）。

表 10-13　食物分类列表

序号	食物组
1	粮谷类（米类、面类，其他谷类，杂豆）
2	薯类
3	大豆类
4	蔬菜类（根菜类，鲜豆类，茄果瓜菜类、葱蒜类、嫩茎叶花菜类、水生蔬菜类、薯芋类、野生蔬菜类）
5	水果（仁果类、核果类、浆果类、柑橘类、热带亚热带水果、瓜果类）
6	肉类（猪肉、牛肉、羊肉、其他畜肉、鸡、鸭、其他禽肉）
7	乳类（鲜奶）
8	蛋类（鸡蛋、鸭蛋、其他蛋类）
9	水产品（鱼、虾、蟹、贝、其他）
10	烹调油
11	食盐

二、食物构成权重

利用具有中国人群代表性的 2010—2012 年中国居民营养与健康状况监测收集的中国人群膳食调查数据，按照食物大类计算人群单一食物消费量，选择累计消费率达到 90% 的食物，并按照人群平均摄入量计算权重（表 10-14）。

表 10-14　食物组、食物亚组的食物构成及权重

食物组	食物亚组	食物亚组权重 /%	食物名称	消费人数	食物权重 /%
米面类	米类	49.7	稻米（均值）	18 290	85.4
			粳米（均值）	1 043	6.8
			米粉	1 704	5.5
			香大米	500	2.4
	面类	50.3	面条（均值）	8 159	23.6
			馒头（均值）	7 151	21.2
			小麦粉（标准粉）	5 492	18.5
			面包（均值）	3 280	6.7
			油条	2 791	6.1
			挂面（均值）	2 161	5.6
			烙饼（标准粉）	1 827	4.1
			面条（标准粉，切面）	1 163	3.6
			馒头（标准粉）	1 002	3.1
			油饼	1 020	2.6

食物组	食物亚组	食物亚组权重 /%	食物名称	消费人数	食物权重 /%
			花卷	1 553	2.5
			烧饼（加糖）	1 113	2.2
杂粮	其他谷类	81.7	小米	4 043	40
			玉米面（黄）	1 273	18.8
			玉米（鲜）	1 214	17.9
			玉米糁（黄）	689	10.1
			麦片	406	5.8
			玉米（黄，干）	275	3.8
			燕麦片	304	3.6
	杂豆类	18.3	扁豆（干）	277	23.6
			绿豆（干）	642	17.9
			赤小豆［小豆，红小豆］（干）	510	12.4
			芸豆（干，白）	134	10.1
			豌豆（干）	135	7.9
			豇豆（干）	151	6.7
			芸豆（干，红）	110	5.7
			蚕豆（带皮）	91	5.7
			蚕豆（去皮）	91	4.5
			眉豆［饭豇豆］（干）	40	3.4
			芸豆（干，杂，带皮）	20	2.2
薯类	薯类	100	马铃薯［土豆，洋芋］	7 323	78.5
			甘薯（红心）［山芋，红薯］	1 563	17.1
			甘薯（白心）［红皮山芋］	404	4.4
大豆类	大豆及制品	100	豆腐（均值）	5 695	26.1
			豆腐干（均值）	2 609	16.3
			黄豆［大豆］	1 149	13.2
			豆浆	4 414	10.3
			豆腐皮	559	7.4
			豆腐（北）	967	6
			千张［百页］	630	5.8
			腐竹	369	4.9
			青豆［青大豆］（干）	260	4
			豆腐丝	431	3.8

续表

食物组	食物亚组	食物亚组权重 /%	食物名称	消费人数	食物权重 /%
			油豆腐	388	2.3
蔬菜	根菜类	9	白萝卜［莱菔］（鲜）	4 476	58.8
			红萝卜	1 361	12.6
			胡萝卜（红）［金笋，丁香萝卜］	1 492	11.8
			青萝卜	550	6.7
			胡萝卜（黄）	875	6.7
			水萝卜［脆萝卜］	223	3.5
	鲜豆类	7.9	豆角	2 404	36.4
			黄豆芽	1 324	13.6
			四季豆［菜豆］	980	11.6
			绿豆芽	1 098	11.6
			扁豆［月亮菜］	683	8.3
			毛豆［青豆，菜用大豆］（鲜）	809	7.4
			油豆角［多花菜豆］（鲜）	147	3.2
			豇豆（长）	293	2.9
			芸豆（鲜）	197	2.7
			豆角（鲜，白）	145	2.3
	茄果瓜菜类	24.1	番茄［西红柿］	7 437	29.4
			黄瓜［胡瓜］（鲜）	3 806	14.1
			茄子（均值）	2 618	11.7
			辣椒（青，尖）	4 260	11
			南瓜［倭瓜，番瓜］（鲜）	1 955	9.5
			冬瓜	1 957	7.9
			茄子（紫皮，长）	940	4.6
			苦瓜［凉瓜，癞瓜］（鲜）	929	3.1
			丝瓜	755	3
			西葫芦	817	2.9
			甜椒［灯笼椒，柿子椒］	1 107	2.8
	葱蒜类	4.7	韭菜	2 576	39.9
			洋葱［葱头］（鲜）	1 542	20.1
			蒜薹	933	15.1
			大葱	1 214	8.2
			大蒜［蒜头］（鲜）	712	6.1

食物组	食物亚组	食物亚组权重/%	食物名称	消费人数	食物权重/%
			青蒜	391	4
			蒜苗	402	4
			韭黄［韭芽］	183	2.6
	嫩茎叶花菜类	47.8	大白菜（均值）	9 682	33.3
			小白菜	6 007	20
			油菜	3 225	9.1
			菠菜［赤根菜］（鲜）	3 264	6.5
			甘蓝［圆白菜，卷心菜］	2 623	5.5
			菜花［花椰菜］	2 447	5.2
			白菜薹［菜薹，菜心］	1 254	4.7
			生菜（牛俐）［莜麦菜］	1 616	4.4
			芹菜茎	2 326	3.8
			芹菜（白茎）［旱芹，药芹］	2 297	3.7
			莴笋［莴苣］（鲜）	1 950	3.7
	水生蔬菜类	3.3	藕［莲藕］	2 006	62.9
			茭白［茭笋，茭粑］（鲜）	887	20.4
			豆瓣菜［西洋菜，水田芥］（鲜）	284	9.4
			水芹菜	198	4.1
			慈姑［乌芋，白地果］（鲜）	132	3.3
	薯芋类	2.6	芋头［芋艿，毛芋］	948	36.7
			山药［薯蓣，大薯］（鲜）	837	31.9
			豆薯［凉薯，地瓜，沙葛］（鲜）	441	20.7
			大薯［参薯］（鲜）	181	8.5
			姜（子姜，鲜）［嫩姜］	231	2.2
	野生蔬菜类	0.7	白花菜	211	27.4
			苜蓿［草头，金花菜］	134	15.7
			苦苦菜（鲜）	85	13.7
			白薯叶［甘薯叶］（鲜）	79	11.7
			鱼腥草（根）	99	9.8
			枸杞菜［枸杞，地骨］（鲜）	115	5.9
			艾蒿	31	3.9

续表

食物组	食物亚组	食物亚组权重 /%	食物名称	消费人数	食物权重 /%
			地笋［地古牛，地瓜儿苗叶］（鲜）	20	3.9
			汤菜（鲜）	13	3.9
			香椿［香椿芽］（鲜）	43	3.9
水果	仁果类	40.7	苹果（红富士苹果）	4 780	83.8
			梨（均值）	1 040	16.2
	核果类	6.8	桃（久保桃）	555	68.9
			枣（鲜）	364	15.5
			冬枣	188	10.4
			李子	84	5.2
	浆果类	7.7	葡萄（均值）	719	46.6
			柿	393	29
			中华猕猴桃［毛叶猕猴桃］	267	15.3
			石榴（均值）	114	6.8
			草莓［洋莓，凤阳草莓］	37	2.3
	柑橘类	20.8	柑橘（均值）	2 334	61.2
			橙	609	16.7
			柚［文旦］	584	14.2
			蜜橘	395	7.9
	热带水果	12.5	香蕉［甘蕉］	2 041	74.9
			火龙果［仙蜜果、红龙果］	178	8.1
			芭蕉［甘蕉，板蕉，牙蕉］	175	6.6
			木瓜［番木瓜］	156	5.6
			番石榴［鸡矢果，番桃］	91	4.7
	瓜果类	11.4	西瓜（均值）	886	84.5
			哈密瓜	143	7.8
			甜瓜［香瓜］	118	7.8
坚果	坚果	100	花生仁（油炸）	2 328	62.3
			葵花子（炒）	689	18.9
			栗子（熟）［板栗］	257	8.7
			核桃（干）［胡桃］	264	5.1
			栗子（鲜）［板栗］	140	5.1
畜肉类	猪肉	81.8	猪肉（肥瘦）（均值）	13 232	63.8
			猪肉（瘦）	3 675	17.1

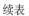

续表

食物组	食物亚组	食物亚组权重 /%	食物名称	消费人数	食物权重 /%
			猪小排	2 546	10.6
			猪大排	1 993	8.5
	牛肉	12.2	牛肉（肥瘦）（均值）	3 322	80.2
			牛肉（瘦）	404	7.3
			酱牛肉	270	6
			牛肉（腑肋）	116	3.3
			牛肉（后腿）	124	3.3
	羊肉	5.8	羊肉（肥瘦）（均值）	1 425	95.7
			羊肉（后腿）	53	4.3
	其他畜肉	0.2	驴肉（瘦）	37	50
			驴肉（酱）	17	25
			驴肉（煮）	11	25
禽肉类	鸡	69.7	鸡（均值）	3 444	63.2
			鸡（土鸡，家养）	405	8.6
			鸡腿	490	8.4
			鸡翅	523	7.2
			鸡爪	423	5.2
			鸡胸脯肉	303	4.9
			烤鸡	132	2.3
	鸭	28.8	鸭（均值）	1 631	73.7
			北京烤鸭	193	9
			盐水鸭（熟）	84	3.4
			鸭血（白鸭）	98	2.8
			酱鸭	82	2.8
			鸭胸脯肉	41	2.1
			鸭翅	66	2.1
			鸭掌	67	2.1
			鸭肫	96	2.1
	其他禽类	1.5	鹅	72	57.1
			烧鹅	54	42.9
乳制品	鲜奶	80.7	乳品（牛乳，均值）	3 663	75.3
			牛乳（蒙牛牌）	519	10.1
			牛乳（伊利牌）	389	8.6
			牛乳（光明牌）	159	3.5

续表

食物组	食物亚组	食物亚组权重 /%	食物名称	消费人数	食物权重 /%
			牛乳（三元牌）	90	2.5
	奶粉	6.2	中老年奶粉（雀巢）	39	26.6
			全脂速溶奶粉	39	17.4
			全脂加糖奶粉	23	12
			低脂奶粉（高钙高铁，伊利牌）	8	10.7
			全脂奶粉（伊利牌）	12	9.4
			低脂奶粉（高钙高铁，雀巢）	3	9.4
			全脂奶粉（雀巢）	17	5.3
			孕妇乳母奶粉（惠氏）	6	4
			全脂甜奶粉（伊利牌）	4	2.7
			奶粉（全脂羊乳粉）	5	2.7
	酸奶	11.9	乳品（酸奶，均值）	1 090	93.8
			酸奶（脱脂）	21	3.4
			酸奶（调味）	22	2.7
	奶酪	1.2	奶豆腐（鲜）	8	64.3
			奶酪［干酪］	14	28.6
			奶酪（光明牌）	5	7.1
蛋		100	鸡蛋	14 015	100
水产品	鱼类	81.6	草鱼［白鲩，草包鱼］	2 404	23.6
			鲫鱼［喜头鱼，海附鱼］	2 315	20.6
			带鱼［白带鱼，刀鱼］	1 386	12.4
			鲢鱼［白鲢，胖子，连子鱼］	1 028	10.2
			黄鱼（小黄花鱼）	659	5.7
			鲤鱼［鲤拐子］	499	5.1
			白条鱼（裸鱼）	356	4.2
			鲳鱼［平鱼，银鲳，刺鲳］	376	3.5
			罗非鱼	379	3.2
			鳊鱼［鲂鱼，武昌鱼］	313	3
			鳙鱼［胖头鱼，摆佳鱼，花鲢鱼］	315	3
			鲅鱼［马鲛鱼，燕鲅鱼，巴鱼］	229	3

续表

食物组	食物亚组	食物亚组权重 /%	食物名称	消费人数	食物权重 /%
			沙丁鱼（盐水浸）	173	2.6
	虾蟹类	18.4	虾（河虾）	666	18.9
			虾（海虾）	630	15.9
			虾米［海米，虾仁］	619	8.9
			蟹（海蟹）	244	8.9
			蟹（河蟹）	280	8.9
			蛤蜊（均值）	346	7.7
			牡蛎［海蛎子］	215	5.9
			虾（基围虾）	246	5.3
			鱿鱼（水浸）	164	4.7
			虾皮	368	3
			虾（东方对虾）［中国对虾］	74	2.4
			江虾［沼虾］	76	2.4
			螺（均值）	136	2.4
			乌贼（鲜）［鱿鱼，台湾枪乌贼］	88	2.4
			墨鱼丸	112	2.4

三、各类食物组营养素代表值

根据各类食物中有代表性食物的权重，结合中国食物成分表，计算各类食物的营养素代表值。

1. 按照权重计算各类食物亚组营养素代表值（表 10-15）

$$\text{nutrient}(i) = \sum_{j=1}^{n}\text{nutrient}(i, j)*\text{weight}(j)/100$$

i= 第 i 种营养素

j= 某一食物亚组中第 j 类食物

nutrient（i, j）= 某一食物亚组中第 j 类食物的第 i 种营养素含量

weight（j）= 某一食物亚组中第 j 类食物在该食物亚组中的权重

米类和面类均按照生重折算，乳制品按照鲜奶折算。

表 10-15　各食物亚组的营养素代表值 /100g

	米面类		杂粮		薯类	大豆类	坚果
	米类	面类	其他谷类	杂豆			
能量 /kcal	346	349	314	331	83	347	554
蛋白质 /g	7.2	10.2	8.2	22.5	1.8	35.0	19.2
脂肪 /g	0.8	3.1	3.2	0.9	0.2	15.1	43.0
胆固醇 /g	0.0	0.0	0.0	0.0	0.0	0.0	0.0
膳食纤维 /g	0.7	1.6	3.5	7.6	0.9	5.8	5.5
碳水化合物 /g	78.1	71.0	64.9	62.2	18.8	20.3	25.2
总维生素 A/μgRE	0	0	9	15	27	42	13
胡萝卜素 /μg	0	0	51	91	161	252	75
视黄醇 /μg	0	0	0	0	0	0	0
维生素 E/mg	0.48	1.52	2.65	7.49	0.33	14.70	15.50
维生素 E-α/mg	0.04	0.99	0.30	0.44	0.13	0.42	10.95
维生素 B_1/mg	0.11	0.16	0.25	0.23	0.07	0.21	0.19
维生素 B_2/mg	0.05	0.07	0.10	0.22	0.04	0.16	0.15
维生素 B_3/mg	1.8	1.3	1.9	2.2	1.0	1.2	12.9
维生素 C/mg	0	0	3	0	27	0	4
钙 /mg	13	32	33	91	11	425	48
磷 /mg	107	166	202	252	40	475	337
钾 /mg	97	177	258	668	298	604	486
钠 /mg	6.8	158.0	4.0	7.1	9.6	48.9	272.6
镁 /mg	32	45	96	103	21	140	166
铁 /mg	2.3	3.1	3.7	8.4	0.7	9.5	2.4
锌 /mg	1.58	1.28	1.58	2.25	0.33	3.82	2.52
硒 /μg	2.20	10.26	3.80	10.44	0.72	4.82	3.10
铜 /mg	0.28	0.25	0.37	0.94	0.13	1.22	0.87
锰 /mg	1.24	1.10	0.82	1.09	0.14	2.32	1.52

蔬菜	根菜类	鲜豆类	茄果瓜菜类	葱蒜类	嫩茎叶花菜类	水生蔬菜类	薯芋类	野生蔬菜类
能量 /kcal	26	41	21	44	20	57	69	37
蛋白质 /g	1.0	3.4	0.9	2.1	1.6	1.9	1.8	2.4
脂肪 /g	0.1	0.8	0.2	0.3	0.2	0.2	0.2	0.5
胆固醇 /g	0.0	0.0	0.0	0.0	0.0	0.0	0.0	0.0
膳食纤维 /g	1.0	1.9	0.9	1.5	1.0	1.3	0.9	2.4
碳水化合物 /g	5.9	6.2	4.3	8.9	3.4	12.4	15.6	7.1
总维生素 A/μgRE	130	26	56	114	118	155	11	319
胡萝卜素 /μg	781	154	333	687	709	932	65	1 916
视黄醇 /μg	0.76	1.44	0.57	0.73	0.80	0.80	0.44	0.30
维生素 E/mg	0.72	0.14	0.36	0.57	0.44	0.46	0.33	0.21
维生素 E-α/mg	0.03	0.06	0.02	0.03	0.03	0.07	0.05	0.05
维生素 B_1/mg	0.03	0.07	0.03	0.07	0.07	0.05	0.03	0.21
维生素 B_2/mg	18	14	21	16	30	34	7	45
维生素 B_3/mg	31	39	18	32	66	30	24	175
维生素 C/mg	0.3	0.8	0.5	0.5	0.6	0.4	0.5	0.8
钙 /mg	25	64	24	45	37	53	40	37
磷 /mg	166	189	146	203	129	244	233	292
钾 /mg	59.4	4.9	3.9	7.0	62.5	37.7	19.3	72.1
钠 /mg	14	32	11	22	19	16	20	39
镁 /mg	0.9	1.5	0.5	1.7	1.3	1.4	0.7	3.3
铁 /mg	0.34	0.61	0.17	0.50	0.45	0.33	0.35	0.64
锌 /mg	0.66	1.41	0.37	1.43	1.06	0.47	0.81	1.42
硒 /μg	0.04	0.18	0.07	0.07	0.07	0.10	0.24	0.15
铜 /mg	0.10	0.39	0.09	0.31	0.23	0.99	0.25	2.14

续表

水果	仁果类	核果类	浆果类	柑橘类	热带亚热带水果	瓜果类
能量 /kcal	53	68	57	49	86	27
蛋白质 /g	0.2	1.0	0.6	0.7	1.3	0.6
脂肪 /g	0.2	0.1	0.2	0.2	0.2	0.1
胆固醇 /g	0.0	0.0	0.0	0.0	0.0	0.0
膳食纤维 /g	1.5	1.6	1.3	0.5	1.6	0.3
碳水化合物 /g	13.5	16.5	13.8	11.3	20.5	6.0
总维生素 A/μgRE	3	10	13	117	16	76
胡萝卜素 /μg	22	59	79	704	94	454
视黄醇 /μg	1.99	1.24	1.37	0.69	0.21	0.12
维生素 E/mg	1.35	0.12	0.64	0.65	0.19	0.06
维生素 E-α/mg	0.06	0.03	0.04	0.06	0.02	0.02
维生素 B_1/mg	0.03	0.05	0.02	0.04	0.04	0.03
维生素 B_2/mg	4	68	32	27	12	7
维生素 B_3/mg	5	10	10	27	8	8
维生素 C/mg	0.2	0.7	0.2	0.4	0.6	0.2
钙 /mg	12	21	22	20	26	10
磷 /mg	115	200	133	152	227	99
钾 /mg	1.7	7.7	2.5	1.6	2.6	5.5
钠 /mg	5	11	12	11	38	9
镁 /mg	0.6	0.8	0.5	0.2	0.4	0.3
铁 /mg	0.23	0.50	0.21	0.14	0.19	0.10
锌 /mg	0.29	0.32	0.22	0.37	0.88	0.26
硒 /μg	0.15	0.05	0.36	0.06	0.12	0.05
铜 /mg	0.04	0.12	0.31	0.11	0.56	0.05

续表

	畜肉				禽肉		
	猪肉	牛肉	羊肉	其他畜肉	鸡肉	鸭肉	其他禽肉
能量 /kcal	329	130	199	149	176	247	262
蛋白质 /g	15.2	20.6	19.0	26.0	19.3	16.0	18.6
脂肪 /g	28.9	4.5	13.7	4.7	10.3	19.5	19.9
胆固醇 /g	94.4	80.8	91.6	73.9	109.5	85.4	101.3
膳食纤维 /g	0.0	0.0	0.0	0.0	0.0	0.0	0.0
碳水化合物 /g	2.0	1.9	0.0	0.7	1.4	1.7	2.2
总维生素 A/μgRE	21	7	21	46	52	43	288
胡萝卜素 /μg	0.30	0.67	0.26	1.55	0.64	0.35	0.16
视黄醇 /μg	0.29	0.52	0.06	0.08	0.53	0.18	0.12
维生素 E/mg	0.33	0.04	0.05	0.02	0.05	0.07	0.09
维生素 E-α/mg	0.15	0.14	0.14	0.15	0.10	0.22	0.18
维生素 B_1/mg	0	0	0	0	0	0	0
维生素 B_2/mg	4.1	5.5	4.6	2.0	6.7	3.9	4.1
维生素 B_3/mg	161	169	148	181	154	124	172
维生素 C/mg	7	21	6	6	11	10	42
钙 /mg	230	216	228	246	241	193	145
磷 /mg	58.1	128.8	79.7	140.7	76.8	150.8	138.1
钾 /mg	17	20	20	13	21	14	13
钠 /mg	1.7	3.3	2.3	5.0	1.4	3.1	4.0
镁 /mg	2.33	4.76	3.18	4.25	1.06	1.36	1.73
铁 /mg	11.31	6.43	31.04	8.84.	11.36	11.83	12.57
锌 /mg	0.09	0.17	0.73	0.23	0.07	0.19	0.67
硒 /μg	0.03	0.05	0.02	0.02	0.03	0.05	0.06

续表

	乳制品				蛋类	水产品		食用油	
	鲜奶	奶粉	酸奶	奶酪		鱼类	虾蟹类	动物油	植物油
能量 /kcal	57	455	72	315	144	114	98	897	899
蛋白质 /g	3.0	24.6	2.5	38.2	13.3	17.5	18.0	0	0
脂肪 /g	3.3	17.7	2.6	13.8	8.8	4.2	1.8	99.6	99.8
胆固醇 /g	11.5	26.5	14.7	26.3	585.0	95.7	200.3	93	0
膳食纤维 /g	0.0	0.0	0.0	0.0	0.0	0.0	0.0	0	0
碳水化合物 /g	3.9	49.4	9.4	9.5	2.8	1.6	2.5	0	0.0
总维生素 A/μgRE	23	422	24	43	234	17	59	27	0
胡萝卜素 /μg	0	3	0	0	0	0	10	0	0
视黄醇 /μg	23	69	24	64	234	17	57	27	0
维生素 E/mg	0.18	3.06	0.11	0.17	1.84	1.24	3.38	5.21	55.47
维生素 E-α/mg	0.09	0.03	0.11	0.17	1.14	0.99	1.60	5.21	12.78
维生素 B_1/mg	0.03	0.21	0.03	0.03	0.11	0.03	0.02	0	0
维生素 B_2/mg	0.13	1.00	0.15	0.74	0.27	0.09	0.10	0	0
维生素 B_3/mg	0.1	0.5	0.2	0.6	0.2	2.7	1.7	0	0
维生素 C/mg	1	18	1	0	0	0	0	0	0
钙 /mg	103	1 098	120	644	56	66	240	0	11
磷 /mg	79	802	87	543	130	200	218	0	9
钾 /mg	137	932	153	198	154	294	278	0	2
钠 /mg	39.0	289.3	40.2	338.7	131.5	77.2	805.6	0	5.1
镁 /mg	11	78	12	29	10	34	78	0	2
铁 /mg	0.3	3.6	0.4	2.7	2.0	1.1	4.6	0	2.5
锌 /mg	0.43	2.50	0.53	3.75	1.10	1.31	2.82	0	0.57
硒 /μg	1.80	4.45	1.69	8.25	14.34	20.32	50.99	0	0.00
铜 /mg	0.02	0.09	0.03	0.26	0.15	0.08	1.50	0	0.13
锰 /mg	0.02	0.07	0.02	0.10	0.04	0.08	0.36	0	0.18

2. 按照各食物组中食物亚组权重计算各类食物组营养素代表值（表 10-16）。

$$\text{nutrient}(i) = \sum_{j=1}^{n} \text{nutrient}(i, j) * \text{weight}(j) / 100$$

i= 第 i 种营养素

j= 某一食物组中第 j 亚组食物

nutrient（i，j）= 某一食物组中第 j 类食物亚组的第 i 种营养素含量

weight（j）= 某一食物组中第 j 类食物亚组在该食物组中的权重

表 10-16　各食物组的营养素代表值 /100g

	米面	杂粮	薯类	大豆	蔬菜	水果	坚果	畜肉	禽肉	乳制品	蛋类	水产品	食用油
能量 / kcal	348	317	83	347	26	55	554	297	197	60	144	111	899
蛋白质 /g	8.7	10.8	1.8	35.0	1.6	0.6	19.2	16.1	18.3	3.0	13.3	17.6	0
脂肪 /g	1.9	2.8	0.2	15.1	0.3	0.2	43.0	25.0	13.1	3.2	8.8	3.7	99.8
胆固醇 /g	0.0	0.0	0.0	0.0	0.0	0.0	0.0	92.5	102.5	11.6	585.0	114.3	4.3
膳食纤维 /g	1.1	4.2	0.9	5.8	1.1	1.2	5.5	0.0	0.0	0.0	0.0	0.0	0
碳水化合物 /g	74.5	64.4	18.8	20.3	5.0	13.3	25.2	1.9	1.5	4.8	2.8	1.8	0.0
总维生素 A/μgRE	0	10	27	42	97	38	13	19	53	25	234	25	1.2
胡萝卜素 /μg	0	59	162	252	580	229	75	0	0	0	0	0	0
视黄醇/μg	0	0	0	0	0	0	0	19	53	22	234	24	1
维生素 E/mg	1.00	3.57	0.33	14.70	0.78	1.19	15.50	0.35	0.55	0.18	1.84	1.64	53.15
维生素 E-α/mg	0.51	0.32	0.13	0.42	0.43	0.77	10.95	0.31	0.42	0.09	1.14	1.09	12.43
维生素 B₁/mg	0.13	0.25	0.07	0.21	0.03	0.04	0.19	0.28	0.05	0.03	0.11	0.03	0
维生素 B₂/mg	0.06	0.12	0.04	0.16	0.06	0.03	0.15	0.15	0.14	0.14	0.27	0.09	0
维生素 B₃/mg	1.5	1.9	1.0	1.2	0.6	0.3	12.9	4.3	5.8	0.1	0.2	2.5	0
维生素 C/mg	0	2	27	0	25	17	4	0	0	1	0	0	0
钙 /mg	22	43	11	425	46	11	48	9	11	108	56	99	10

续表

	米面	杂粮	薯类	大豆	蔬菜	水果	坚果	畜肉	禽肉	乳制品	蛋类	水产品	食用油
磷 /mg	137	211	40	475	36	17	337	161	145	82	130	204	8
钾 /mg	137	331	298	604	153	142	486	228	226	139	154	291	2
钠 /mg	82.8	4.5	9.6	48.9	39.1	2.7	272.6	68.2	99.0	40.0	131.5	213.9	4.8
镁 /mg	39	97	21	140	18	12	166	18	19	11	10	42	2
铁 /mg	2.7	4.5	0.7	9.5	1.1	0.5	2.4	2.0	2.0	0.3	2.0	1.8	2.4
锌 /mg	1.43	1.70	0.33	3.82	0.38	0.21	2.52	2.68	1.16	0.44	1.10	1.60	0.55
硒 /μg	6.26	4.99	0.72	4.82	0.88	0.37	3.10	11.85	11.51	1.74	14.34	26.04	0.00
铜 /mg	0.27	0.47	0.13	1.22	0.08	0.13	0.87	0.13	0.12	0.02	0.15	0.35	0.13
锰 /mg	1.17	0.87	0.14	2.32	0.24	0.14	1.52	0.03	0.04	0.02	0.04	0.13	0.17

四、18 岁以上各年龄人群组的营养素目标值

依据 2013 版《中国居民膳食营养素参考摄入量》，选择主要营养素，确定 18 岁以上各年龄组人群营养素目标值（表 10-17~ 表 10-19）。

表 10-17 18 岁~组、50 岁~组能量和主要营养素目标值

		18 岁~		50 岁~	
		男	女	男	女
能量（EER）/（kcal·d^{-1}）	轻	2 250	1 800	2 100	1 750
	中	2 600	2 100	2 450	2 050
	重	3 000	2 400	2 800	2 350
蛋白质（RNI）/（g·d^{-1}）		65	55	65	55
维生素 A（RNI）/（μgRAE·d^{-1}）		800	700	800	700
维生素 B$_1$（RNI）/（mg·d^{-1}）		1.4	1.2	1.4	1.2
维生素 B$_2$（RNI）/（mg·d^{-1}）		1.4	1.2	1.4	1.2
维生素 B$_3$（RNI）/（mgNE·d^{-1}）		15	12	14	12
维生素 C（RNI）/（mg·d^{-1}）		100	100	100	100
钙（RNI）/（mg·d^{-1}）		800	800	1 000	1 000
磷（RNI）/（mg·d^{-1}）		720	720	720	720
钾（AI）/（mg·d^{-1}）		2 000	2 000	2 000	2 000
钠（AI）/（mg·d^{-1}）		1 500	1 500	1 400	1 400
铁（RNI）/（mg·d^{-1}）		12	20	12	12
锌（RNI）/（mg·d^{-1}）		12.5	7.5	12.5	7.5

表 10-18　65 岁~组、80 岁~组能量和主要营养素目标值

		65 岁~		80 岁~	
		男	女	男	女
能量（EER）/（kcal · d⁻¹）	轻	2 050	1 700	1 900	1 500
	中	2 350	1 950	2 200	1 750
蛋白质（RNI）/（g · d⁻¹）		65	55	65	55
维生素 A（RNI）/（μgRAE · d⁻¹）		800	700	800	700
维生素 B₁（RNI）/（mg · d⁻¹）		1.4	1.2	1.4	1.2
维生素 B₂（RNI）/（mg · d⁻¹）		1.4	1.2	1.4	1.2
维生素 B₃（RNI）/（mgNE · d⁻¹）		14	11	13	10
维生素 C（RNI）/（mg · d⁻¹）		100	100	100	100
钙（RNI）/（mg · d⁻¹）		1 000	1 000	1 000	1 000
磷（RNI）/（mg · d⁻¹）		700	700	670	670
钾（AI）/（mg · d⁻¹）		2 000	2 000	2 000	2 000
钠（AI）/（mg · d⁻¹）		1 400	1 400	1 300	1 300
铁（RNI）/（mg · d⁻¹）		12	12	12	12
锌（RNI）/（mg · d⁻¹）		12.5	7.5	12.5	7.5

表 10-19　不同年龄组营养素 UL 值

	18 岁~	50 岁~	65 岁~	80 岁~
维生素 A（UL）/（μgRAE · d⁻¹）	3 000	3 000	3 000	3 000
维生素 C（UL）/（mg · d⁻¹）	2 000	2 000	2 000	2 000
维生素 B₃（UL）/（mgNE · d⁻¹）	35	35	35	30
钙（UL）/（mg · d⁻¹）	2 000	2 000	2 000	2 000
磷（UL）/（mg · d⁻¹）	3 500	3 500	3 000	3 000
铁（UL）/（mg · d⁻¹）	42	42	42	42
锌（UL）/（mg · d⁻¹）	40	40	40	40

五、基本理想膳食模型

根据 18 岁以上人群的能量需要量的水平，以 1 600~2 800kcal 为范围，建立不同能量水平的基本理想膳食模型（表 10-20）。

表 10-20　不同能量水平膳食推荐量 /（g · d⁻¹）

	1 600kcal	1 800kcal	2 000kcal	2 200kcal	2 400kcal	2 600kcal	2 800kcal
米面类	150	175	200	200	225	275	300
其他谷类	50	50	50	75	75	75	75
薯类	50	50	75	75	100	125	125

续表

	1 600kcal	1 800kcal	2 000kcal	2 200kcal	2 400kcal	2 600kcal	2 800kcal
大豆类	15	15	15	25	25	25	25
新鲜蔬菜	300	400	450	450	500	500	500
水果	200	200	300	300	350	350	400
坚果	10	10	10	10	10	10	10
畜肉类	20	20	20	45	45	45	50
禽肉类	20	30	30	30	30	30	50
奶类	300	300	300	300	300	300	300
蛋类	40	40	50	50	50	50	50
鱼虾类	40	50	50	75	75	75	100
食用油	20	25	25	25	30	30	30
食盐	5	5	5	5	5	5	5

六、不同人群的食物推荐量

按照不同年龄、性别和体力活动水平的能量需要量水平，以基本膳食模型为基础，调整各类食物的推荐量，获得各组人群的膳食模型，保证每个模型达到营养素目标值（表10-21~表10-24）。

表 10-21　18~49 岁组人群的食物推荐量 / (g·d⁻¹)

	男性			女性		
	身体活动水平			身体活动水平		
	轻	中	重	轻	中	重
米面类	225	275	325	175	200	225
其他谷类	75	75	75	50	50	75
薯类	75	125	125	50	75	100
大豆类	25	25	25	15	25	25
新鲜蔬菜	450	500	600	400	450	500
水果	300	350	400	200	300	350
坚果	10	10	20	10	10	10
畜肉类	45	45	50	20	45	45
禽肉类	30	30	50	30	30	30
奶类	300	300	300	300	300	300
蛋类	50	50	50	40	50	50
鱼虾类	75	75	125	50	75	75
食用油	25	30	30	25	25	30
食盐	5	5	5	5	5	5

表 10-22　50~64 岁组人群的食物推荐量 /（g·d⁻¹）

	男性			女性		
	身体活动水平			身体活动水平		
	轻	中	重	轻	中	重
米面类	200	250	300	175	200	225
其他谷类	50	75	75	50	50	75
薯类	75	100	125	50	75	75
大豆类	25	25	25	15	15	25
新鲜蔬菜	450	500	500	400	450	500
水果	300	350	400	200	300	350
坚果	10	10	10	10	10	10
畜肉类	45	45	50	20	20	45
禽肉类	30	30	50	30	30	30
奶类	300	300	300	300	300	300
蛋类	50	50	50	40	50	50
鱼虾类	75	75	100	50	50	75
食用油	25	30	30	25	25	30
食盐	5	5	5	5	5	5

表 10-23　65~79 岁组人群的食物推荐量 /（g·d⁻¹）

	男性		女性	
	身体活动水平		身体活动水平	
	轻	中	轻	中
米面类	200	225	150	200
其他谷类	50	75	50	50
薯类	75	75	50	75
大豆类	15	25	15	15
新鲜蔬菜	450	500	400	450
水果	300	350	200	300
坚果	10	10	10	10
畜肉类	20	45	20	20
禽肉类	30	30	30	30
奶类	300	300	300	300

续表

	男性		女性	
	身体活动水平		身体活动水平	
	轻	中	轻	中
蛋类	50	50	40	50
鱼虾类	50	75	50	50
食用油	25	30	25	25
食盐	5	5	5	5

表 10-24　80 岁及以上组人群的食物推荐量 / (g · d^{-1})

	男性		女性	
	身体活动水平		身体活动水平	
	轻	中	轻	中
米面类	175	200	125	175
其他谷类	50	75	50	50
薯类	75	75	50	50
大豆类	15	25	15	15
新鲜蔬菜	450	450	250	400
水果	300	300	150	200
坚果	10	10	10	10
畜肉类	20	45	20	20
禽肉类	30	30	20	30
奶类	300	300	300	300
蛋类	50	50	25	40
鱼虾类	50	75	40	50
食用油	25	25	20	25
食盐	5	5	5	5

七、膳食模型的验证

将表 10-21~ 表 10-24 的各组人群的膳食模型中各类食物的推荐量与表 10-16 中各类食物组营养素代表值结合，计算获得每一组膳食模型的食物推荐量可提供的能量及营养素的估算值（表 10-25~ 表 10-28）。总体来看按照推荐的能量及主要营养素摄入量基本达到目标值，但维生素 A 略显不足，可以通过增加富含胡萝卜素的深色蔬菜的摄入比例，提高维生素 A 的总体摄入水平。有些人群的推荐量测算的脂肪供能比大于 30%，在动物性食物的选择中，适当减少高脂肪猪肉类的摄入，选择瘦肉，可减少总脂肪的摄入量。

表10-25　18~49岁组膳食模型达到的能量和营养素水平

	男性						女性					
	身体活动水平						身体活动水平					
	轻		中		重		轻		中		重	
	估算值	目标值	估算值	目标值	估算值	目标值	估算值	目标值	估算值	目标值	估算值	目标值
能量 /kcal	2 260	2 250	2 560	2 600	2 953	3 000	1 767	1 800	2 093	2 100	2 366	2 400
蛋白质 /（g·d⁻¹）	90	65	97	65	118	65	68	55	85	55	92	55
维生素 A/（μgRAE·d⁻¹）	528	800	568	800	650	800	444	700	527	700	565	700
维生素 B_1/（mg·d⁻¹）	1.2	1.4	1.3	1.4	1.5	1.4	0.9	1.2	1.1	1.2	1.3	1.2
维生素 B_2/（mg·d⁻¹）	1.4	1.4	1.5	1.4	1.7	1.4	1.2	1.2	1.3	1.2	1.4	1.2
维生素 B_3/（mgNE·d⁻¹）	17	15	18	15	24	15	13	12	16	12	17	12
维生素 C/（mg·d⁻¹）	186	100	220	100	254	100	150	100	186	100	214	100
钙/（mg·d⁻¹）	880	800	926	800	1 046	800	747	800	864	800	912	800
磷/（mg·d⁻¹）	1 442	720	1 558	720	1 843	720	1 125	720	1 356	720	1 479	720
钾/（mg·d⁻¹）	2 975	2 000	3 339	2 000	3 882	2 000	2 325	2 000	2 858	2 000	3 196	2 000
钠/（mg·d⁻¹）	2 794	1 500	2 861	1 500	3 100	1 500	2 638	1 500	2 772	1 500	2 817	1 500
铁/（mg·d⁻¹）	24	12	27	12	31	12	19	20	23	20	25	20
锌/（mg·d⁻¹）	13.1	12.5	14.3	12.5	16.9	12.5	9.9	7.5	12.3	7.5	13.5	7.5
脂肪供能比 /%	29.2	<30%	28.0	<30%	27.7	<30%	31.5	<30%	31.0	<30%	29.9	<30%
碳水化合物供能比 /%	56.4	50%~65%	58.5	50%~65%	57.8	50%~65%	54.6	50%~65%	54.2	50%~65%	56.2	50%~65%

表10-26 50~64岁组膳食模型达到的能量和营养素水平

	男性						女性					
	身体活动水平						身体活动水平					
	轻		中		重		轻		中		重	
	估算值	目标值	估算值	目标值	估算值	目标值	估算值	目标值	估算值	目标值	估算值	目标值
能量 /kcal	2 093	2 100	2 452	2 450	2 756	2 800	1 767	1 750	1 957	2 050	2 345	2 350
蛋白质 / ($g \cdot d^{-1}$)	85	65	94	65	108	65	68	55	73	55	91	55
维生素 A/ ($\mu gRAE \cdot d^{-1}$)	527	800	565	800	595	800	444	700	514	700	561.5	700
维生素 B_1/ ($mg \cdot d^{-1}$)	1.1	1.4	1.3	1.4	1.4	1.4	0.9	1.2	1.0	1.2	1	1.2
维生素 B_2/ ($mg \cdot d^{-1}$)	1.3	1.4	1.5	1.4	1.6	1.4	1.2	1.2	1.3	1.2	1	1.2
维生素 B_3/ ($mgNE \cdot d^{-1}$)	16	14	18	14	21	14	13	12	14	12	17	12
维生素 C/ ($mg \cdot d^{-1}$)	186	100	214	100	229	100	150	100	186	100	207	100
钙 / ($mg \cdot d^{-1}$)	864	1 000	918	1 000	965	1 000	747	1 000	795	1 000	909	1 000
磷 / ($mg \cdot d^{-1}$)	1 356	720	1 513	720	1 688	720	1 125	720	1 217	720	1 469	720
钾 / ($mg \cdot d^{-1}$)	2 858	2 000	3 231	2 000	3 574	2 000	2 325	2 000	2 668	2 000	3 122	2 000
钠 / ($mg \cdot d^{-1}$)	2 772	1 400	2 838	1 400	2 960	1 400	2 638	1 400	2 696	1 400	2 815	1 400
铁 / ($mg \cdot d^{-1}$)	23	12	26	12	29	12	19	12	21	12	25	12
锌 / ($mg \cdot d^{-1}$)	12.3	12.5	13.8	12.5	15.5	12.5	9.9	7.5	10.8	7.5	13.4	7.5
脂肪供能比 /%	28.5	<30%	29.0	<30%	28.4	<30%	31.5	<30%	29.2	<30%	30.2	<30%
碳水化合物供能比 /%	57.1	50%~65%	57.2	50%~65%	58.0	50%~65%	54.6	50%~65%	57.4	50%~65%	55.9	50%~65%

表10-27 65~79岁组膳食模型达到的能量和营养素水平

	男性				女性			
	身体活动水平				身体活动水平			
	轻		中		轻		中	
	估算值	目标值	估算值	目标值	估算值	目标值	估算值	目标值
能量 /kcal	1 957	2 050	2 345	2 350	1 680	1 700	1 957	1 950
蛋白质 / (g · d^{-1})	73	65	91	65	66	55	73	55
维生素 A/ (μgRAE · d^{-1})	514	800	561	800	444	700	514	700
维生素 B$_1$/ (mg · d^{-1})	1.0	1.4	1.2	1.4	0.9	1.2	1.0	1.2
维生素 B$_2$/ (mg · d^{-1})	1.3	1.4	1.4	1.4	1.1	1.2	1.3	1.2
维生素 B$_3$/ (mgNE · d^{-1})	14	14	17	14	12	11	14	11
维生素 C/ (mg · d^{-1})	186	100	207	100	150	100	186	100
钙 / (mg · d^{-1})	795	1 000	909	1 000	741	1 000	795	1 000
磷 / (mg · d^{-1})	1 217	700	1 469	700	1 091	700	1 217	700
钾 / (mg · d^{-1})	2 668	2 000	3 122	2 000	2 291	2 000	2 668	2 000
钠 / (mg · d^{-1})	2 696	1 400	2 815	1 400	2 617	1 400	2 696	1 400
铁 / (mg · d^{-1})	21	12	25	12	18	12	21	12
锌 / (mg · d^{-1})	10.8	12.5	13.4	12.5	9.5	7.5	10.8	7.5
脂肪供能比 /%	32.8	<30%	30.2	<30%	29.2	<30%	30.2	<30%
碳水化合物供能比 /%	53.0	50%~65%	55.9	50%~65%	57.4	50%~65%	56.5	50%~65%

表10-28 80岁及以上组膳食模型达到的能量和营养素水平

	男性				女性			
	身体活动水平				身体活动水平			
	轻		中		轻		中	
	估算值	目标值	估算值	目标值	估算值	目标值	估算值	目标值
能量 /kcal	1 870	1 900	2 173	2 200	1 429	1 500	1 767	1 750
蛋白质 / (g · d⁻¹)	71	65	88	65	56	55	68	55
维生素 A/ (μgRAE · d⁻¹)	514	800	528	800	320	700	444	700
维生素 B₁/ (mg · d⁻¹)	1.0	1.4	1.2	1.4	0.7	1.2	0.9	1.2
维生素 B₂/ (mg · d⁻¹)	1.3	1.4	1.4	1.4	1.0	1.2	1.2	1.2
维生素 B₃/ (mgNE · d⁻¹)	14	13	16	13	10	10	13	10
维生素 C/ (mg · d⁻¹)	186	100	186	100	105	100	150	100
钙/ (mg · d⁻¹)	789	1 000	875	1 000	641	1 000	747	1 000
磷/ (mg · d⁻¹)	1 183	670	1 408	670	940	670	1 125	670
钾/ (mg · d⁻¹)	2 633	2 000	2 941	2 000	1 883	2 000	2 325	2 000
钠/ (mg · d⁻¹)	2 676	1 300	2 773	1 300	2 485	1 300	2 638	1 300
铁/ (mg · d⁻¹)	20	12	24	12	15	12	19	12
锌/ (mg · d⁻¹)	10.5	12.5	12.7	12.5	8.0	7.5	9.9	7.5
脂肪供能比 /%	32.9	<30%	31.5	<30%	30.3	<30%	30.2	<30%
碳水化合物供能比 /%	53.0	50%~65%	54.6	50%~65%	56.1	50%~65%	55.2	50%~65%

第三节　我国居民食物摄入量与基本理想膳食模式推荐量比较

利用 2010—2012 年中国居民营养与健康监测数据分析我国城市和农村地区各类食物摄入量与理想膳食模式推荐量（表 10-20）进行比较，结果显示，城乡居民谷类达到或超过了推荐量水平，但杂粮和薯类的摄入量低于推荐量，蔬菜水果的摄入量低于推荐量，特别是水果的差距较大，城市居民动物性食物总量高于推荐量，其中畜肉类较高，禽肉和鱼虾类不足，农村居民动物性食物总量低于推荐量，主要是禽肉和鱼虾类消费量较低。无论是城市和农村奶类消费量与推荐量的差距很大，农村更甚。食用油的消费量也高于推荐量（图 10-1~ 图 10-7）。

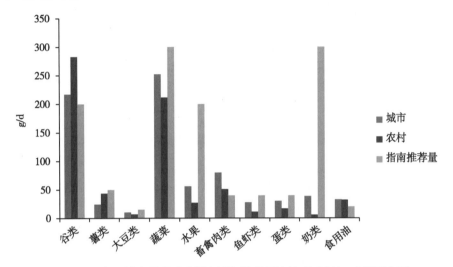

图 10-1　中国城乡居民膳食摄入量与推荐量比较 /1 600kcal 能量水平

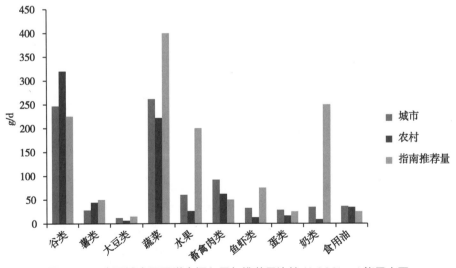

图 10-2　中国城乡居民膳食摄入量与推荐量比较 /1 800kcal 能量水平

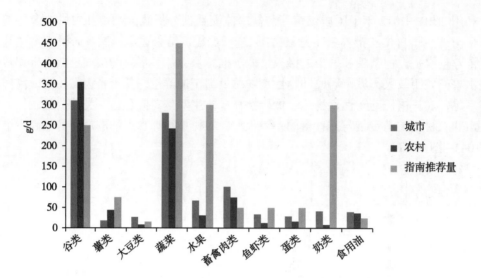

图 10-3　中国城乡居民膳食摄入量与推荐量比较 /2 000kcal 能量水平

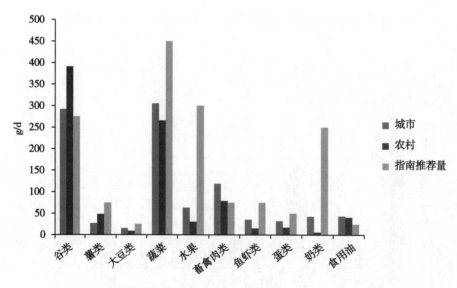

图 10-4　中国城乡居民膳食摄入量与推荐量比较 /2 200kcal 能量水平

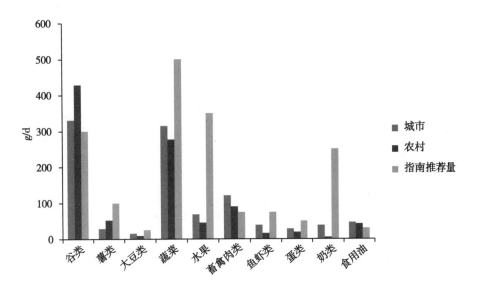

图 10-5　中国城乡居民膳食摄入量与推荐量比较 /2 400kcal 能量水平

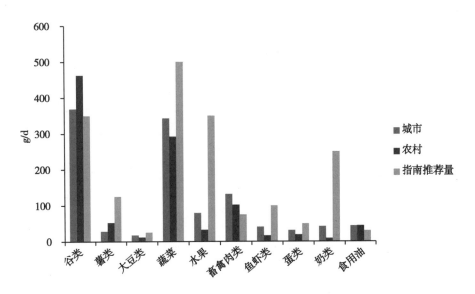

图 10-6　中国城乡居民膳食摄入量与推荐量比较 /2 600kcal 能量水平

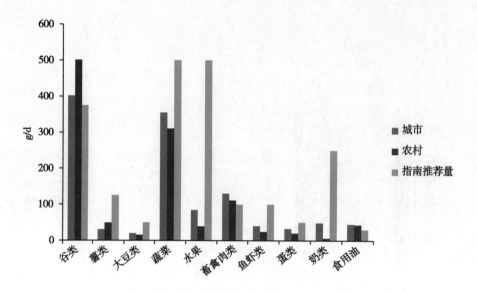

图 10-7　中国城乡居民膳食摄入量与推荐量比较 /2 800kcal 能量水平

第十一章
身体活动与健康

　　身体活动（physical activity，PA）指骨骼肌收缩产生能量消耗增加的活动，包括职业性身体活动、交通往来身体活动、家务性身体活动和运动锻炼身体活动。身体活动对健康的影响取决于它的方式、强度、时间、频率和总量。不同的活动方式对健康产生的效应不同，如有氧活动主要是增加心肺功能和代谢，力量活动主要是增加肌肉力量、耐力和质量，伸展活动主要是改善关节肌肉柔韧性。

　　早在 1996 年，美国《医学总监报告》确定身体活动不足是心血管疾病等慢性病的独立危险因素[67]。2002 年世界卫生组织（WHO）对包括中国人群在内的世界卫生研究报告指出[68]，缺乏运动导致每年 200 万人过早死亡，其中冠心病死亡 22%，乳腺癌、结肠癌、直肠癌、2 型糖尿病死亡 10%~16%。随后大量的研究显示[69-75]，有规律地进行适当身体活动可以预防多种慢性疾病、愉悦身心、促进健康、降低全因死亡率；久坐不动或身体活动不足是多种慢性病的重要危险因素；通过运动或身体活动可以遏制甚至逆转这些慢性病。

　　基于大量的研究已经证实身体活动有益于健康，可以有效预防慢性病和过早死亡，本文主要对近 5 年习惯性 / 有规律的身体活动与健康的研究，特别是有关中国人群和亚洲人群的研究，包括身体活动与全因死亡率、身体活动与心血管疾病、糖尿病、某些肿瘤、骨健康和心理健康，久坐不动与健康，以及身体活动的风险等研究证据进行综述，并对我国居民目前身体活动状况、各国家和地区身体活动指南进行综合分析，以便为预防我国慢性病发生发展，推荐适合我国居民身体活动量提供依据。

第一节　身体活动与疾病的关系

一、身体活动与全因死亡率

　　一篇纳入 80 个队列研究的 Meta 分析[76]，包括亚太（12 项，其中中国 3 项）、欧洲（42 项）和北美（26 项）等地区，总样本量为 1 338 143 人，其中死亡人数 118 121 例。采用随机效应 Meta 分析和剂量 – 效应 Meta 回归模型，调整吸烟、BMI/ 代谢因素，按年龄、性别、区域、随访期限等分层分析。结果显示，与最低活动量比较：①总的最高活动量降低死亡风险 35%（$RR=0.65$，$95\%CI$：$0.60\sim0.71$），休闲活动降低 26%（$RR=0.74$，$95\%CI$：$0.70\sim0.77$），日常活动降低 36%（$RR=0.64$，$95\%CI$：$0.55\sim0.75$），职业活动降低 17%（$RR=0.83$，$95\%CI$：$0.71\sim0.97$）。②每周 150 分钟和 300 分钟中等 – 高强度活动分别降低 14%（$RR=0.86$，$95\%CI$：$0.80\sim0.92$）和 26%（$RR=0.74$，$95\%CI$：$0.65\sim0.85$），呈剂量 – 效应关系；每周每增加活动 1 小时，高强度运动降低风险 9%（$RR=0.91$，$95\%CI$：$0.87\sim0.94$），中等强度日常活动降低 4%（$RR=0.96$，$95\%CI$：$0.93\sim0.98$），相同运动量高强度运动比中等强度产生更好的效益。③每周运动消耗能量 1 000kcal，降低风险 11%（$RR=0.89$，$95\%CI$：$0.85\sim0.93$）。④死亡率下降风险女性比男性更突出，没有地区差异。

另一篇包含 22 个队列有关非高（即中、低）身体活动水平与全因死亡率的 Meta 分析结果显示[77]，每周低水平（2.5 小时 / 周，相当于 30 分钟 / 天中等强度活动，5 天 / 周）降低死亡风险 19%（$95\%CI$：$15\sim24$），7 小时 / 周中等强度活动降低 24%（$95\%CI$：$19\sim29$）；单独步行也有效，与 0MET·小时 / 周（代谢当量·小时 / 周）比较，11MET·小时 / 周步行的调整 RR 为 0.89（$95\%CI$：$0.82\sim0.96$）。

关于每周最少活动量与全因死亡率，一项包含健康居民 416 175（男 199 265、女 216 910）的中国台湾队列研究显示[78]，与不活动比较，低活动量（中等强度 92 分钟 / 周，$95\%CI$：$71\sim112$，或 15 分钟 / 天 ±1.8）降低全因死亡 14%（$HR=0.86$，$95\%CI$：$0.81\sim0.91$）。每额外增加运动 15 分钟 / 天（15~100 分钟 / 天，中等强度），全因死亡再减少 4%（$95\%CI$：$2.5\sim7.0$），无年龄、性别差异。与低活动量比较，不活动者全因死亡增加 17%（$HR=1.17$，$95\%CI$：$1.10\sim1.24$），癌症死亡风险增加 11%（$HR=1.11$，$95\%CI$：$1.01\sim1.22$；CVD 死亡风险增加 25%（$HR=1.25$，$95\%CI$：$1.10\sim1.43$）。与不活动比较，低活动量人群期望寿命延长 3 年（男 2.55 年，女 3.10 年）。如果达到每天运动推荐水平即中高量，期望寿命延长 4 年（男 4.21 年，女 3.67 年）。

小结：不活动或久坐增加死亡风险，适当身体活动（90–150–300 分钟 / 周中 – 高强度）可以降低全因死亡风险 14%~35%，呈剂量 – 效应关系，参照世界卫生组织（WHO）推荐的证据评价方法和标准[79]，综合评价等级为 A 级。

二、身体活动与心血管疾病

一篇纳入 21 个队列研究的 Meta 分析[80]，包括美国（16 项）、芬兰（3 项）和英国（2 项），样本量大于 65 万健康人。采用随机效应 Meta 分析和剂量 – 效应 Meta 回归模型，调整吸烟、饮酒、BMI/ 代谢因素、药物等混杂因素。结果显示，高水平休闲时身体活动可以显著降低男性和女性冠心病和脑卒中发生风险 20%~30%；中等职业身体活动水平可降低男性和女性冠心病和脑卒中发生风险 10%~20%。与低水平休闲时身体活动比较，高水平休闲时身体活动发生总心血管疾病（cardiovascular diseases，CVD）的男性 RR 为 0.76（$95\%CI$：$0.70\sim0.82$），女性 RR 为 0.73（$95\%CI$：$0.68\sim0.78$），呈剂量效应关系。中等水平职业身体活动男性 RR 为 0.89（$95\%CI$：$0.82\sim0.97$），女性 RR 为 0.83（$95\%CI$：$0.67\sim1.03$）。将心脏病和脑卒中分别分析，结果与总 CVD 结果一致。另一篇有关中国 2009 年营养与健康横断面调查（样本量 >9 000，年龄 >7 岁）结果显示，低身体活动水平人群心血管代谢风险高[81]。

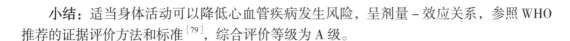

小结：适当身体活动可以降低心血管疾病发生风险，呈剂量－效应关系，参照 WHO 推荐的证据评价方法和标准[79]，综合评价等级为 A 级。

三、身体活动与高血压

包含 12 项（其中中国 1，日本 2）PA 与高血压一级预防剂量－效应研究，样本量共 112 636 健康人，高血压事件 11 441 例，平均随访时间 8.6 年，综述评价了不同水平的 PA/体能与高血压发病率（在无诊断高血压的人群中）之间的关系[82]。所有研究结果都显示，PA 对于高血压风险有积极预防作用，PA 和良好的心肺功能可以降低高血压风险 32%。与运动量最少的组比较，运动量最多组的高血压发生风险平均 *RR* 为 0.68（中位数 =0.70，95%*CI*：0.37~0.90）。关于运动强度，上述大多数研究观察到中等强度运动即发挥保护性作用。适度的高强度运动，高血压的风险降低更多。随机对照试验也支持中等强度有氧运动足以降低血压和高血压的风险，尤其是对高危人群[83-84]。与以前大量的研究一样，这项综述评价强有力地支持了习惯性 PA 对于高血压的初级预防作用。

小结：适当中~高强度身体活动可以显著降低高血压发生风险，呈剂量－效应关系，参照 WHO 推荐的证据评价方法和标准[79]，综合评价等级为 A 级。

四、身体活动与肿瘤

（一）身体活动与结直肠癌

一篇纳入 16 个队列研究的 Meta 分析[85]，包括美国（9 项）、欧洲（6 项）和日本（1 项），样本量大于 2 728 345 人，其中发生结直肠癌 76 676 人。采用随机效应 Meta 分析和剂量－效应 Meta 回归模型，调整年龄、吸烟、饮酒、膳食、药物、经济状况等混杂因素。结果显示，与最少 PA 比较，最高 PA 人群发生结肠癌风险降低 23%~24%（近端结肠癌 *RR*=0.76，95%*CI*：0.70~0.83，远端 *RR*=0.77，95%*CI*：0.71~0.83）。PA 与直肠癌无显著相关（*RR*=0.98，95%*CI*：0.88~1.08）。Terry 等[86]对 21 项（12 个队列研究 9 个病例－对照）研究的 Meta 分析结果显示，高 PA 可以降低结肠癌发生风险 26%~27%，无性别差异，与上述结果一致。Pham 等[87]对日本 2 个队列和 6 个病例－对照研究结果显示，PA 可以显著降低男性近端结肠癌发生风险，对女性弱相关。

小结：适当身体活动可以降低结肠癌发生风险，参照 WHO 推荐的证据评价方法和标准[79]，综合评价等级为 B 级。

（二）身体活动与前列腺癌

一篇纳入 43 项（19 个队列研究 24 个病例－对照）研究的 Meta 分析[88]，包括美国（18 项）、欧洲（13 项）和亚太（7 项，其中中国 4 项病例－对照），队列样本量大于 2 076 535 人，其中发病 74 942 人。采用随机效应 Meta 分析和剂量－效应 Meta 回归模型，调整年龄、性别、烟酒、膳食、药物、经济状况等混杂因素。结果显示，与最少 PA 比较，最高总 PA 人群发生前列腺癌风险降低 10%（*RR*=0.90，95%*CI*：0.84~0.95）；队列结果与病例－对照结果分别为 *RR*=0.94（95%*CI*：0.90~0.98），*OR*=0.86（95%*CI*：0.75~0.97）。职业 PA 和休闲 PA 对降低前列腺癌风险均有效，高质量的研究结果显示，职业 PA 可降低前列腺癌风险 14%，休闲/娱乐 PA 为 3%。存在年龄和地区差异，20~65 岁之间，增加 PA 显著降低前列腺癌发病风险；PA 降低美国和欧洲人前列腺癌发病风险，对加拿大和亚太无显著影响。

小结：适当身体活动可以降低前列腺癌发生风险，参照 WHO 推荐的证据评价方法和标准[79]，综合评价等级为 B 级。

（三）身体活动与乳腺癌

一篇系统综述评价结果显示，绝经后活动的女性比不活动的女性乳腺癌发生风险显著降低 20%~80%。进一步分层分析，每周每增加一个小时的身体活动，风险减少 6%，绝经前妇女风险减少程度稍小[89]。最近越来越多的研究报道，身体活动可降低乳腺癌发生风险平均为 25%[90]。身体活动似乎在一生中均有益，但可能对绝经后妇女有更大的预防乳腺癌的作用，这可能与雌激素或孕酮代谢的变化有关[91]。

关于身体活动和乳腺癌发病率剂量 – 效应关系，大多数的研究表明，每天 60 分钟的活动比 30 分钟降低风险更多，每周 4~7 小时的中高强度的身体活动可显著降低乳腺癌风险。较低强度的活动（如做家务）的作用尚不清楚[69]。

关于身体活动与肿瘤，预防结肠癌和乳腺癌的观察性研究证据最强，流行病学研究显示身体活动可降低结肠癌风险 23%~27%，乳腺癌 25%。根据研究结果，建议预防癌症的身体活动量为 20~30MET·小时 / 周，即在每周的大多数日子里，每天 60~90 分钟中等强度活动或 30~60 分钟的高强度活动。

五、身体活动与糖尿病

一个包含 20 项一级预防队列研究（其中中国、日本各 1 项）的系统综述结果显示，身体活动与 2 型糖尿病发生风险密切相关[92]。20 项研究均显示增加身体活动降低 2 型糖尿病发生，平均降低 42% 左右。与最积极活动的人群相比，活动最少的人群糖尿病发生率增加了 30%~50%。如果整个人群达到了最低身体活动的建议，可以预防 1/8~1/5 的糖尿病发生。

在身体活动预防糖尿病方面，有证据表明身体活动量与糖尿病发生风险存在剂量 – 效应关系。随着身体活动总量的增加，糖尿病发生风险降低更多。从相当低水平的身体活动就显示降低糖尿病发生的益处，直到增加到大约每天 60 分钟的步行（即每周 300 分钟中等强度的活动，或 1 000 MET·分钟 / 周）[69]。

小结：适当身体活动（150~300 分钟 / 周中等强度）降低 2 型糖尿病发生风险 42% 左右。参照世界卫生组织（WHO）推荐的证据评价方法和标准[79]，综合评价等级为 A 级。

六、身体活动与骨健康

（一）身体活动与骨质疏松症

大量的研究显示，PA 和运动训练对骨健康具有保护作用。运动干预试验证实有氧运动和抗阻运动对人一生的骨密度有积极的作用[93]。有氧运动和抗阻训练至少防止或逆转绝经前及绝经后女性腰椎和股骨颈 1% 的骨量丢失[94-96]；可以显著降低跌倒的风险和（或）次数[97-98]，降低骨折的风险和（或）发病率（$OR=0.38$，$95\%CI$：$0.16~0.91$）[99-101]。

然而，关于规律性 PA 与骨质疏松症患病率和（或）发病率关系的研究十分有限。Robitaille 等[102] 在 1999~2004 年的美国《国民健康调查与营养评价》中对 8 073 名 20 岁以上的女性进行调查分析，结果发现，不经常运动的女性患骨质疏松症的风险高于经常进行中等强度（<30MET·小时 / 周）和高强度（>30MET·小时 / 周）运动的女性。PA 与骨质疏松症风险间存在剂量－效应关系，运动水平最高的组，骨质疏松症的患病率最低。Keramat 等[103]在一项病例－对照研究中也证实 PA 对骨质疏松症的发生具有预防作用。

目前，预防骨质疏松症的有效运动量和剂量－效应关系尚不明确。由于骨骼对运动的适应性有赖于运动负荷[93]，因此常提倡承重运动预防骨质疏松症。有证据证明，每周跑步 24~32km 可以维持或增加骨量，而更长距离跑步可能出现骨密度降低[104]。Feskanich 等[105]指出每增加 3MET·小时 / 周（或以正常步速步行 1 小时 / 周）的运动，绝经后妇女髋部骨折风险降低 6%。随着 PA 水平的增加，风险呈线性降低。与步行小于 1 小时 / 周相比，步行 4 小时 / 周以上可使髋部骨折的风险降低 41%[101]。Robitaille 等[102]的研究也证明中等水平的 PA 足以降低骨质疏松症的患病率。

（二）身体活动与骨关节炎

有一些病例－对照研究、横断面研究和队列研究表明，身体活动对减少骨关节炎发病率有保护作用。澳大利亚对于女性健康的纵向研究结果表明，休闲活动和步行均与骨关节炎的发病率呈负相关。在 6 年间对女性关节炎的研究中，每周 75~150 分钟中等强度的运动，或每周 100~200 分钟的步行可以降低关节炎的发病率[105]。一篇包括 12 项研究的系统综述表明，适当的运动对关节炎有预防作用，尤其是对于平时身体活动少的人[69]。

（三）身体活动、骨骼肌状况与整体健康

现有的 PA 与健康研究大部分是关于有氧运动与健康的数据，其实，许多运动效应包含了骨骼肌本身及其力量对健康的贡献。与有氧运动相比，虽然信息有限，但有可靠的证据表明骨骼肌自身的健康状况与整体健康水平密切相关。骨骼肌的质量和力量与葡萄糖稳态、骨健康、活动能力、心理健康以及整体生活质量正相关，与跌倒风险、发病率和过早死亡率呈负相关；增加骨骼肌质量和力量对骨骼肌功能储备较低人群（如体弱的老人）的健康水平有显著改善作用[92, 106-107]。

关于肌力与健康，有研究显示，握力与过早死亡率和（或）发病率（如功能受限）负相关[108-109]。握力最小的人群患病率比肌力较大的人群高；肌力下降过快（>1.5% 每年）或握力很小（<21kg）的人患慢性病（如 2 型糖尿病、脑卒中、关节炎、冠心病、肺病）的几率更高；握力最小的 1/3 人群，功能受限的风险增加了 8 倍。在五年内比较肌力大的人群与肌力小的人群，发现肌力大的人群功能受限较少[110]。另有研究显示[108, 111]，做仰卧起坐最少的 1/4 人群，过早死亡率显著增高（男性 RR2.72），女性 RR2.26）。Mason 等[111]证明，骨骼肌肉健康状况可以预测 20 年内体重增加情况；骨骼肌较差的人群体重显著增加 ≥ 10kg 的概率增加了 78%。上述研究提示，在推荐身体活动量时应纳入抗阻训练和柔韧性训练。

小结： 适量中等强度身体活动包括有氧运动和承重运动可以增加骨密度，改善肌肉力量和功能，降低骨折和跌倒风险，预防骨质疏松症和骨关节炎。参照 WHO 推荐的证据评价方法和标准[79]，综合评价等级为 A 级。

七、身体活动与预防体重增加

肥胖与多种慢性病及其造成的社会和经济后果密切相关，因此预防肥胖对促进健康具有重要作用。肥胖是由于能量摄入大于能量消耗，导致多余的能量以脂肪形式过量储存于体内的结果。身体活动作为能量消耗的主要因素之一，直接影响肥胖的发生和发展。

关于预防体重增加所需要的身体活动量目前有两个不同的建议，一个是 2002 年美国医学研究所建议[112]，60 分钟 / 天中等强度的身体活动（每周 420 分钟），以防止由健康体重转变为超重或肥胖；另一个是 2009 年美国运动医学会建议[113]，每周 150~250 分钟中等强度的身体活动将防止体重增加（对于肥胖者减肥，需要更大量的运动）。两个不同的建议说明身体活动预防增重还需要更多的研究。值得注意的是，身体活动与体重增加之间的关系存在显著的个体差异，有许多因素如初始 BMI 和活动量、能量摄入量、药物使用（包括口服避孕药与激素替代疗法、抗抑郁药等）、吸烟、饮酒等均影响体重变化，以前的体重和减肥史也很重要。研究显示，减肥后预防体重增加需要每天超过一小时的运动量。一项基于美国国家减体重观察性研究结果显示[114]，每周步行 28mi（相当于每周以 5km/h 的速度步行 9 小时，约 77 分钟 / 天），可以防止体重再次增加。用双标水标记的测量性研究结果显示[115]，活动较少的个体需要 80 分钟 / 天的中等强度的活动（或 35 分钟 / 天高等强度活动）才可以防止减肥后体重反弹。

关于防止健康人群体重增加的一级预防，长期的前瞻性研究包括大型队列研究和随机对照试验，对预防体重增加的身体活动建议更有价值，然而研究结果往往难以解释单纯身体活动在预防增重方面的益处，因为到目前为止，所有研究都是使用"增重小于初始体重的特定百分比"作为主要的结果变量。

几个大型队列研究评价了体重增加的一级预防。护士健康研究的结果显示[116]，1989 年 46 754 名 23~45 岁的女性在 8 年中平均体重增加 5.7kg；保持高水平的身体活动的人（步行 >30 分钟 / 天或慢跑 >20 分钟 / 天），或增加活动到至少 30 分钟 / 天很少有体重增加（定义为 > 初始体重的 5%）。研究结论为每天至少 30 分钟的持续身体活动，尤其是强度越大的活动，越可能实现长期体重增加减少；对预防增重来说，身体活动消耗的总能量比运动形式更重要。值得注意的是，尽管 38% 的受试者避免了 5 年内体重增加 >5%，但是体重增加 4.5%（5 年）对一位 70kg 的女性而言，10 年后 BMI 会增加超过两个百分点。

一项大型随机对照试验结果显示[117]，对大多数成年人而言，每周 150~250 分钟（500~850MET·min，1MET=3.33）的中等强度身体活动可防止"一年体重增加 >3%"。如此而言，对一个 80kg 的人而言，每年体重增加 2.5%（即少于 3%），将意味着 5 年以后增加到 90kg 以上。

美国妇女健康研究对预防增重所需的身体活动量的研究报告显示[118]，34 079 名中年女性（起始年龄为 54.2 岁）13 年后体重平均增重 2.6kg，远远小于上述年轻护士队列研究的结果，但足以对健康产生不利影响。仅在初始 BMI<25kg/ ㎡的女性中，身体活动与体重增加不多有关。在这个 BMI 类别的女性，13 年后保持自己的体重和增重 <2.3kg 的人，平均活动量为 21.5MET·小时 / 周的身体活动（相当于每天 1 小时的中等强度的活动）。

澳大利亚对妇女健康的纵向研究结果表明[119-120]，对本来超重的女性，身体活动没有预防增重作用。BMI>25 的年轻成年女性（年龄 18~23 岁）10 年的体重增加大于 BMI 正常的女性；未做任何运动的女性 10 年来体重平均增加 7.9kg，较少运动（40~<600MET·分钟 / 周）、中等运动（600~<1 200MET·分钟 / 周）和较高运动（>1 200MET·分钟 / 周）的女性分别增重 7.1kg、6.6kg 和 4.3kg。活动量最大（相当于约 50 分钟的中等强度的日常活动）的女性十年内增重平均超过 4kg，结果表明，预防增重需要更大量的身体活动。

小结：有限的证据显示，体重增加的一级预防所需活动量是每天至少 60 分钟中等强度，或每天相应量的更强烈的活动。对于那些已超重或肥胖的人群，如果没有改变现有饮食，这种程度的身体活动不太可能进一步防止体重增加。

第二节　身体活动与心理健康

心理卫生问题是一个全球普遍的公共健康问题。焦虑和情绪障碍是成年人中最常见的精神障碍，很多人都有过重度心理烦恼和重度抑郁的经历，这些心理问题会增加身心健康疾病的风险。良好的心理健康不只是没有焦虑、抑郁等心理疾患，而是指个人和群体与其他人和环境进行互动的能力，以便改善主观幸福感、促进最优发展、提高认知、情感与关系能力的使用。因此，良好的心理健康也包括生活质量、积极影响、主观幸福感和社会功能等方面。

身体活动对心理健康的影响包括降低不良精神状态的风险（如焦虑或抑郁症状）、改善心理障碍、增加幸福感等多种益处。下面将对身体活动和心理健康问题、心理幸福感之间的关系（即对于健康的成年人）进行综述，除外将身体活动用于治疗或管理精神健康欠佳或有躯体疾病的临床研究，以及不能区分健康还是临床患者人群的研究。

一、身体活动与焦虑

一项包含 19 项研究的 Meta 分析[121]，样本量 3 289，结果显示，身体活动对焦虑症状具有显著影响。分层分析发现，单纯身体活动比其他行为干预、个人活动比小组活动、有监督的活动比不监督的活动、中高强度活动比低强度活动改善焦虑症状效果更好。改善效果不受每周运动时间或总运动量的影响。

美国健康和人类服务身体活动指南咨询委员会报告[122]，基于少量的有代表性的人群横断面调查和前瞻性队列研究证据，表明规律的身体活动可以预防焦虑及其症状发作。澳大利亚的一个前瞻性队列研究显示，与不活动的人群比较，每周进行 3 小时以上的高等强度身体活动的人群发生任何一种焦虑症的几率平均减少了 53%[123]。德国的一项研究表明，积极进行规律的身体活动的人群发生任何一种焦虑症的几率平均减少了 48%。随机对照试验结果显示，参加有计划的运动可以减少健康成年人焦虑症状[122]。

二、身体活动与抑郁症状

大量的前瞻性队列研究显示[122]，规律的运动锻炼可防止抑郁症状和重度抑郁障碍的发作。但是关于躁郁症和其他情绪，目前的证据不足以得出结论。28 项前瞻性队列研究的结果显示，应用症状自测评估问卷调查方法，积极活动的人群比不积极活动的人群出现抑郁症状的平均几率约低 25%~40%（OR 0.67，95%CI：0.59~0.77）；调整年龄、性别、学历、收入、吸烟、饮酒、慢性病和其他社会心理变量等危险因素之后，发病率降低 15%~25%（OR 0.82，95%CI：0.78~0.86）。使用临床诊断方法，发病率平均减少 30%（OR 0.71，95%CI：0.61~0.77）。随机对照试验的结果显示[122]，有规律地进行身体活动可以减少健康成年人的抑郁症状。前瞻性和随机对照试验数据均表明，中等和高水平的活动降低抑郁症状发生率相似，均比非常低水平的活动或不活动的保护作用大。调整其他危险因素后，身体活动达标人群（至少 30 分钟/天的中等强度活动，5 天/周或 20 分钟/天的高强度活动，3 天/周）抑郁风险降低 23%（OR0.77，95%CI：0.72~0.82）；未达标人群抑郁风险降低

16%（*OR* 0.84，95%*CI*：0.78~0.90）。

四篇定量性综述，包括两个 Meta 分析，评价了身体活动与抑郁症状之间的关系。Azar 等[124]综述了年轻女性（年龄 18~35 岁）的相关研究，在 8 项不包含临床样本的观察性研究（表 11-1）中，7 项横截面研究有 6 项显示身体活动与抑郁负相关。一个近 15 年的前瞻性研究显示，调整包括当前活动水平的其他影响因素后，在大学期间参加团队性运动和（或）定期训练（≥ 2 次 / 周）可以显著降低过去 10 年抑郁症发生率（调整年龄 *OR* 0.68，95%*CI*：0.56~0.83），也可降低过去 1 个月抑郁症发生率（年龄调整 *OR* 0.66，95%*CI*：0.58~0.75）。单纯 6 周左右的运动干预结果显示，有氧运动可以降低抑郁症状发生，无氧运动（如举重）无效。

表 11-1　证明身体活动和心理状态之间有显著关联的研究[a]

	Azar, et al., 2011	Teychenne, et al., 2008	Gerber, et al., 2009	Bize et al., 2007	Puetz et al., 2006
研究类型	定量综述	定量综述	定量综述	定量综述	Meta 分析
心理状态参数	抑郁症状（仅年轻女性）	抑郁症状	压力引起的抱怨	活力，精神健康，社会功能	活力和疲劳感
研究数量[b, c]	9	37[d]	15	12	10
	XS 6/7	XS 9/9	XS 7/12	XS 5/6	XS 7/7
	P 1/1	P 7/10	P 3/3	P 2/2	P 3/3
	EXP 1/1	RCT 7/14		RCT 3/4	
		EXP 3/4			

注：[a] 排除只评估认知健康或生理功能的研究。
[b] XS= 横断面；P= 前瞻性；RCT= 随机对照试验，EXP= 没有或未定义随机化的干预。
[c] 分数表明具有显著有利关系的研究所占比例
[d] 因为一些研究者同时报道了横断面和前瞻性研究的结果，计算单独研究的数量

Teychenne 等[125]纳入了关于身体活动与抑郁症状的 27 项观察性研究和 40 项干预性研究。无临床样本的研究中，剔除老年人或参与者平均年龄 >65 岁的研究，所有 9 项横断面研究、10 项前瞻性研究中 7 项、18 项干预性研究中 10 项研究显示，身体活动与抑郁症状显著负相关（表 11-1）。在前瞻性研究中，最低水平的活动即可显著改善抑郁症状，如 1~2 小时 / 周的轻中等强度的休闲与动态活动、增加至少 60 分钟 / 周的中高等强度活动（处于非活动状态和低活动状态的女性）、1~2.5 小时 / 周的中等强度的活动、1 小时 / 周的高强度活动（女性）、1~3 次 / 月的剧烈运动，都可改善抑郁。在干预性研究中，只有三项有关于效果大小的信息，两项表示影响很小（0.23，0.3），一项表示影响一般（0.7）。与抑郁症状显著下降相关联的身体活动的最低剂量为每周共 1 小时（分 2 次）的中高等强度运动（久坐不动的女性），每周 1.6~2.25 小时（2~3 次）的低中强度的活动（男性），1.3~1.6 小时（3~4 次）的中高强度活动，2.5 小时（5 次）的中等强度活动，1.5 小时（2 次）高等强度活动。

Rethorst 等[126]对 40 项 RCT 研究进行 Meta 分析，评价非临床样本的抗抑郁疗效（*N*=2 408）。研究中进行了中高强度运动试验（有氧或抗阻），无治疗措施或候补干预。结果为总体效果一般（-0.59），贝克抑郁问卷（Beck depression inventory）中平均改变 2.64 分。

Conn 等[127]也对 70 项对照或非对照试验进行 Meta 分析，结果显示，在监督下进行身体活动的研究中，低强度比中等强度身体活动对抑郁的改善作用更大（ES=0.91vs0.27；p=0.029；k=4，25），身体活动的类型或总量的影响无显著差异（分钟 / 次 × 次数）。在无监督进行活动的研究中，与对照组相比，效果一般（ES=0.52；0.28~0.77；k=22），干预前后的研究的影响很小（ES=0.38；0.56~0.05；k=45），有显著异质性。效果不随活动强度的不同而改变。在所有的研究中（即包含监督和无监督的活动），无论是小组还是个人的运动计划，无论是只关注一种运动还是多行为干预，或者不同类型的活动（如耐力训练、抗阻训练 / 灵活性活动、行走等），取得的效果都是相似的。

三、身体活动和压力

美国卫生与人类服务部的报告[122]，现有的前瞻性队列研究证据显示，积极活动有利于缓解心理压力。积极活动的人群心理烦恼发生率降低（或增加幸福感）大约 30%（OR=0.69，95%CI：0.61~0.78）；调整其他危险因素之后约降低 20%（OR=0.82，95%CI：0.77~0.86）。RCT 结果表明，身体活动缓解压力的最小作用通常不会超过健康教育或伸展运动等安慰剂产生的益处。基于人群的研究表明，与不活动或低水平的活动相比，中等或高等强度的体力活动参与均与心理烦恼感觉的降低有关（或幸福感的增加）。身体活动达到美国 PA 指南活动建议水平的人群（OR 0.77，95%CI：0.70~0.91）比没有达标的人群（OR 0.84，95%CI：0.78~0.91）获得的益处大。

Gerber 等[128]分析了 15 项研究（12 项横断面研究和 3 项前瞻性研究）（表 11-1）。压力诱导的抱怨包括负面情绪、烦恼、躯体症状、一般健康诉求、疾病严重程度和健康关怀的评估。身体活动的影响确定为压力、活动和每天抱怨之间的显著的交互作用比例，全部支持（>2/3 有显著交互作用），部分支持（>1/3 有显著交互作用），不支持（<1/3 有显著交互作用）。12 项横断面研究中，4 项被分为提供全部支持，3 项为部分支持，5 项不支持。3 项纵向研究，2 项被分为提供全部支持，1 项分为提供部分支持。提示身体活动可以缓解压力，减少抱怨。根据上述研究，Gerber 将身体活动看做是健康人释放压力的调节剂。

四、身体活动和心理幸福感

美国卫生与人类服务部的报告[122]，现有的前瞻性队列研究证据表明，积极活动对人心理健康和心理烦恼可以产生小 ~ 中等程度的有利作用。该报告还发现，身体活动可以增强自尊心，减少慢性疲劳。

5 项定量综述，综述了身体活动与心理健康研究的结果。其中两项（1 项系统评价[129]，1 项 Meta 分析[64]）侧重于生活质量，一项 Meta 分析[65]侧重于积极影响，一项综述侧重活力和疲劳感[66]。Bize 等[63]对关于身体活动水平和健康相关的生活质量（HRQoL）之间的关系的研究进行系统评价。纳入的 12 项研究中，6 个横断面研究显示，身体活动对活力（4 项研究）、心理健康（3 项研究）以及社会功能（1 项研究）均有积极的影响。两项队列研究均表明增加 1 小时的身体活动有益于心理健康和活力，对提高社会功能有积极影响。4 项随机对照试验（RCT）中有 3 项表明，身体活动与心理幸福感显著相关；每周至少行走 72 分钟，或 2~3 小时 / 周的有氧运动，可以增强活力；每周 1~2 次的体适能训练可提高心理 HRQoL。

Gillison 等[130]对运动对生活质量干预的 RCT 结果进行 Meta 分析，14 项健康人群研究显示，6 项关于心理健康的研究中，运动 3~6 个月后心理健康较没有运动的人有较小的改善（ES=0.21，95%CI：0.05~0.36）；与中~高强度的运动锻炼，轻度锻炼获得心理幸福感更大，此心理研究结果与对身体健康的效果相反；个人的活动比小组活动效果更好。

Reed 和 Buck[131]的一项 Meta 分析，评价规律的有氧运动对积极情感的影响，包括 105 篇研究（N=9 840），结果显示，运动对积极情感影响一般，但对情感低于平均水平的受试者改善效果更好；当运动量较低时，如每周至少 3 天，每天持续时间 30~35 分钟，对积极情感的影响稍增大。

Puetz 等[132]分析了关于身体活动水平与活力及疲劳感关系的 7 个横断面数据和 5 项前瞻性队列研究（N=137 351）。这 12 项研究都表明正相关关系，与活动最少的群体比，活动较多的成年人低活力和疲劳的发生率降低（平均 OR 0.61，95%CI：0.52~0.72）。这一关系在前瞻性队列研究（OR=0.68，95%CI：0.54~0.85）中比在横断面研究（OR=0.56，95%CI：0.47~0.68）中略有减弱。在三个相关的队列研究中，发现最低剂量的身体活动（高于最不活跃一级）有显著改善作用，包括每周 2~7 次锻炼（男性），"任何规律性锻炼"和"快步走"（≥ 20 分钟 / 周，每周至少一次），3~5 小时 / 周的中度运动。

综上，在健康成年人中，身体活动与心理健康密切相关。身体活动确实可以对心理健康产生小~中等程度的积极影响，并有显著的异质性，表明心理效益存在广泛的个体差异。对于那些活动少或惰性大的人群以及心理社会功能水平较低的人群，增加身体活动可以更多改善其心理健康。有强有力的证据支持，身体活动可以改善抑郁和生活质量，提高幸福感和活力。越来越多的证据表明身体活动可以抗焦虑。

关于促进心理健康的身体活动量，上述研究虽然观察到一些趋势，但尚无充分证据给出获得心理健康益处所需的身体活动具体量。几乎所有的研究显示，"有一些"活动优于"没有"；身体活动的类型或体适能的增加似乎并不重要。有一些证据表明低强度活动和低剂量活动对心理健康指标有积极效应，如 1~3 次 / 周，1~2 小时 / 周，每周增加 1 小时等。

第三节　久坐 / 静态与健康

久坐意味着静坐时间增加，身体活动水平降低。久坐行为指长时间坐着或躺着，身体活动强度 1~1.5MET（1MET 相当于静息代谢率），包括长时间坐着工作（职业久坐时间），乘坐交通工具（如汽车、公共汽车或火车上等），坐在家使用电脑（比如社交网络、寻找信息、收发邮件、玩电脑游戏等）和坐着（或有时躺着）时所有形式的休闲（如在看电视、玩电子游戏、阅读书籍、报纸、杂志、听或玩音乐，做手工如编织和缝纫等，外出看电影或吃饭等）。

三个系统综述评价分析了成人久坐行为对健康的影响。一个是有关职业久坐时间，包括横断面研究、病例 – 对照和前瞻性队列研究（43 项）[133]；另一个是有关业余 / 休闲时间久坐行为（19 个队列研究）[134]；第三个主要是有关看电视的时间和其他久坐行为（48 个队列研究）[135]。三篇综述的大多数前瞻性队列研究都显示职业 / 休闲久坐时间与高全因死亡率相关，证据级别 B；与糖尿病风险中等相关，证据级别 B；与体重相关健康结果证据不一致；没有足够的证据支持与癌症或心血管疾病（包括心血管疾病生物标志）有关系（表 11-2）。

表 11-2　三篇系统综述关于久坐不动行为与健康结局的关系

	van Uffelen et al., 2010[133]	Proper et al., 2011[134]	Thorp et al., 2011[135]	证据结论（证据的强度或是生活方式与疾病的相关性）
静态生活状态	职业性久坐不动	休闲时间中的久坐不动生活方式	看电视与久坐不动	
研究数量	43	19	48	
研究类型	横断面研究 病例 – 对照 队列研究	队列研究	队列研究	
全因死亡率	队列研究：4/6	队列研究：2/3	队列研究：6/6	强烈 / 可信
心血管疾病	病例 – 对照：1/2 队列研究：3/6	队列研究：2/4	队列研究：1/1	混合（mixed）
癌症	队列研究：4/4	队列研究：1/13	队列研究：4/5	混合
糖尿病	横断面调查：1/1 病例 – 对照：– 队列研究：2/3	队列研究：2/2	队列研究：4/4	中等（moderate）
BMI 与增重	横断面研究：5/10 病例 – 对照：0 队列研究：1/3	队列研究：4/10	队列研究：13/18	混合

注：数字比例表示呈正相关的研究数

关于久坐与健康的剂量 – 效应关系，在大部分前瞻性研究中，由于所使用的测量方法不同，很难对久坐与健康结果的剂量 – 效应关系得出结论。苏格兰健康调查和澳大利亚糖尿病研究结果显示，成人看电视 / 屏幕时间 ≥ 4 小时 / 天显著增加全因死亡风险[136-137]。对于总的久坐时间，日本和加拿大的研究均显示，每天久坐超过 8 小时将增加全因死亡风险[138-139]；美国的研究显示，久坐超过 9 小时 / 天会增加全因死亡率[140]。澳大利亚的研究显示，对于那些久坐时间小于 8 小时 / 天，且满足运动指南活动量的，对全因死亡率具有降低作用[141]。

综上所述，久坐增加全因死亡风险，是独立危险因素。

第四节　身体活动的风险

根据身体活动中不良事件的报告，身体活动的风险主要是肌肉骨骼损伤、不良心脏事件、热病和感染性疾病。因为经常参加活动的人群发生损伤的风险大于不经常活动或活动少的人群，但积极活动的人在其他情况下（如在工作中、日常生活活动中）不易受伤，所以其受伤的整体风险并没有增加。

影响身体活动 / 运动风险的因素主要有运动方式、运动量和心肺功能状态，此外，社会、人口、环境因素也不容忽视。

关于运动方式与运动风险，一项研究发现[142]，非接触式运动比接触式运动发生运动损伤的几率低，如散步，每1 000小时发生损伤1.2%，园艺活动和游泳均为1.0%，高尔夫球为0.3%，排球7.0%，篮球9.1%。

活动的总量及其变化率是损伤的决定因素，即不经常运动的人在进行等量的新的活动时更容易发生运动伤害。因此，不经常活动的人应循序渐进，逐步增加活动量，以便减少活动风险。虽然没有研究，但大家普遍认为增加活动频率、持续时间或活动强度可能增加损伤风险，活动总量更重要。一般情况下，步行的受伤率低于跑步。

即使是经常参加活动的人，在剧烈活动中发生心脏不良事件（如猝死、心肌梗死）的风险也会增加，不过风险极小。研究表明，剧烈运动引起心源性猝死的风险男性是 3.5×10^{-6}[143]，女性是 3×10^{-6}[144]。经常活动的人在活动及在休息时发生不良心脏事件的风险都比较低。不活动的人相比逐渐增加活动量的人风险更大。低强度和中等强度的运动比剧烈运动发生风险低，相对强度比绝对强度更重要。不活动的人群发生心脏不良事件的风险大于循序渐进逐渐增加活动水平的人群。

除了活动的类型和数量以及活动量的增加速率，活动受伤的风险受人口结构、行为和环境等因素的影响。年轻人中，那些从事身体活动的人比不活动的人受伤几率更高。而年纪大的人，不活动的人更容易受伤。重视运动前热身和运动整理活动，可显著减少活动损伤。以前受过伤的，再次活动更易受伤，因此影响参加活动积极性[145]。

体质健康和运动训练水平对预防损伤和不良事件具有重要作用。研究表明，体质和上呼吸道感染发病率之间存在J型关系。与适度运动的人相比，不活动的人上呼吸道感染的风险稍增加，优秀运动员的上呼吸道感染风险明显增加[146]。

运动防护装备（如鞋类、衬垫、骑自行车时使用反光装置、自行车头盔等）可以降低受伤的风险，进行活动的环境也有类似作用（如循环车道、交通信号、足球类的接触运动中地面硬度、空气污染等）。在极热或极冷的环境中活动应注意补充水分，以维持机体良好的水合状态。

综上，身体活动的好处大于风险。

第五节　各国身体活动指南建议活动量

为了促进健康，预防慢性病发生，一些国际组织和各个国家、地区纷纷制定了身体活动指南。近期WHO和各个国家身体活动指南建议身体活动量见表11-3。大多数国家和地区的身体活动指南包括儿童青少年（5~17岁）、成年人（18~64岁）和老年人（≥ 65岁），对不同年龄段健康人群推荐身体活动量。

关于身体活动建议量，大多数国际组织、国家和地区（WHO、美国、澳大利亚、加拿大、英国、芬兰、爱尔兰）建议成年人至少150分钟/周中等强度或75分钟/周高强度活动有氧运动；为了获得更多的健康效益，应增加有氧运动达到300分钟/周中等强度或150分钟/周高强度活动。肌肉力量活动，每周至少2天。WHO（西太平洋地区）、新西兰、瑞典、挪威、荷兰建议每天至少30分钟中等强度运动，每周至少5天，最好天天运动。

日本建议，每天进行身体活动量为60分钟，23MET·小时/周。根据不同的性别和年龄进行不同强度的力量训练。

中国建议，每天进行6~10千步当量身体活动，肌肉力量锻炼每周2~3次。

澳大利亚、加拿大、英国在建议进行活动的同时，建议减少静坐时间。

表 11-3　WHO 和各个国家身体活动建议量

国际组织 / 国家	身体活动建议量		
	5~17 岁	18~64 岁	≥ 65 岁
WHO，《关于身体活动有益健康的全球建议》，2010	1. 每天累计至少有 60 分钟中等~高强度身体活动。 2. 大于 60 分钟的身体活动可以提供更多的健康效益。 3. 大多数日常身体活动应该是有氧活动。同时，每周至少应进行 3 次高强度身体活动，包括强壮肌肉和骨骼的活动等	1. 每周至少完成 150 分钟中等强度有氧身体活动，或每周累计至少 75 分钟高强度有氧身体活动，或等效结合中等和高强度两种活动。 2. 有氧活动应该每次至少持续 10 分钟。 3. 为获得更多的健康效益，应增加有氧活动量，达到每周 300 分钟中等强度或每周 150 分钟高强度有氧活动，或中等和高强度两种活动相当量的组合。 4. 每周至少应有 2 天进行大肌群参与的增强肌肉力量的活动	1. 同成人 18~。 2. 活动能力较差的老年人每周至少应有 3 天进行提高平衡能力和预防跌倒的活动
澳大利亚，《国家成人身体活动指南》，2014	1. 每天累计至少 60 分钟的中高强度身体活动量。 2. 每周至少 3 天，进行肌肉和骨骼的加强运动。 3. 应该参加更多的运动，可达每天几个小时的运动量。 久坐不动的生活方式： (1)限制使用电子产品的时间（电视、玩电脑游戏等）不要超过每天 2 小时。 (2)尽量减少长时间坐着的可能	1. 每天都进行活动。 2. 每周累计 150~300 分钟中等强度和 75~150 分钟高等强度的运动量，或是两者结合。 3. 肌肉力量训练每周至少 2 天。 久坐不动： (1)减少静止不动的时间。 (2)打破静坐的时间	1. 每天累计 30 分钟中等强度的运动。 2. 如果可以就尽量做到每天超过 30 分钟。 3. 每天尽量尝试不同方式的运动，包括健康、力量、柔韧性和平衡性的运动
日本，《运动指南》，2013		1. 每天进行身体活动量为 60 分钟（=23MET·小时/周），每次坚持 10 分钟以上，逐渐增加运动量。 2. 进行运动量为每周进行运动量 60 分钟（=4 代谢当量·小时/周），每周进行两次，每次坚持 30 分钟以上。 3. 可以根据不同的性别和年龄进行不同强度的力量训练	任何强度的身体活动，每天进行 40 分钟［约 10MET·小时/周（代谢当量·小时/周）］，每次坚持 10 分钟以上，逐渐增加运动量

续表

国际组织 / 国家	身体活动建议量		
	5~17 岁	18~64 岁	≥ 65 岁
加拿大,《加拿大身体活动指引》,2011	每天应累计至少 60 分钟中度~高强度的体力活动。包括: ➤每周至少 3 天的高强度体力活动。 ➤每周至少 3 天可以加强肌肉和骨骼的活动。 ➤更多的日常体力活动提供更大的健康效益。 久坐行为指南 1. 休闲屏幕时间限制每天不超过 2 小时。 2. 限制久坐不动的时间	1. 每周应累计至少 150 分钟中度~高强度的有氧运动。 2. 肌肉和骨骼训练是针对使用的几大主要肌肉群,每周至少 2 天 3. 更多的体育活动提供了更大的健康益处	1. 同成人 18~。 2. 平衡锻炼
英国,《开始活动,保持活跃》,2011	5~18 岁: 1. 所有儿童青少年都应进行中~高等强度的身体活动每种至少 60 分钟,也可多到几个小时。 2. 高强度身体活动包括强健骨骼和肌肉的训练,每周至少 3 天。 3. 所有的孩子都应该减少静止不动的生活状态	1. 每天都应该进行身体活动,每周累计活动量是 150 分钟中等强度的活动,一次活动的时间 10 分钟;或每次活动时间 30 分钟,每周 5 天。 2. 每周 75 分钟高强度的活动或是高强度和中强度结合的运动更有益于健康。 3. 肌肉力量至少 2 天 / 周。 4. 减少静坐	1. 同成人 18~。 2.2 天 / 周平衡和协调训练
荷兰,2011 年		18~54 岁: 至少每天进行 30 分钟中等强度运动[4~6.5MET;步行(5km/h)或自行车(16km/h)、快走等],每周至少 5 天	
中国,《中国成人身体活动指南[2011 年试行版]》,2011		1. 每天进行 6~10 千步当量身体活动。 2. 每周 8~10 代谢当量小时(MET·h),相当于 24~30 个千步当量;中等强度的有氧运动坚持每天;若间断,不要超过 2 天,每周达到 5~7 天;若为高强度的锻炼,每周 3 天。 3. 每次达到 10 分钟以上,每天的总时间可以累计。 4. 肌肉力量每周 2~3 次,隔日进行	

国际组织/ 国家	身体活动建议量		
	5~17 岁	18~64 岁	≥ 65 岁
芬兰,《每周身体活动饼状图》,2009		1. 每周进行累计 150 分钟的中等强度有氧运动或 75 分钟高等强度的有氧运动。 2. 肌肉力量训练和平衡性训练每周至少 2 次	
爱尔兰,《爱尔兰国家身体活动指南》,2009		1. 至少每天进行 30 分钟中等强度的运动,每周 5 天(每周 150 分钟),每次时间至少 10 分钟。 2. 肌肉力量每周 2~3 天	1. 同成人 18~。 2. 注重平衡性能训练以减少摔倒事件的发生
WHO, 西太平洋地区《太平洋地区身体活动指南》,2008		1. 每天进行 30 分钟中等强度的运动,每周至少 5 天。 2. 如果可以应该进行高等强度的运动:每天至少 20 分钟,每周 3 天	
美国,《美国 2008 身体活动指南》,2008	1. 每天至少 60 分钟的身体活动: (1) 有氧运动:每天 60 分钟以上的中高等强度的有氧运动,其中应该包括高强度的有氧运动每周 3 天。 (2) 肌肉力量训练:作为每天 60 分钟的身体活动中的一部分,每周至少 3 天。 (3) 骨骼训练:作为每天 60 分钟的身体活动中的一部分,每周至少 3 天。 2. 最主要的是鼓励青少年参加适合年龄的各种体育活动	所有的成年人都应该尽量避免久坐不动的生活方式: 1. 每周 150 分钟中等强度或是 75 分钟高等强度有氧运动或是中强度和高强度相结合的运动模式;每次至少 10 分钟,一周中都应该平均运动量。 2. 为了更好的健康效益,一周的运动量增加到 300 分钟的中等强度或 150 分钟高等强度的有氧运动,或是两者相结合。 3. 中高等强度的主要肌肉群的训练,每周至少 2 天	1. 慢性疾病不能完成每周 150 分钟中等强度的运动量的时候,应该尽量进行适合身体健康状况的身体活动。 2. 平衡性的运动。 3. 根据身体健康状况来确定身体活动水平
瑞典,《促进健康身体活动指南》,2006		1. 每天至少 30 分钟各种形式的中等强度运动。 2. 耐力运动每周 3~5 天,每次 20~60 分钟。 3. 力量和柔韧性运动每周 2~3 次,每次至少包括 8~10 种运动,每次重复 12~20 次	

续表

国际组织 / 国家	身体活动建议量		
	5~17 岁	18~64 岁	≥ 65 岁
新西兰，2005		每天至少进行 30 分钟中等强度的运动，最好是每天都进行；如果你愿意或是为了更好的健康效益，应该进行高强度的运动	
挪威，2004		每天运动至少 30 分钟中等 ~ 高等强度的运动，这些运动一天可分几次进行，但每次至少持续 10 分钟	

第六节　我国目前身体活动现状

我国目前将每周参加体育锻炼频度 3 次及以上，每次体育锻炼持续时间 30 分钟及以上，每次体育锻炼的运动强度达到中等及以上的人，称为"经常参与体育锻炼"的人，这也是衡量和推荐国民参与体育锻炼的基本尺度。《全民健身计划（2011—2015）》目标要求，到 2015 年城乡居民体育健身意识进一步增强，参加体育锻炼的人数显著增加，身体素质明显提高，经常参加体育锻炼人数进一步增加，人数比例达到 32% 以上[1]。现有的数据显示我国城乡居民参与体育锻炼的情况接近这一目标，2014 年对全国十个省（区、市）6~69 岁人群体育健身活动状况的抽样调查结果显示，我国 20~69 岁居民参加过体育锻炼的比例为 50.5%，每周参加一次及以上、每次锻炼时间 30~60 分钟者的比例为 39.8%（含在校学生），达到上述"经常参加体育锻炼[2]"标准的比例为 31.2%（含在校学生）[2]。而此前 2007 年在全国 31 个省（区、市）进行的"中国城乡居民参加体育锻炼现状调查"结果显示，全国有 3.4 亿人口参加过体育锻炼，但 16 周岁及以上的居民中经常参加体育锻炼的比例为 28.2%[3]（含在校学生）[3]。6~19 岁儿童青少年的体育健身活动的参与情况为 2014 年我国 99.8% 的儿童青少年每周参加校内外体育健身活动（包含体育课、课外体育活动和校外体育锻炼），有 81.7% 达到了"每周参加体育锻炼频度 3 次及以上，每次体育锻炼持续时间 30 分钟及以上，每次体育锻炼的运动强度达到中等及以上"的标准。但校外体育锻炼中能达到这一标准的儿童青少年比例仅为 28.6%。而每周 1 小时大强度体育锻炼达到 3 次及以上的儿童青少年比例仅有 8.9%，38.5% 的儿童青少年体育锻炼强度小[2]。相对而言，我国儿童青少年体育锻炼的运动强度和运动量与国际相关的推荐量仍有一定的差距。

我国居民肥胖和超重的发生率仍然呈逐渐增长趋势。2010 年全国 20~59 岁成年人超重和肥胖发生率为 42%，60~69 岁老年人超重和肥胖发生率为 52.8%，分别比 2005 年提升了 4.9 和 5.9 个百分点[4]。超重和肥胖发生率显著升高的同时，城乡居民参加体育锻炼的程

1　资料来源：全民健身计划（2011—2015 年）
2　资料来源：2014 年 6~69 岁人群体育健身活动和体质状况抽测调查公报
3　数据来源：2007 年中国城乡居民参加体育锻炼现状调查公报
4　数据来源：《2010 年国民体质监测公报》

度仍显不足。2014 年的调查显示，超重和肥胖者中近半数（49.8%）的人不参加体育锻炼，接近 1/3（31.6%）的超重和肥胖者偶尔参加体育锻炼，达到经常参加体育锻炼标准的比例仅为 18.6%。

此外，研究发现，我国不参加体育锻炼者具有受教育程度较低、职业层次较低、工作方式以走为主、闲暇时间较多选择静态活动、锻炼意识不足和需求水平较低的特点[1]

第七节　身体活动建议量

基于无可置疑的证据均支持规律的运动（90–150–300 分钟 / 周中 ~ 高强度）对全因死亡、心血管疾病、脑卒中、高血压、结肠癌、乳腺癌、2 型糖尿病是一项有效的切实可行的预防措施和策略。也有可靠的证据支持身体活动对骨质疏松症、骨关节炎等具有保护性作用，能够预防体重增加，对促进心理健康有益。久坐不动增加全因死亡风险，是独立危险因素。建议 18~65 岁成年人每天进行 30 分钟中等强度，每周累计至少完成 150 分钟中等强度或 75 分钟高强度有氧运动，每次运动至少 10 分钟；或每周至少进行 3 次，每次至少 30 分钟中等强度运动；在此基础上增加运动量和强度，每周完成 300 分钟中等强度或 150 分钟高强度活动或两种强度不同组合，可以获得更大的健康益处。参照 WHO 推荐的证据评价方法和标准[79]，综合评价等级为 A 级。同时建议，肌肉力量训练每周 2~3 天，隔天进行；减少静坐时间，每小时起来活动一下。

1　李然, 等 . 我国不参加体育锻炼人群特征的研究 . 中国体育科技, 2010, 1：129–134

第十二章
总结和建议

　　膳食模式不仅反映人们的饮食习惯和生活水平高低，同时也反映一个民族的传统文化，与一个国家/地区的经济发展、环境和资源等多方面的情况有关。中国居民传统膳食的特点是高碳水化合物、高膳食纤维和低动物脂肪。以植物性食物为主，谷类、薯类和蔬菜的摄入量较高，肉类的摄入量比较低，豆制品总量不高且因地区而不同，奶类消费在大多地区不多。

　　伴随着众多社会经济因素的变化，中国居民的膳食模式也发生了变化。膳食中粮谷类食物摄入的比例减少，取而代之的是动物性食物比例的增加，使得膳食能量密度增加，同时人们身体活动强度在减少。中国居民膳食模式的变迁，使得人们的营养缺乏状况得到明显改善，但由于营养失衡带来的慢性病的发病率快速上升。

　　作为引领居民食物消费的中国居民膳食指南，理想膳食模式的提出应以使人群基本达到膳食营养素推荐量为目标，以保证人们人体健康为根本原则，结合中国人的饮食习惯特点，充分考虑当前我国居民膳食结构中重点的不合理的问题，提出各类人群的各类食物推荐量，形成理想的膳食模式。

　　中国理想的膳食模式仍应坚持粮谷物食物为主，适量增加全谷物和粗杂粮的比例；保证充足的蔬菜水果摄入量；维持适量的动物性食物，优化动物性食物结构，增加低脂肉类和海产品的消费比例；增加奶类和大豆类的消费；控制油脂和盐的摄入量。同时保持适宜的身体活动量。

　　研究的基本理想膳食模式为膳食指南制定提供了重要依据，在实际应用时要根据个体的具体情况进行适当调整。

　　膳食对健康的影响是长期的结果，良好合理膳食模式的形成需要与自身健康状况相结合，科学搭配促进健康。

参 考 文 献

1. Bach-Faig A, Berry EM, Lairon D, et al.Mediterranean diet pyramid today.Science and cultural updates. Public Health Nutr, 2011, 14 : 2274-2284.

2. Willett WC, Sacks F, Trichopoulou A, et al.Mediterranean diet pyramid: a cultural model for healthy eating. Am J Clin Nutr, 1995, 61 : 1402s-1406s.

3. McCullough ML.Diet patterns and mortality: Common threads and consistent results.J Nutr, 2014, 114 : 795-796.

4. Sofi F, Macchi C, Abbate R, et al.Mediterranean diet and health.Biofactors, 2013, 39 : 335-342.

5. Rahe C, Unrath M, Berger K.Dietary patterns and the risk of depression in adults: a systematic review of observational studies.Eur J Nutr, 2014, 53 (4): 997-1013.

6. McKeown PP, Logan K, McKinley MC.Evidence for the use of the Mediterranean diet in patients with CHD. Proc Nutr Soc, 2010, 69 : 45-60.

7. Rees K, Hartley L, Flowers N, et al. 'Mediterranean'dietary pattern for the primary prevention of cardiovascular disease (Review).Cochrane Data base of Systematic Reviews, 2013, Issue 8.Art.No.: CD009825.

8. Psaltopoulou T, Sergentanis TN, Panagiotakos DB, et al.Mediterranean Diet, Stroke, Cognitive Impairment, and Depression: A Meta-Analysis.Ann Neurol, 2013, 74 : 580-591.

9. Nordmann AJ, Suter-Zimmermann K, Bucher HC, et al.Meta-Analysis Comparing Mediterranean to Low-Fat Diets for Modification of Cardiovascular Risk Factors.Am J Med, 2011, 124 : 841-851.

10. Piscopo S.The Mediterranean diet as a nutrition education, health promotion and disease prevention tool. Public Health Nutr, 2009, 12 : 1648-1655.

11. Garcia-Marcos L, Castro-Rodriguez JA, Weinmayr G, et al.Influence of Mediterranean diet on asthma in children: A systematic review and meta-analysis.Pediatric Allergy Immunol, 2013, 24 : 330-338.

12. Sofi F, Macchi C, Abbate R, et al.Effectiveness of the Mediterranean diet: Can it help delay or prevent Alzheimer's disease ? J Alzheimer's Disease, 2010, 20 : 795-801.

13. Sofi F, Abbate R, Gensini GF, et al.Accruing evidence on benefits of adherence to the Mediterranean diet on health: an updated systematic review and meta-analysis.Am J Clin Nutr, 2010, 92 : 1189-1196.

14. Kastorini C, Milionis HJ, Esposito K, et al.The Effect of Mediterranean Diet on Metabolic Syndrome and its Components: A Meta-Analysis of 50 Studies and 534,906 Individuals.J Am Coll Cardiol, 2011, 57 : 1299-1313.

15. Hoevenaar-Blom MP, Nooyens AJ, Kromhout D, et al.Mediterranean Style Diet and 12-Year Incidence of Cardiovascular Diseases: The EPIC-NL Cohort Study.PLoS ONE, 2012, 7 (9): e45458.

16. Ajala O, English P, Pinkney J.Systematic review and meta-analysis of different dietary approaches to the management of type 2 diabetes.Am J Clin Nutr, 2013, 97 : 505-516.

17. Carter P, Achana F, Troughton J, et al.A Mediterranean diet improves HbA1c but not fasting blood glucose compared to alternative dietary strategies: a network meta-analysis.J Hum Nutr Diet, 2013, doi: 10.1111/jhn.12138

18. Solfrizzi V, Panza F.Mediterranean Diet and Cognitive Decline.J Alzheimer's Disease, 2014, 39 : 283-286.

19. Trichopoulou A, Costacou T, Bamia C, et al.Adherence to a Mediterranean diet and survival in a Greek population.N Eng J Med, 2003, 348 : 2599-2608.

20. Fidanza F, Alberti A, Lanti M, et al.Mediterranean adequacy index: correlation with 25-year mortality

from coronary heart disease in the Seven counties Study.Nutr Metab CardiovascDis,2004,14 :254-258.

21. U.S.Department of Health and Human Services and U.S.Department of Agriculture.2015-2020 Dietary Guidelines for Americans.8th Edition.December 2015.Available at http://health.gov/ dietaryguidelines/2015/guidelines/.

22. Australian Government,National Health and Medical Research Council,Department of Health and Ageing.Australian Dietary Guidelines 2013.

23. Baik I,Lee M,Jun NR,et al.A healthy dietary pattern consisting of a variety of food choices is inversely associated with the development of metabolic syndrome [J].Nutr Res Pract,2013,7(3):233-241.

24. Lee M,Chae SW,Cha YS,et al.Development of a Korean Diet Score(KDS) and its application assessing adherence to Korean healthy diet based on the Korean Food Guide Wheels[J].Nutr Res Pract,2013,7(1): 49-58.

25. Kim J,Jo I.Grains,vegetables,and fish dietary pattern is inversely associated with the risk of metabolic syndrome in South korean adults [J].J Am Diet Assoc,2011,111(8):1141-1149.

26. Kim JH,Lee JE,Jung IK.Dietary pattern classifications and the association with general obesity and abdominal obesity in Korean women [J].J Acad Nutr Diet,2012,112(10):1550-1559.

27. Hu FB.Plant-based foods and prevention of cardiovascular disease:an overview [J].Am J Clin Nutr, 2003,78(3 Suppl):544S-551S.

28. Cho YA,Kim J,Cho ER,et al.Dietary patterns and the prevalence of metabolic syndrome in Korean women [J].Nutr Metab CardiovascDis,2011,21(11):893-900.

29. Hong S,Song Y,Lee KH,et al.A fruit and dairy dietary pattern is associated with a reduced risk of metabolic syndrome [J].Metabolism,2012,61(6):883-890.

30. Song Y,Joung H.A traditional Korean dietary pattern and metabolic syndrome abnormalities [J].Nutr Metab CardiovascDis,2012,22(5):456-462.

31. Meydani M.A Mediterranean-style diet and metabolic syndrome [J].Nutr Rev,2005,63(9):312-314.

32. Song SJ,Lee JE,Paik HY,et al.Dietary patterns based on carbohydrate nutrition are associated with the risk for diabetes and dyslipidemia [J].Nutr Res Pract,2012,6(4):349-356.

33. Nanri A,Mizoue T,Noda M,et al.Rice intake and type 2 diabetes in Japanese men and women:the Japan Public Health Center-based Prospective Study [J].Am J Clin Nutr,2010,92(6):1468-1477.

34. Shin HJ,Cho E,Lee HJ,et al.Instant noodle intake and dietary patterns are associated with distinct cardiometabolic risk factors in Korea [J].J Nutr,2014,144(8):1247-1255.

35. Lee Y,Kang D,Lee SA.Effect of dietary patterns on serum C-reactive protein level [J].Nutr Metab CardiovascDis,2014,24(9):1004-1011.

36. Mizoue T,Yamaji T,Tabata S,et al.Dietary patterns and glucose tolerance abnormalities in Japanese men [J].J Nutr,2006,136 :1352-1358.

37. Akter S,Nanri A,Yi S,et al.Dietary patterns and C-peptide concentrations in a Japanese working population [J].Nutrition,2012,28 :e29-e35.

38. Mizoue T.Dietary Patterns and Colorectal Adenomas in Japanese Men:The Self-Defense Forces Health Study [J].American Journal of Epidemiology,2005,161 :338-345.

39. Willett WC.Diet and health:what should we eat ? [J].Science,1994,264 :532-537.

40. Sadakane A,Tsutsumi A,Gotoh T,et al.Dietary patterns and levels of blood pressure and serum lipids in a Japanese population [J].J Epidemiol,2008,18 :58-67.

41. Shimazu T,Kuriyama S,Hozawa A,et al.Dietary patterns and cardiovascular disease mortality in Japan:a prospective cohort study [J].Int J Epidemiol,2007,36 :600-609.

42. Maruyama K,Iso H,Date C,et al.Dietary patterns and risk of cardiovascular deaths among middle-aged Japanese:JACC Study [J].Nutrition,Metabolism and Cardiovascular Diseases,2013,23 :519-527.

43. Hu FB，Rimm EB，Stampfer MJ，et al.Prospective study of major dietary patterns and risk of coronary heart disease in men［J］.Am J Clin Nutr，2000，72：912-921.

44. Heidemann C，Schulze MB，Franco OH，et al.Dietary patterns and risk of mortality from cardiovascular disease，cancer，and all causes in a prospective cohort of women［J］.Circulation，2008，118：230-237.

45. Nettleton JA，Polak JF，Tracy R，et al.Dietary patterns and incident cardiovascular disease in the Multi-Ethnic Study of Atherosclerosis［J］.Am J Clin Nutr，2009，90：647-654.

46. Guo H，Niu K，Monma H，et al.Association of Japanese dietary pattern with serum adiponectin concentration in Japanese adult men［J］.Nutrition，Metabolism and Cardiovascular Diseases，2012，22：277-284.

47. Nanri A，Yoshida D，Yamaji T，et al.Dietary patterns and C-reactive protein in Japanese men and women［J］.Am J Clin Nutr，2008，87：1488-1496.

48. Shimazu T，Kuriyama S，Hozawa A，et al.Dietary patterns and cardiovascular disease mortality in Japan：a prospective cohort study［J］.Int J Epidemiol，2007，36：600-609.

49. Morimoto A，Ohno Y，Tatsumi Y，et al.Effects of healthy dietary pattern and other lifestyle factors on incidence of diabetes in a rural Japanese population［J］.Asia Pac J Clin Nutr，2012，21：601-608.

50. Kurotani K，Kochi T，Nanri A，et al.Plant Oils Were Associated with Low Prevalence of Impaired Glucose Metabolism in Japanese Workers［J］.PLoS ONE，2013，8：e64758.

51. Mizoue T，Yamaji T，Tabata S，et al.Dietary patterns and glucose tolerance abnormalities in Japanese men［J］.J Nutr，2006，136：1352-1358.

52. Akter S，Nanri A，Yi S，et al.Dietary patterns and C-peptide concentrations in a Japanese working population［J］.Nutrition，2012，28：e29-e35.

53. Mizoue T.Dietary Patterns and Colorectal Adenomas in Japanese Men：The Self-Defense Forces Health Study［J］.American Journal of Epidemiology，2005，161：338-345.

54. Kurotani K，Budhathoki S，Man Joshi A，et al.Dietary patterns and colorectal cancer in a Japanese population：The Fukuoka Colorectal Cancer Study［J］.British Journal of Nutrition，2010，104：1703-1711.

55. Kim MK，Sasaki S，Otani T，et al.Dietary patterns and subsequent colorectal cancer risk by subsite：a prospective cohort study［J］.Int J Cancer，2005，115：790-798.

56. 世界粮农组织：http://faostat3.fao.org/download/FB/CC/E

57. DongWang，Yuna He，Yanping Li，et al.Joint association of dietary pattern and physical activity level with cardiovascular disease risk factors among Chinese Men：A cross-sectional study.PLOS ONE，2013，8（6）：e662102013

58. YHe，YLi，JLai，et al.Dietary patterns as compared with physical activity in relation to metabolic syndrome among Chinese adults.Nutrition，Metabolism & Cardiovascular Diseases，2013，23（10）：920-928.

59. Yanping Li，Yuna He，Jianqiang Lai，et al.Dietary Patterns are Associated with Stroke in Chinese Adults.JNutr，2011，141：1834-1839.

60. Dong Wang，Yuna He，Yanping Li，et al.Dietary patterns and hypertension among Chinese adults：a nationally representative cross-sectional study.BMC Public Health，2011，11：925.

61. Yuna He，Guansheng Ma，Fengying Zhai，et al.Dietary patterns and the prevalence of glucose tolerance abnormalities in Chinese adults.Diabetes Care，2009，32（11）：1972-1976.

62. Xiaoyong Zhang，Hans Dagevos，Yuna He，et al.Consumption and corpulence in China-A consumer segmentation study based on the food perspective.Food Policy，2008，33：37-47.

63. Carolina Batis，DanielaSotres-Alvarez，Penny Gordon-Larsen，et al.Longitudinal Analysis of Dietary Patterns in Chinese Adults from1991 to 2009.Br J Nutr，2014，111（8）：1441-1451.

64. 张继国，张兵，王惠君，等．中国9省区成年居民膳食模式研究．中华流行病学杂志，2013，34（1）：

37-40.

65. Raquel Villegas,Gong Yang,Yu-Tang Gao,et al.Dietary patterns are associated with lower incidence of type 2 diabetes in middle-aged women-The Shanghai Women's Health Study.International Journal of Epidemiology,2010,39 :889-899.

66. Hui Zuo1,Zumin Shi,Baojun Yuan,et al.Dietary patterns are associated with insulin resistance in Chinese adults without known diabetes.British Journal of Nutrition,2013,109 :1662-1669.

67. US Center for Diseases Control and Prevention.Surgeon General's Report on Physical Activity & Health ［R］,1996.

68. World Health Organization.The World Health Report:Reducing risks,promoting healthy life.Geneva: World Health Organization 2002.

69. US Department of Health and Human Services.Physical Activity Guidelines Advisory Committee Report.2008.Accessed June 2012 from:Physical Activity Guidelines for American-Advisory Committee Report.

70. KE,Paluch AE,Blair SN.Physical activity for health:what kind？ How much？ How intense？ On top of what？ Annual Rev Public Health,2011,32 :349-365.

71. Canadian Society for Exercise Physiology.2011 Canadian Physical Activity Guidelines.Ottawa,Canada: Canadian Society for Exercise Physiology,2011.

72. UK Department of Health,Physical Activity,Health Improvement and Protection.Start Active,Stay Active:A Report on Physical Activity for Health from the Four Home Countries'Chief Medical Officers. London,UK:Department of Health,2011.

73. Professional Associations for Physical Activity,Sweden ［Yrkesföreningar för Fysisk Aktivitet,YFA］. Physical Activity in the Prevention and Treatment of Disease.Stockholm Swedish National Institute of Public Health,2010.2nd Edition.

74. World Health Organization.Global Recommendations on Physical Activity for Health.Geneva,Switzerland: World Health Organization,2010.

75. Brown WJ,Bauman AE,Bull FC,et al.Development of Evidence-based Physical Activity Recommendations for Adults(18-64 years).Report prepared for the Australian Government Department of Health,August 2012.

76. Samitz G,Egger M,Zwahlen M.Domains of physical activity and all-cause mortality:systematic review and dose-response meta-analysis of cohort studies.Int J Epidemiol,2011,40(5):1382-1400.

77. Woodcock J,Franco OH,Orsini N,et al.Non-vigorous physical activity and all-cause mortality: Systematic review and meta-analysis of cohort studies.Int J Epidemiol,2011,40 :121-138.

78. Chi Pang Wen,Jackson Pui Man Wai,Min Kuang Tsai,et al.Minimum amount of physical activity for reduced mortality and extended life expectancy:a prospective cohort study.The Lancet,2011,387(9798): 1244-1253.

79. World Health Organization.WHO Hand Book for Guideline Development.2012.

80. Jian Li,Johannes Siegrist.Physical Activity and Risk of Cardiovascular Disease—A Meta-Analysis of Prospective Cohort Studies.Int J Environ Res Public Health,2012,9 :391-407.

81. Adair LS,Gordon-Larsen P,Du SF,et al.The emergence of cardiometabolic disease risk in Chinese children and adults:consequences of changes in diet,physical activity and obesity.Obes Rev,2014,15 (Suppl 1):49-59.

82. Warburton DER,Charlesworth S,Ivey A,et al.A systematic review of the evidence for Canada's Physical Activity Guidelines for Adults.International Journal of Behavioral Nutrition and Physical Activity,2010,7 : 39-220.

83. Haennel RG,Lemire F.Physical activity to prevent cardiovascular disease How much is enough？ Can Fam

Physician,2002,48 :65–71.

84. Fagard RH.Exercise characteristics and the blood pressure response to dynamic physical training.Med Sci Sports Exerc,2001,33 :S484–492,discussion S493–484.

85. Robsahm TE,Aagnes B,Hjartaker A,et al.Body mass index,physical activity,and colorectal cancer by anatomical subsites:a systematic review and meta–analysis of cohort studies.European Journal of Cancer Prevention,2013,22 :492–505.

86. Terry Boyle,Tessa Keegel,Fiona Bull,et al.Physical Activity and Risks of Proximal and Distal Colon Cancers:A Systematic Review and Meta–analysis.J Natl Cancer Inst,2012,104 :1548–1561.

87. Pham NM,Mizoue T,Tanaka K,et al. Physical activity and colorectal cancer risk:an evaluation based on a systematic review of epidemiologic evidence among the Japanese population.Jpn J Clin Oncol,2012,42 (1):2–13.

88. YuPeng Liu,FuLan Hu,DanDan Li,et al.Does Physical Activity Reduce the Risk of Prostate Cancer ? A Systematic Review and Meta–analysis.European Urology,2011,60(5):1029–1044.

89. Monninkhof EM,Elias SG,Vlems FA,et al.Physical activity and breast cancer:a systematic review. Epidemiol,2007,18(1):137–157.

90. FriedenreichCM.Physical activity and breast cancer:review of the epidemiologic evidence and biologic mechanisms.Recent Results Cancer Res,2011,188 :125–139.

91. Neilson HK,FriedenreichCM,Brockton NT,et al.Physical activity and postmenopausal breast cancer: proposed biologic mechanisms and areas for future research.Cancer Epidemiol Biomarkers Prev,2009,18 (1):11–27.

92. Warburton DER,Charlesworth S,Ivey A,et al.A systematic review of the evidence for Canada's Physical Activity Guidelines for Adults.Int J Behav Nutr and Physical Activity,2010 ;7.doi:10.1186/1479–5868– 7–39.

93. Warburton DE,Nicol C,Bredin SS.Health benefits of physical activity:the evidence.CMAJ,2006,174 : 801–809.

94. Kelley GA,Kelley KS.Efficacy of resistance exercise on lumbar spine and femoral neck bone mineral density in premenopausal women:a meta analysis of individual patient data.J Womens Health(Larchmt), 2004,13 :293–300.

95. Bonaiuti D,Shea B,Iovine R,et al.Exercise for preventing and treating osteoporosis in postmenopausal women.Cochrane Database Syst Rev,2002,CD000333.

96. Wallace BA,Cumming RG.Systematic review of randomized trials of the effect of exercise on bone mass in pre–and postmenopausal women.Calcif Tissue Int,2000,67 :10–18.

97. Carter ND,Khan KM,Petit MA,et al.Results of a 10 week community based strength and balance training programme to reduce fall risk factors:a randomised controlled trial in 65–75 year old women with osteoporosis.Br J Sports Med,2001,35 :348–351.

98. Liu–Ambrose T,Khan KM,Eng JJ,et al.Resistance and agility training reduce fall risk in women aged 75 to 85 with low bone mass:a 6–month randomized,controlled trial.Jam Geriatr Soc,2004,52 :657–665.

99. Carter ND,Kannus P,Khan KM.Exercise in the prevention of falls in older people:a systematic literature review examining the rationale and the evidence.Sports Med,2001,31 :427–438

100. KujalaUM,Kaprio J,Kannus P,et al.Physical activity and osteoporotic hip fracture risk in men.Arch Intern Med,2000,160 :705–708.

101. Feskanich D,Willett W,Colditz G.Walking and leisure–time activity and risk of hip fracture in postmenopausal women.JAMA,2002,288 :2300–2306.

102. Robitaille J,Yoon PW,Moore CA,et al.Prevalence,family history,and prevention of reported osteoporosis in U.S.women.Am J Prev Med,2008,35 :47–54.

103. Keramat A, Patwardhan B, Larijani B, et al. The assessment of osteoporosis risk factors in Iranian women compared with Indian women. BMC Musculoskelet Disord, 2008, 9 : 28.

104. Brown JP, Josse RG. 2002 clinical practice guidelines for the diagnosis and management of osteoporosis in Canada. CMAJ, 2002, 167 : S1–34.

105. Heesch KC, Brown WJ. Do walking and leisure–time physical activity protect against arthritis in older women ? J Epidemiol Community Health, 2008, 62 (12): 1086–1091.

106. Warburton DE, Gledhill N, Quinney A. Musculoskeletal fitness and health. Can J Appl Physiol, 2001, 26 : 217–237.

107. Warburton DE, Gledhill N, Quinney A. The effects of changes in musculoskeletal fitness on health. Can J Appl Physiol, 2001, 26 : 161–216.

108. Katzmarzyk PT, Craig CL. Musculoskeletal fitness and risk of mortality. Med Sci Sports Exerc, 2002, 34 : 740–744.

109. Metter EJ, Talbot LA, Schrager M, et al. Skeletal muscle strength as a predictor of all–cause mortality in healthy men. J Gerontol A Biol Sci Med Sci, 2002, 57 : B359–365.

110. Brill PA, Macera CA, Davis DR, et al. Muscular strength and physical function. Med Sci Sports Exerc, 2000, 32 : 412–416.

111. Mason C, Brien SE, Craig CL, et al. Musculoskeletal fitness and weight gain in Canada. Med Sci Sports Exerc, 2007, 39 : 38–43.

112. Institute of Medicine. Dietary reference intake for energy, carbohydrate, fiber, fat, fatty acids, cholesterol, protein and amino acids. Washington DC : Washington National Academic Press, 2002.

113. Donnelly JE, Blair SN, Jakicic JM, et al. American College of Sports Medicine position stand. Appropriate physical activity intervention strategies for weight loss and prevention of weight regain for adults. Med Sci Sports Exerc, 2009, 41 (2): 459–471.

114. Klem ML, Wing RR, McGuire MT, et al. A descriptive study of individuals successful at long term maintenance of substantial weight loss. Am J Clin Nutr, 1997, 66 : 239–246.

115. Schoeller DA, Shay K, Kushner RF. How much physical activity is needed to minimize weight gain in previously obese women ? Am J Clin Nutr, 1997, 66 : 551–556.

116. Mekary RA, Feskanich D, Malspeis S, et al. Physical activity patterns and prevention of weight gain in premenopausal women. Int J Obesity, 2009, 33 (9): 1039–1047.

117. McTiernan A, Sorensen B, Irwin ML, et al. Exercise effect on weight and body fat in men and women. Obesity, 2007, 15 : 1496–1512.

118. Lee I–M, Djoussé L, Sesso HD, et al. Physical activity and weight gain prevention. JAMA, 2010, 303 (12): 1173–1179.

119. Brown WJ, Hockey R, Dobson AJ. Effects of having a baby on weight gain. Am J Prev Med, 2010, 38 (2): 163–170.

120. Brown WJ, Hockey R, Dobson AJ. Physical activity, sitting and weight gain in Australian women. J Sci Med Sport, 2011, 14 (7) (supp): 93//van Uffelen JGZ, Wong J, Chau JY, van der Ploeg HP, et al. Occupational sitting and health risks. A systematic review. Am J Prev Med, 2010, 39 (4): 379–388.

121. Conn VS. Anxiety outcomes after physical activity interventions: meta–analysis findings. Nurs Res, 2010, 59 (3): 224–231.

122. US Department of Health and Human Services. Physical Activity Guidelines Advisory Committee Report Part G. Section 8 : Mental Health. 2008. Accessed June 2012.

123. Beard J, Heathcote K, Brooks R, et al. Predictors of mental disorders and their outcome in a community based cohort. Soc PsychiatrPsychiatr Epidemiol, 2007, 42 (8): 623–630.

124. Azar D, Ball K, Salmon J. Individual, social, and physical environmental correlates of physical activity

among young women at risk of depression J Phys Act Health,2011,8(1):133–140.

125. Teychenne M,Ball K,Salmon J.Physical activity and likelihood of depression in adults:A review.Prev Med,2008,46(5):397–411.

126. Rethorst CD,Wipfli BM,Landers DM.The antidepressive effects of exercise:A meta–analysis of randomized trials.Sports Med,2009,39(6):491–511.

127. Conn VS.Depressive symptom outcomes of physical activity interventions:meta–analysis findings.Ann Behav Med,2010,39(2):128–138.

128. Gerber M,Puhse U.Do exercise and fitness protect against stress–induced health complaints？ A review of the literature.Scand J Public Health,2009,37(8):801–819.

129. Bize R,Johnson J,Plotnikoff R.Physical activity level and health–related quality of life in the general adult population:A systematic review.Prev Med,2007,45(6):401–415.

130. Gillison FB,Skevington SM,Sato A,et al.The effects of exercise interventions on quality of life in clinical and healthy populations:a meta–analysis.Soc Sci Med,2009,68(9):1700–1710.

131. Reed JB,S.The effect of regular aerobic exercise on positive–activated affect:A meta–analysis. PsycholSportExerc,2009,10(6):581–594.

132. Puetz T.Physical activity and feelings of energy and fatigue–Epidemiology evidence.Sports Med,2006, 36(9):767–780.

133. van Uffelen JGZ,Wong J,Chau JY,et al.Occupational sitting and health risks.A systematic review. Am J Prev Med,2010,39(4):379–388.

134. Proper KI,Singh A,van Mechelen W,et al.Sedentary behaviors among adults. systematic review of prospective studies.Am J Prev Med,2011,40(2):174–182.

135. Thorp AA,Owen N,Neuhaus M,et al.Sedentary behaviours and subsequent health outcomes in adults.A systematic review of longitudinal studies.1996–2011.Am J Prev Med,2011,41(2):2207–2215.

136. Stamatakis E,Hamer M,Dunstan DW.Screen based entertainment time,all–cause mortality and hospital events follow–up.J Am Coll Cardiol,2011,57(3):292–299.

137. Dunstan DW,Barr ELM,Healy GN,et al.Television viewing time and mortality:the Australian Diabetes, Obesity and Lifestyle Study(AusDiab).Circulation,2010,121(3):384–391.

138. Inoue M,Iso H,Yamamoto S,et al.Daily total physical activity level and premature death in men and women:results from a large–scale population–based cohort study in Japan(JPHC study).Ann Epidemiol, 2008,18:522–530.

139. Katzmarzyk PT,Church TS,Craig CL,et al.Sitting time and mortality for all causes,cardiovascular diseases and cancer.Med Sci Sports Exerc,2009,41(5):998–1005.

140. Matthews CE,George SM,Moore SC,et al.Amount of time spent in sedentary behaviors and cause– specific mortality in US adults.Am J Clin Nutr,2012,95:437–445.

141. van der Ploeg HP,Chey T,Korda RJ,et al.Sitting time and all–cause mortality risk in 222 497 Australian adults.Arch Intern Med,2012,172(6):494–500.

142. Parkkari J,Kannus P,Natri A,et al.Active living and injury risk.Int J Sports Med,2004,25(3):209–216.

143. Albert CM,Mittleman MA,Chae CU,et al.Triggering of sudden death from cardiac causes by vigorous exertion.N Eng J Med,2000,343(19):1355–1361.

144. Whang W,Manson JE,Hu FB,et al.Physical exertion,exercise and sudden cardiac death in women. JAMA,2006,295(12):1399–1403.

145. Finch C,Owen N,Price R.Current injury or disability as a barrier to becoming more physically active. Med Sci Sports Exerc,2001,33(5):778–782.

146. Spence L,Brown WJ,Pyne DB,et al.Incidence,etiology and symptomatology of upper respiratory illness in elite athletes.Med Sci Sports Exerc,2007,39(4):577–586.

第四部分

我国居民食物消费、营养与健康现状分析报告

　　本部分主要搜集和参考了近十年来我国食物生产、消耗、利用及居民饮食行为、膳食营养摄入、相关疾病发生率等大量翔实的资料和数据，全面、深入分析了目前我国居民存在的主要膳食营养问题，为膳食指南修订提供参考。

　　分析表明，我国粮食作物总体平稳增长，为国家粮食安全提供了重要保障。油料作物、水果和蔬菜增长显著，为保障居民能量摄入和营养素的供给奠定了物质基础。畜禽产品产量增长较快，基本满足国内消费需求增长，为我国居民提供了充足的能量、蛋白质、维生素和矿物质。但谷类的加工、生产越来越精细使膳食纤维等微量营养素丢失浪费是造成居民微量营养素摄入不足的重要原因之一。和很多发达国家一样，从食物生产、收获、加工、消费等环节纵向来看，每一环节都存在不同程度的浪费。从横向来看，终端消费包括家庭、食堂以及餐馆也都会产生巨大的浪费，这些因素导致我国食物资源浪费严重。

　　我国居民食物摄入状况分析结果表明，粮谷类食物摄入量出现逐年减少的趋势，精制稻米及其制品消费量高，不能满足膳食粗细搭配的要求。从豆类及其制品、乳类及其制品消费来看，消费量和消费率十年间没有显著改善，豆类和乳类消费量依然偏低。

　　肉类消费量持续增加，消费以猪肉为主，成年居民肉类消费量已经高于《中国居民膳食指南》推荐的消费水平。烹调用盐量呈现下降趋势，烹调用油维持在较高的消费水平。十年来随着城市化程度的提高，在外就餐逐渐增多，城市居民在外就餐的比率上升最快。同时我国居民零食消费率不断提高。居民身体活动水平呈下降趋势。

　　在专家组认真分析总结中国居民膳食营养状况的基础上，本部分归纳五章，内容涵盖了我国食物生产、食物消耗、食物利用及居民饮食行为、膳食结构和营养素摄入、相关疾病发生率等大量翔实的资料，为2016膳食指南的修订提供技术参考。

第十三章
我国主要食物的生产及浪费情况

第一节　主要农产品的生产情况

一、主要农产品生产总量持续增加

粮食作物总体增长平稳，为国家粮食安全提供了重要保障。我国粮食作物的产量从 1978 年的 30 476 万吨增长到 2011 年的 57 121 万吨，年均产量增长率为 1.9%。同期粮食作物年均种植面积变化率为 –0.3%，单产的年均增长率为 2.2%。粮食的生产结构随着消费结构的变化略有变动。水稻和小麦的增长相对较慢，玉米等饲料粮生产增长较快。从 1980 年到 2011 年，我国水稻和小麦产量分别从 13 990 万吨、5 520 万吨增长到 20 100 万吨、11 740 万吨，年均产量增长率分别为 1.2% 和 2.5%。同期我国玉米的产量从 6 260 万吨增加到 19 278 万吨，年均产量增长率达到 3.7%。水稻、小麦和玉米的单产年均增长率分别为 1.8%、3.4% 和 2.0%，单产增长对三种粮食作物产量增长的贡献率分别为 150%、136% 和 54%，表明单产的提高是上述粮食作物产量增长的主要来源。

油料作物、水果和蔬菜增长显著，为保障居民能量摄入和膳食结构改善奠定了基础。从 1978 年到 2011 年，我国油料作物和水果的产量分别从 522 万吨和 657 万吨增长到 3 307 万吨和 22 768 万吨，年均产量增长率分别为 5.8% 和 11.3%。同期油料作物和水果年均种植面积变化率分别为 2.5% 和 6.1%，单产的年均增长率分别为 3.3% 和 5.2%。我国蔬菜的产量从 1995 年的 2.57 亿吨增长到 2011 年的 6.79 亿吨，年均增长率为 6.3%，同期单产和播种面积的年均增长率分别达到了 1.6% 和 4.6%（表 13–1）。

我国畜禽产品产量增长较快，基本满足国内消费需求增长。1978 年我国肉类产量 856.3 万吨，2011 年已达到了 7 957.8 万吨，年均增长 6.93%。其中，牛肉和羊肉的年均增长率分别为 12.5% 和 8.3%；禽肉生产年均增长 9.4%，猪肉的年均增长率为 5.2%。禽蛋产量从 1982 年的 280.9 万吨增长到 2011 年的 2 811.4 万吨，年均增长 7.9%。我国奶类产量从 1978 年的 97.1 万吨增长到 2011 年的 3 810.7 万吨，年均增长 11.8%。

表 13-1　我国主要农产品产量与增长率变化趋势

农产品	1978 年产量 / 万 t	2011 年产量 / 万 t	年均增长率 /%	年均种植面积变化率 /%	年均单产增长率 /%
粮食	30 476	57 121	1.9	−0.3	2.2
油料作物	522	3 307	5.8	2.5	3.3
水果	657	22 768	11.3	6.1	5.2
蔬菜	25 726*	67 929	6.3	4.6	1.6

注：数据来源：历年《中国统计年鉴》[1]和《中国农业年鉴》[2]

* 因年鉴中蔬菜产量数据最早只能追溯到 1995 年，故蔬菜的基期数据为 1995 年数据，单产、总产和播种面积的年均变化率区间为 1995—2011 年

渔业产量持续增长，增速显著高于其他农产品。1978 年，我国渔业产量只有 459 万吨，到 2011 年，渔业总产量已达到 5 603.2 万吨，年均增长 9.2%。其中，海水产品从 1978 年的 353.1 万吨增长到 2011 年的 2 908 万吨，年均增长 8.3%；淡水产品从 1978 年的 105.9 万吨增长到 2011 年的 2 695.2 万吨，年均增长 10.7%。30 多年来，鱼类以年均 7.0% 的速度增长，虾蟹类以年均 18.2% 的速度增长，贝类的年均增长率为 8.8%，藻类的年均增长率为 6.6%。

二、主要农产品产业结构变化

受需求增长的驱动，我国蔬菜、水果的生产增长明显高于粮食作物的增长。从产量来看，水果和蔬菜的年均增速较高，分别达到 11.3% 和 6.0%；粮食作物的年均增长率最低，仅为 1.9%（表 13-2）。粮食作物播种面积由 1978 年的 12 059 万公顷下降到 2011 年的 11 057 万公顷，粮食种植面积占总播种面积的比例也由改革前的 80% 下降为 2011 年的 68%。蔬菜水果种植面积从 1978 年的 499 万公顷快速增长到 2011 年的 3 147 万公顷，所占种植面积比例也从改革前的 3.3% 上升到 2011 年的 19.4%。

表 13-2　1978—2011 年我国农产品产量与种植面积变化趋势 /%

年份	1978—1984	1985—1995	1996—2000	2001—2005	2006—2011	平均
农业 GDP 增幅	7.3	4.2	3.1	4.2	4.4	4.6
产量增幅：						
粮食	4.95	2.1	−2.17	1.69	2.91	1.92
水果	–	13.73	7.55	24.74	5.89	11.34
蔬菜	–	–	11.61	3.91	3.83	5.97
面积增幅：						
粮食	−1.09	0.11	−0.92	−0.43	1.05	−0.26
水果	4.99	11.45	1.09	2.64	3.17	6.14
蔬菜	4.43	7.19	9.78	1.95	2.68	5.42

注：数据来源：历年《中国统计年鉴》[1]和《中国农业年鉴》[2]

在我国畜牧业快速发展的同时，畜牧业的内部生产结构也发生了显著变化。从肉蛋奶的比例来看，20 世纪 80 年代中期，在我国畜禽产品中，肉蛋奶的比例分别为 80%、12% 和 8%。2011 年肉蛋奶的比例为 55%、19% 和 26%，奶类和蛋类产量在肉蛋奶总量中的比例显著增加。在肉类产品中，禽肉和牛羊肉产量增长较快，猪肉产量增幅相对较小。禽肉所占比例从 1985 年的 9% 上升为 23%，牛羊肉占我国肉类总产量的比例从 5% 上升到 2011 年的 13%，猪肉所占的比例从 86% 下降为 64%。

我国渔业生产结构日渐趋向高附加值产品转变。1978 年，在我国渔业产品中，鱼类产量占 75%、藻类占 20%、虾蟹类占 3%、贝类占 2%。2011 年，鱼类的产量比重上升到 83%，虾蟹类的产量比重上升到 9%，藻类的产量比重下降到 6%，贝类产量比重基本维持稳定。

第二节　农产品加工业的现状与发展分析

一、农产品加工业的现状与发展

随着城镇化加快推进、居民收入不断提高、消费结构快速升级、资源环境约束持续加剧，我国农产品消费正在由初级农产品为主向初级产品和加工制品并重转变，农产品原料利用正在由低水平、粗放利用向高效、集约和综合利用转变，农村经济发展正在向提升产业层次、延长产业链条、提高综合效益和增强国际竞争力转变。这为农产品加工业发展创造了广阔空间，提出了更高要求，赋予了新的历史使命。

当前我国农产品加工业正处在需求拉动强劲、原料供给充足、增收带动明显的战略机遇期，同时也面临着产业体系不健全、持续发展动力不足、支持政策不完善等突出矛盾和问题，迫切需要优化发展环境、加强行业指导、加大公共服务、强化政策扶持，推动农产品加工业持续、健康发展。

2012 年，我国农产品加工业继续保持快速发展，总产值达 16.6 万亿元，比上年增长 19.36%（图 13-1），全国规模以上农产品加工企业 7.01 万家，从业人员 1 540.98 万人，是我国国民经济中发展最快、最具活力的支柱产业之一。目前，我国年销售收入超过百亿元的企业有 21 家，超过 500 亿元的企业有 4 家，企业在产品研发、市场开拓、产业带动等方面，实力逐步提升。

东部地区农产品加工业总产值 85 758 亿元，占全国的 56.37%，占比下降 4.02%；中部地区总产值 43 223 亿元，占全国的 28.41%，同比上升 2.89%；西部地区总产值 23 166 亿元，占全国的 15.23%，同比上升 1.14%。从增长速度看，中部地区增长 22.03%，比东、西部地区平均高出近 3%（东部 17.53%，西部 21.38%）。山东、江苏、河南继续保持前三位，总产值占全国的 34.99%；其中，仅山东省就实现总

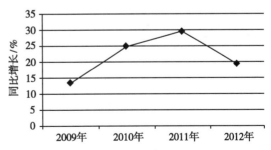

图 13-1　2009—2012 年农产品加工业总产值增长
数据来源：《中国农产品加工业年鉴》[3]（2013 年）、《中国统计年鉴》[1]（2013）

产值 28 719 亿元，占 18.88%。天津、青海、湖北、甘肃、江西五省市位列全国增速前五名。产业集聚趋势明显，以农业部 16 种优势农产品、58 个优势区域和大城市郊区为依托，初步形成了一批优势、特色农产品加工产业聚集区，涌现出一批名牌产品和驰名商标。

近年来，农产品加工业产业结构进一步改善，食品工业是农产品加工业的重要组成部分，2012 年我国食品消费市场总体呈现繁荣稳定产销两旺的局面，食品工业仍然保持产销总体平衡状态（表 13-3）。2012 年全年食品工业完成工业增加值占全国工业增加值的比重达到 11.2%，对全国工业增长贡献率达 12.6%，拉动全国工业增长 1.3%，是国民经济平稳较快增长的重要驱动力。分季度看，一季度食品工业增加值增长 15.6%、二季度增长 10.4%、三季度增长 11.2%、四季度增长 10.5%，分别比全国工业增加值高 4.0、0.9、2.1、0.5 个百分点。增速在大幅回落之后，已趋于稳定。

表 13-3　2012 年食品工业增加值季度增长速度 /%

产值	一季度	二季度	三季度	四季度	全年
国内生产总值	8.1	7.6	7.4	7.9	7.8
规模以上工业增加值	11.6	9.5	9.1	10	10
规模以上食品工业增加值	15.6	10.4	11.2	10.5	12

注：数据来源：中国食品工业协会

2012 年，我国食品工业在全球经济增长放缓，国内经济下行压力加大的形势下，认真落实中央关于"稳中求进"的总方针，保持了持续健康较快发展，全年实现食品工业总产值近 9 万亿元，比上年增长 21.7%。

2012 年规模以上食品工业企业 33 692 家，占同期全部工业企业的 10.1%；从业人员 707.04 万人，比上年新增 39.70 万人。完成现价工业总产值 89 551.84 亿元，同比增长 21.7%。分行业看，农副食品加工业实现现价工业总产值 52 369.00 亿元，食品制造业完成 15 859.56 亿元，酒、饮料和精制茶制造业完成 13 540.69 亿元，烟草制品业完成 7 782.58 亿元，分别占现价工业总产值的 58.48%、17.71%、15.12%、8.69%，同比分别增长 23.4%、21.0%、20.1%、15.6%（表 13-4）。

表 13-4　2012 年度食品工业分行业主要指标 / 亿元

类别	总产值	主营业务收入	利润总额	税金总额
农副食品加工业	52 369	51 341.89	2 671.51	1 125.32
食品制造业	15 859.56	15 681.92	1 311.47	632.92
饮料制造业	13 540.69	13 404.55	1 529.99	1 079.29
烟草制品业	7 782.58	7 554.2	1 058.49	4 956.78

注：数据来源：中国食品工业协会

食品工业布局渐趋合理，逐步向中西部地区转移，中西部地区农业资源优势正逐步转化成食品产业优势。食品企业持续向主要原料产区、重点销区和重要交通物流节点集中，逐步形成了黄淮海平原小麦加工产业带，东北和长江中下游大米加工产业带，东北和黄淮海玉米加工产业带，东北和长江中下游、东部沿海食用植物油加工产业带，冀鲁豫、川湘粤猪肉加工产业带，东北、西北、中原牛羊肉加工产业带，环渤海、西北黄土高原苹果加工产业带。东中西部食品工业产值的比值 2011 年为 52∶29∶19，2012 年转变为 55∶25∶20（图 13-2，表 13-5）。

表 13-5　2012 年食品工业区域增长情况

食品工业	企业数/个	工业总产值/亿元	同比增长/%	销售产值/亿元	同比增长/%	所占比例
总计	33 692	89 551.84	21.74	88 022.20	21.08	
东部地区	14 016	37 996.54	20.36	37 806.28	20.04	42.40
中部地区	9 143	22 290.72	23.34	21 897.81	23.02	24.90
西部地区	6 300	16 926.42	21.95	16 237.31	19.95	18.90
东北地区	4 233	12 338.16	22.95	12 080.80	22.43	13.80

注：数据来源：中国食品工业协会

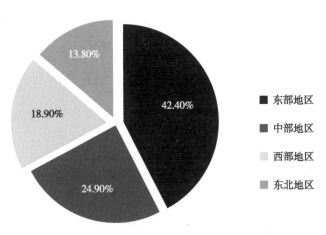

图 13-2　2012 年地区食品工业产值所占比例
数据来源：中国工业发展报告[4] 2013

　　2012 年我国粮食产量实现"九连增"，加工原料基地专业化、规模化、集约化程度进一步提升，与居民生活密切相关的粮油产品产量增长较快。农产品加工业主要产品产量 74 765 万吨，比上年增长 16.66%。其中，大米产量 10 770 万吨，增长 23.33%；精制食用植物油产量 5 176 万吨，增长 26.42%；成品糖产量 1 388 万吨，增长 20.69%（图 13-3）。

　　近年来，我国农产品加工业各种产品结构进一步优化，对农产品精深加工的意识进一步加强，产品附加值进一步提高，新兴的方便食品、休闲食品、保健食品、绿色食品等市场份额继续扩大，调理食品、速冻食品、熟食制品等新型产品产量逐年增加，基本满足了不同消费层次的市场需求。但同时存在着一些问题，农产品加工业仍然处于初级加工阶段，深加工产品少，产业链较短，在初加工产品中，盲目提高加工精度，片面追求高等级产品，甚至过度加工和包装。

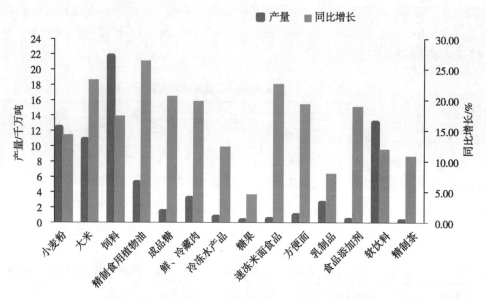

图 13-3　2012 年农产品加工业主要产品产量及增长

数据来源：中国工业发展报告[4]

二、谷类食物的生产加工

（一）谷物食物

谷类包括水稻、小麦、玉米、小米等，主要是禾本科植物的种子，是居民传统主食，也是我国的主要粮食作物。五谷主要包括稻米、小麦、玉米和其他杂粮，比如小米、黑米、荞麦、燕麦、薏仁米、高粱等。谷物通过加工成为主食，为人类提供了 50%~80% 的热能、40%~70% 的蛋白质、60% 以上的维生素 B_1[5]。谷类含蛋白质 8%~12%，因谷粒外层蛋白质较里层含量高，因此，精制的大米和面粉因过多去除外皮，其蛋白质含量较粗制的米和面低。谷类脂肪含量较少，约为 2%，但玉米和小米可达到 4%，主要存在于糊粉层及谷胚中，大部分为不饱和脂肪酸，还有少量磷脂。谷类中所含碳水化合物大部分是淀粉，其利用率在 90% 以上。谷类胚芽中含有较多的维生素 E，这些维生素大部分集中在胚芽、糊粉层和谷皮里，因此，精白米、面中维生素含量很少。谷类的无机盐的含量为 1.5% 左右，其中主要是磷和钙，此外，还含有较多的镁。谷类的无机盐也大都集中在谷皮和糊粉层，粗制的米和面由于保留了部分麸皮，无机盐的含量较精制的米和面高。

2013 年中国粮食总产量达到了 6.02 亿吨，其中三大谷物生产量为 5.43 亿吨。根据《中国食物与营养发展纲要（2014—2020 年）》到 2020 年中国粮食产量要稳定在 5.5 亿吨以上，这里的粮食产量指的是谷物产量。

我国是世界上最大的稻谷生产国和消费国，稻谷也是我国种植面积最大、单产最高、稳定性最好、总产最多的大宗粮食作物，在我国粮食生产中具有举足轻重的地位。目前我国年产稻谷约 2 亿吨，总产量占全国粮食总产量 40% 左右；全国以大米为主食的人口占 60% 以上，每年直接消费稻米约 1.2 亿吨。

稻米出糙率（糙米重量占稻谷重量的百分率）一般为 72%~82%，而精米率（精米重量占稻谷重量的百分率）通常为 65%~74%。

（二）我国稻谷加工业的现状

2009 年全国入统（入统即统计规模以上，且上报统计数据的企业）稻谷加工企业数量由 2005 年的 7 260 个增加到 7 687 个，增幅 5.88%。总加工能力由 12 447.6 万吨扩大到 19 423.7 万吨，增幅 56.0%。资产总额由 2005 年的 432 亿元增长到 2009 年的 1 163.4 亿元，增幅 2.7 倍。全国稻谷年处理量达到了 1.8 亿吨。稻谷加工工艺包括：初清、清理、砻谷、谷糙分离、碾米、白米分级和副产品整理等工序。稻谷加工过程的损耗率约为 3%~7%。

据统计，我国稻谷加工后直接食用的占总消费总量的 86%，饲用占 5%，工业用仅占 1.5%。

小麦是我国第二大粮食作物，全国约有 60% 的人口以小麦制品为主食，其种植面积约占粮食总面积的 22%，总产约占粮食总产的 21%，因此小麦在国民经济和人民生活中占有重要地位，而我国小麦产量也居世界第一位。2012 年我国小麦总产量达到 12 058 万吨，增产 2.7%，实现了供需基本平衡。

（三）小麦出粉率与面粉种类

一般的白面粉都是用小麦的内胚乳（endosperm）磨制的，内胚乳的重量占小麦的 85%，不过并非所有的内胚乳都能够被磨成面粉，在胚乳与麸皮结合的部分，一些胚乳被去除了，所以，最终的面粉出粉率只有 72% 左右，而不是 85%。头磨面粉就是出粉率 72% 的面粉，即整个内胚乳磨制的面粉。特级面粉（patent）就是比头磨面粉更加靠近内胚乳的中心部位，比如特等特级面粉的抽粉率是头磨面粉的 40%~60%，注意，这个比例不是小麦的抽粉率，而是指特级面粉占头磨面粉的比例。加工精度为全麦粉时出粉率最高，可达到 93% 左右。小麦制粉以后有 20%~30% 副产品，目前主要被用来作饲料，没能被充分利用，麸皮中含有 36% 的膳食纤维。

根据面粉的磨制方式，面粉可以分为以下几类：

头磨面粉（straight flour，又译"纯粉"），头磨面粉被认为是适合于制作面包的面粉，这种面粉的抽粉率为 100%。关于抽粉率或者出粉率（extraction rate）有两种不同的含义，一种是指面粉占小麦重量的比例，另外一种则是指面粉占内胚乳重量的比例。这里说头磨面粉抽粉率是 100%，就是采用的后一种含义，每 100kg 小麦，去除麸皮和胚芽，可以磨制 72kg 面粉，其余的 28kg 通常被用于加工成饲料，这就意味着抽粉率为 100%（注：文中把面粉占小麦的比例译为"出粉率"，而把面粉占内胚乳的比例译为"抽粉率"，以表示区别）。

特级面粉（patent flour），特级面粉是用小麦内胚乳的中心部分磨制的，是最纯、等级最高的商业面粉。特级面粉又可以细分为 5 个类别，特等特级面粉（fancy patent flour）和一等特级面粉（first patent flour）是用软质小麦磨制的，用于制作蛋糕类。特等特级面粉的抽粉率为 40%~60%，一等特级面粉为 60%~70%。硬质小麦磨制的精特级面粉（short patent flour）则被认为是最佳的面包面粉，抽粉率为70%~80%，中特级面粉（medium patent flour）抽粉率为80%~90%，也非常适合于制作面包，普通特级面粉（long patent flour）抽粉率为90%~95%。

清粉（clear flour），头磨面粉制作特级面粉后剩下的产物就是清粉。清粉也分为特级、一级和二级。由于清粉相当于是用内胚乳外层磨制的，因此清粉的颜色比上述几种面粉深一些。特级清粉（fancy clear flour）是由软质小麦磨制的，用于制作糕点。一级清粉是由硬质小麦磨制的，面包师常把一级清粉与那些面筋含量低的面粉混合使用，比如与黑麦面粉混合，以得到理想的面包结构组织。二级清粉灰分偏高，颜色深，一般不用于加工食品。

混合面粉（stuffed straight flour），由头磨面粉与一定比例的清粉混合而成。

第三节　食物半成品生产情况及存在问题

近年来，随着我国经济的高速发展，人们生活水平不断提高，生活节奏的加快改变了人们传统的生活方式，半成品食品也越来越为社会各类人群所接受。对于职业女性来说，购买半成品食品既能让家人吃到美味健康的佳肴，又省去繁杂的烹饪程序；对于广大上班族来说，密封包装的半成品食品，如方便米粉、方便米饭等也是非常合适的选择。此外，随着中国城镇化进程的不断推进，更多年轻人离开农村走向城市。但是这些年轻人受限于经济实力，对半成品食品消费较为频繁。半成品的销量也随着生活节奏的加快而增加，以上海市新雅区为例，2006年350家半成品专卖店和专卖柜，日均销售额逾40万元，月销售量少则1 200万元，多则2 000余万元。2007年的月销售额更是达到了2 800万元。半成品食品的种类也越来越丰富，目前市面上常见的半成品我们归纳为几类，分别是：速冻食品、干的或粉状方便食品、半成品类罐头食品、半成品菜肴。

速冻食品是指各种食物事先烹调好，然后放入容器中迅速冷冻，稍经加热后就可食用。速冻食品分为原料速冻食品和调理类速冻食品。原料速冻食品主要有畜产品速冻食品（如鸡肉、牛肉、猪肉等）、水产速冻食品（海虾、冻鱼、虾仁等）和农产速冻食品（毛豆、花生、芦笋等）。调理类速冻食品主要有中式点心类（如水饺、汤圆、沙包等）、火锅调料类（鱼胶、鱼丸、贡丸等）、裹面油炸类（鸡块、可乐饼、鱿鱼排等）、菜肴料理类（三杯鸡排等）、糕点点心类（芝麻球、比萨饼等）。自20世纪90年代以来，速冻食品每年产量以超过10%~25%的速度递增。目前，全国拥有速冻食品生产企业2 000余家，速冻产品种类达600多种。由于整个行业的技术壁垒并不是很高，行业内以中小型企业居多，具有亿元销售量的冷冻食品企业约有50余家。2013年，速冻食品行业销售规模为711.25亿元，同比增长18.80%，近5年平均增长速度为16.74%，速冻食品行业保持着较高的增长速度；2013年，我国速冻食品行业实现工业总产值达700亿元，实现销售产值达710亿元。从人均消费量来看，目前美国、欧洲及日本的每年人均消费量高达60kg、30kg和20kg，而我国人均消费速冻食品约为9kg，远远低于发达国家的消费水平；干的或粉状方便食品是指经过加水泡或开水冲调后可食用的食品。常见的干的或粉状方便食品有方便面、方便米粉、方便米饭等；半成品类罐头食品是指原料性产品如清水马蹄、水煮牛肉等可作为半成品再次加工后食用。我国目前是世界上出口蘑菇、芦笋、马蹄、竹笋等罐头最多的国家之一；半成品菜肴是指中式菜品经过加工改进批量生产，之后定量包装，买回后简单烹饪即可食用的食品。半成品菜肴省去了配菜切菜的麻烦，受到工作繁忙的年轻上班族的青睐。以杭州楼外楼食品公司为例，其公司在杭州地区半成品每月销售量近 20 万盒，销售额近 500 万元。有数据显示，2007 年以半成品菜肴为主的工业化餐饮占上海市餐饮消费总额的 10%，并且年增速达 30%~40%。

由于半成品的特殊性，其储存销售等环节存在诸多安全问题，主要有以下方面：

其一，食品保质期的问题。半成品基本采用工厂化生产，冷冻后以大包装送往厂家的各门店与专柜，销售主要采用散装或简包装形式。超市多数半成品卖不掉就换包装的情况普遍。

其二，成分与添加剂标识的问题。由于半成品采用工厂化生产，在制造过程中会使用调料与各种添加剂。由于半成品不是定型包装食品，厂家可以对成分与添加剂不作标识。

其三，监管缺位的问题。由于半成品既不属于农产品，也不属于熟食，现行的法律法规和标准的相关规定很多都不适用。现行的监管框架和模式也无法实现对其有效监管。

第四节　食物的浪费情况

与很多发达国家一样，在中国食物浪费涉及不同环节和层次。第一，从纵向来看，从生产到消费过程的环节多，其中每一环节都特别零碎，交易过程中形成的浪费可能会很大 [6]；从横向来看，终端消费包括家庭、食堂以及餐馆也都可能产生巨大的浪费。第二，从生产到消费的每个环节采用的技术、设备和管理模式相对落后，会产生巨大的浪费。第三，中国的公款浪费很严重。这些因素可能导致中国的食物浪费比发达国家更严重。自 2011 年起，中国科学院地理科学与资源研究所成升魁研究员率领团队开展食物浪费及可持续消费模式研究，先后组织了对包括北京、上海、成都和拉萨的餐饮业机构、城市家庭、食堂等场所的调研，浪费食物采用分类称重的方法进行记录 [7]。

一、家庭食物浪费

餐桌上的浪费已经成为不可忽视的社会问题。家庭作为居民就餐的主要场所，研究居民在家就餐的浪费问题显得尤为重要。家庭消费的食物种类主要分为主食、肉类、牛奶、禽蛋和蔬菜五大类。调研结果显示，两口之家各类食物每日人均消费总量为 5 346g，均高于三口和四口家庭；而三口之家各类食物每日人均消费量为 3 725g，均低于两口和四口家庭。从食物消费结构看，两口之家主食和牛奶人均消费量所占比重最大，三口之家肉类、蔬菜人均消费量所占比重最大，四口之家禽蛋类人均消费所占比重最大。三口之家每日人均食物浪费量为 180g，在三种家庭中最大，其中每日人均主食浪费量为 71g，每日人均肉类浪费量为 21g，每日人均牛奶浪费量为 4g，每日人均禽蛋浪费量为 2g，每日人均蔬菜浪费量为 82g。四口之家每日人均食物量最小，仅为 46g，两口之家每日人均食物浪费量为 72g，位于其他两类家庭之间。

二、餐馆食物浪费

在各种类型的餐馆中，大型餐馆浪费最严重，平均每人达到 124.5g，远高于人均浪费量 72.7g；其次为中型餐馆和小型餐馆，快餐的浪费量最少，人均浪费量只有 32.3g。在各类食物中，蔬菜的总浪费量是最高的，总浪费量超过 90 000g，平均每桌浪费 94.3g；其次为肉类、水产品和谷物，平均每桌分别浪费 30.9g、20.0g 和 21.7g，其他类食物浪费量较少。在蔬菜类中，浪费量最多的是茄果类和豆制品类，一方面这是由于在部分菜系，尤其是川菜和湘菜中，辣椒和青椒的使用量比较多，而消费者食用量较少；另一方面，豆制品包含种类较多，且密度较大，同样大小的豆制品重量一般都远高于其他蔬菜种类。在肉类中，浪费量最高的是猪肉，其次为禽肉，牛羊肉的浪费量相对较少。

三、食堂食物浪费

调研结果显示食堂人均一餐浪费总量为 61.9g。其中蔬菜人均浪费量为 32.2g，主食人均浪费量为 11.4g，此两类所占比例最高，分别占人均浪费总量的 52% 和 18%。家畜肉类的比例约占人均浪费总量的 13% 左右，豆制品、家禽类、水产品的浪费量依次减少。奶制品与瓜果所占比例几乎为 0。

调查得到学校食堂和职工食堂的人均浪费总量以及分食材人均浪费量，对两种类型食堂进行比较。学校食堂的人均浪费总量为 67.1g，职工食堂的人均浪费总量为 55.5g，学校食堂的人均浪费总量略高于职工食堂。同样，学校食堂和职工食堂的人均主要浪费量集中在蔬菜和主食中，而学校食堂的蔬菜和主食的人均浪费量也高于职工食堂，体现了上述趋势。

同时，对比高校食堂、中小学食堂、有补贴食堂与无补贴食堂的每餐人均浪费量，可以发现高校食堂的人均浪费量最低，为 41.8g；中小学食堂每餐人均浪费量最高，为 89.9g。而对比职工食堂内部则会发现：有补贴的职工食堂每餐人均浪费量为 63.8g，高于无补贴食堂的 46.7g。

第十四章
食物购买和消费情况

第一节 食品消费的开支比例

恩格尔系数（食品支出／全部生活消费支出）是目前国际上应用最为广泛的判断人民生活水平的重要指标，常用来说明经济发展和收入增加对生活消费的影响程度。一般规律是随着家庭收入的增加，收入中用于食品消费的开支比例越来越小。根据联合国粮农组织提出的标准，恩格尔系数在 60% 以上为绝对贫困，50% ~59% 之间为温饱水平，40% ~50% 之间为小康型，20% ~40% 为富裕型，低于 20% 为最富裕水平。

随着我国经济的快速发展，人民的收入水平不断增长。和 1978 年相比，2012 年我国城乡居民家庭人均收入增长均超过 10 倍（图 14-1），而城乡居民家庭恩格尔系数有所下降，分别下降了 21.3 个百分点和 28.4 个百分点，2012 年城镇和农村居民家庭恩格尔系数分别为 36.2% 和 39.3%（图 14-2）[8]。

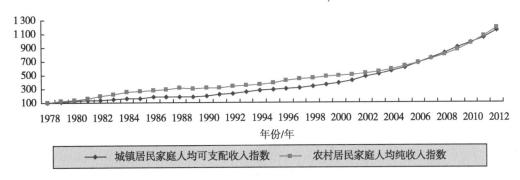

图 14-1 中国城乡居民家庭人均收入变化指数（1978=100）
数据来源：《中国统计年鉴》

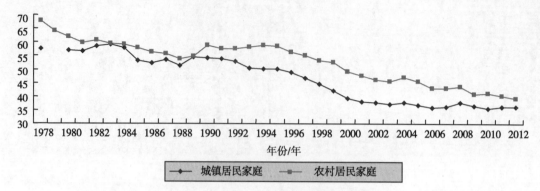

图 14-2 中国城乡居民家庭恩格尔系数 /%

数据来源：《中国统计年鉴》

第二节 食物购买情况

我国城乡居民在 2007—2012 年期间家庭人均食物购买情况如表 14-1。城镇家庭人均粮食购买保持平稳水平，蔬菜略有下降，从 2007 年的 117.8kg 下降到 2012 年的 112.3kg，猪肉、禽肉、水产品略有升高，奶类、植物油和酒类略有下降（图 14-3）。而农村居民家庭人均粮食和蔬菜购买均呈下降趋势，粮食从 2007 年的 199.5kg 下降到 2012 年 164.3kg，蔬菜从 2007 年的 99.0kg 下降到 2012 年 84.7kg，畜肉、禽肉、植物油、蛋类、奶类等稍有上升（图 14-4）。2012 年，城镇居民家庭人均粮食和酒类购买量低于农村居民家庭，而蔬菜、肉类、蛋类、奶类等其他食物的购买量高于农村[8]。

表 14-1 2007—2012 年我国城镇和农村居民家庭人均食物购买情况 /（kg·年 [-1]）

	2007 年	2008 年	2009 年	2010 年	2011 年	2012 年
城镇						
粮食	78.7	63.6	81.3	81.5	80.7	78.8
鲜菜	117.8	123.2	120.5	116.1	114.6	112.3
鲜瓜果	59.5	54.5	56.6	54.2	52.0	56.1
猪肉	18.2	19.3	20.5	20.7	20.6	21.2
牛羊肉	3.9	3.4	3.7	3.8	4.0	3.7
禽肉	9.7	8.5	10.5	10.2	10.6	10.8
鲜蛋	10.3	10.7	10.6	10	10.1	10.5
水产品	14.2	11.9	12.2	15.2	14.6	15.2
鲜奶	17.8	15.2	14.9	14.0	13.7	14.0
食用植物油	9.6	10.3	9.7	8.8	9.3	9.1
酒	9.1	7.7	8.0	7.0	6.8	6.9

续表

	2007 年	2008 年	2009 年	2010 年	2011 年	2012 年
农村						
粮食	199.5	199.1	189.3	181.4	170.7	164.3
蔬菜	99	99.7	98.4	93.3	89.4	84.7
瓜果及制品	19.4	19.4	20.5	19.6	21.3	22.8
猪肉	13.4	12.7	14	14.4	14.4	14.4
牛羊肉	1.5	1.3	1.4	1.4	1.9	1.9
禽肉	3.9	4.4	4.3	4.2	4.5	4.5
蛋及制品	4.7	5.4	5.3	5.1	5.4	5.9
水产品	5.4	5.2	5.3	5.2	5.4	5.4
奶及制品	3.5	3.4	3.6	3.6	5.2	5.3
食用植物油	5.1	5.4	5.4	5.5	6.6	6.9
酒	10.2	9.7	10.1	9.7	10.2	10.0

注：数据来源：《中国统计年鉴 2014 年》[9]

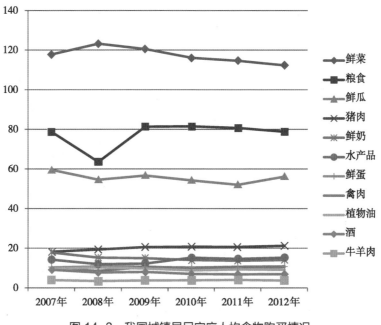

图 14-3　我国城镇居民家庭人均食物购买情况

数据来源：《中国统计年鉴》

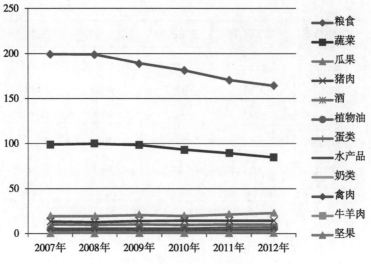

图 14-4　我国农村居民家庭人均食物购买情况

数据来源:《中国统计年鉴》

第三节　食物环境的变化

食物环境也在不断变化，居民在食物购买和消费方面的便利性得到很大的提高。这部分数据主要来自《中国统计年鉴》。

一、餐饮业

我国餐饮业快速发展。全国餐饮业法人企业数量从 2007 年的 14 070 个上升到 2012 年的 23 390 个（图 14-5），餐费收入从 1 711.34 亿元上升到 3 966.73 亿元（图 14-6）[9]。居民外出就餐次数明显增多，消费额占食品消费支出的比重越来越大。2010 年，城镇居民在外就餐比重占食品消费支出的 21.2%，比 1990 年提高了 13.3 个百分点；农村居民在外就餐比重占食品消费支出的 13.3%，比 1978 年提高了 11.3 个百分点。

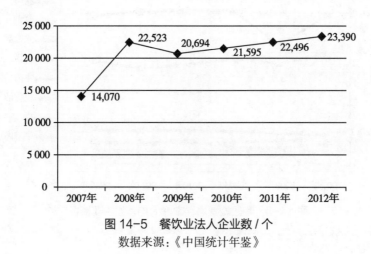

图 14-5　餐饮业法人企业数 / 个

数据来源:《中国统计年鉴》

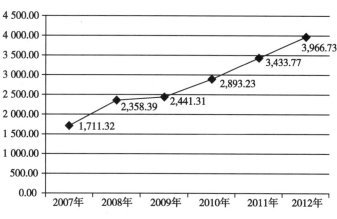

图 14-6 餐饮业餐费收入 / 亿元
数据来源:《中国统计年鉴》

二、快餐企业

中国的快餐业虽然起步较晚,但发展迅速,并逐步走向专业化和连锁化:2012 年,全国快餐服务业营业额达 882.65 亿元,其中,快餐服务连锁业营业额占 88%,达 778.96 亿元。2012 年我国连锁快餐服务业门店总数为 10 412 个,较 2007 年增加了 5 700 多个;营业额也从 2007 年的 314.72 亿元上升到 2012 年的 778.96 亿元[10]。

三、饮料冷饮服务业

2012 年,饮料及冷饮服务业共有法人企业 188 个(图 14-7),营业额达 67.2 亿元,远远高于 2008 年的 17.07 亿元(图 14-8)[9]。

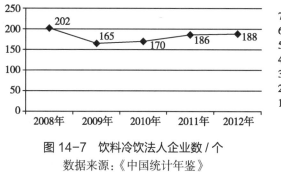

图 14-7 饮料冷饮法人企业数 / 个
数据来源:《中国统计年鉴》

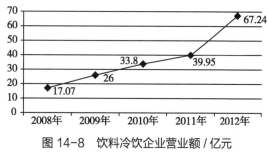

图 14-8 饮料冷饮企业营业额 / 亿元
数据来源:《中国统计年鉴》

四、超市、零售门店数量

全国超市门店总数从 2007 年的 27 145 个上升到 2012 年 31 016 个,食品、饮料和烟草专卖门店总数从 2007 年的 4 201 个上升到 2012 年的 9 047 个(图 14-9)[9]。

五、食品广告数量

食品广告也是影响食物选择的一个重要因素。2011 年相关报告显示,食品饮料行业销售费用前10位的上市公司,广告费用达93亿。网络相关数据显示,2013年7月,食品饮料品牌网络广告总投放费用达2.8亿元[10]。

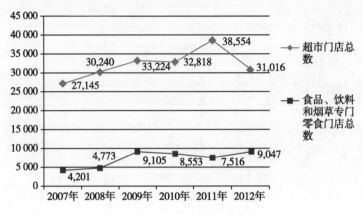

图14-9 超市、零售门店数/个

数据来源:《中国统计年鉴》

第十五章
我国居民的膳食营养状况

第一节 我国居民膳食结构和营养素摄入状况及变化趋势

一、食物摄入量

膳食质量有所提高，但膳食结构不合理的问题仍然普遍存在。

（一）粮谷类食物摄入量保持稳定，谷类食物中稻米及其制品消费量高，能够满足需要，但粗杂粮消费率和人均每日消费量低，不能满足膳食粗细搭配的要求

中国健康与营养调查[11]数据显示，2011年成人平均每日谷类消费量395g，超过膳食指南建议的谷类消费量。稻米和面粉是主要消费的谷类食物，其中稻米及其制品占到谷类总消费量的61.5%（图15-1）[12-15]。杂粮消费量很低（表15-1），成年居民平均每日消费量仅19g，2011年只有1/3的被访者在连续3天的膳食调查中有粗杂粮消费。1989—2011年成人平均每日谷类食物的消费量减少了约200g，虽然谷类食物总消费量下降很多，但是由于1989年成年居民谷类消费量高达600g/d，因此到2011年成年居民人均谷类消费量仍然达到395g/d，充分满足需要。粗杂粮的消费率虽然呈增加趋势，但消费率仍然不高，且粗杂粮消费量低，仍然不能满足膳食中粗细搭配的要求。

表 15-1　1989—2011 年成人杂粮消费率 /%

年份 / 年	城市	郊区	县城	农村
1989	17.6	15.2	17.4	35.4
1991	12.8	12.5	14.1	24.6
1993	15.1	17.2	13.8	24.3
1997	15.3	23.1	17.9	24.5
2000	16.6	16.7	24.6	27.0
2004	18.0	18.0	26.0	23.8
2006	23.4	19.4	26.6	23.5
2009	25.2	23.5	28.4	26.1
2011	30.9	26.2	35.8	32.0

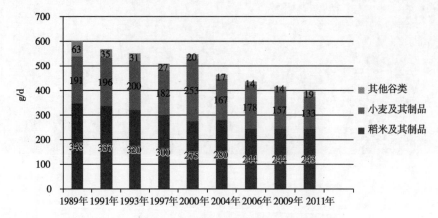

图 15-1　1989—2011 年成人谷类食物消费量的变化
数据来源：中国健康与营养调查

　　中国居民营养与健康状况监测资料显示趋势一致，2010—2012 年全国城乡居民平均每标准人日粮谷类食物摄入量为 337.3g，其中米及其制品 177.7g、面及其制品 142.8g、其他谷类 16.8g。城市居民平均每标准人日粮谷类食物摄入量为 281.4g，低于农村居民的 390.7g，贫困农村地区平均每标准人日粮谷类摄入量最高，为 429.5g。与 2002 年相比，我国城乡居民平均每标准人日粮谷类食物摄入量略有减少。城市居民粮谷类摄入量基本稳定，农村居民杂粮类食物的消费量下降[16, 17]。

　　随着米面制品加工精度不断提高和粗杂粮消费下降，我国居民谷类食物的消费呈现精细化趋势，越来越不能达到膳食指南中粗细搭配的要求。增加全谷类和粗杂粮食物品种，促进其消费量提高，是在谷类食物消费中需要解决的问题。

　　（二）薯类消费量低，消费率虽呈现增长的趋势，但 2011 年薯类消费率仍不足 50%

　　中国健康与营养调查显示，2011 年我国成年居民薯类消费人群平均每日消费量基本达到 50~100g 的建议消费水平，但是由于消费率不足 50%，因此调查人群人均消费量仅 36.6g/d（表 15-2）。"中国居民营养与健康状况监测"也显示，2010—2012 年全国城乡居民平均每标准人日薯类摄入量为 35.8g/d，其中城市居民 28.4g/d，农村居民 42.8g/d[16]。促进薯类食物消费率的提高是改善人群薯类消费状况的关键。

表 15-2　1989—2011 年成人薯类食物消费状况的变化

年份 / 年	人均消费量 / (g·d⁻¹)	消费率（%）	消费人群消费量 / (g·d⁻¹)
1989	47.4	28.5	166.2
1991	38.1	27.4	139.1
1993	34.4	27.7	124.0
1997	37.8	32.9	114.6
2000	32.1	33.4	96.0
2004	41.7	41.0	101.7
2006	41.5	41.6	99.9
2009	35.9	42.9	83.8
2011	36.6	43.1	84.9

（三）大豆及其制品的低消费状况没有改善

中国健康与营养调查显示，2011 年我国成年居民平均每日大豆类消费量 14~16g（图 15-2），只有约 1/2 被访者在 3 天中有豆类及其制品的消费，消费人群平均每日大豆类消费量为 20~25g。"中国居民营养与健康状况监测"资料显示趋势一致，2010—2012 年我国城乡居民平均每标准人日大豆类及制品摄入量为 10.9g，其中城市为 12.4g，农村为 9.4g，与 2002 年相比摄入量有所减少，其中大城市和农村居民下降幅度较大[16]。从豆类及其制品的发展趋势上看，总体消费量和消费率在 1989—2011 年间没有显著改善，摄入量呈现出下降趋势。豆类消费量依然偏低，提高大豆类消费率的同时增加大豆类消费量是促使大豆类消费水平达到推荐量的关键。

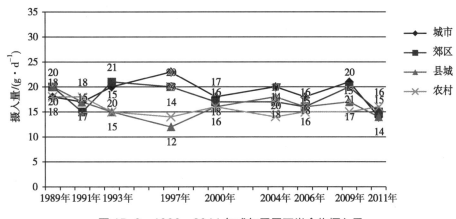

图 15-2　1989—2011 年成年居民豆类食物摄入量

数据来源：中国健康与营养调查

（四）蔬菜消费量有待进一步提高

中国健康与营养调查显示，1989—2000 年蔬菜消费量持续下降，从 380g/d 下降到 330g/d，2000 年后成人蔬菜消费量一直稳定在 300~330g/d（图 15-3）。蔬菜消费以浅色蔬菜为主，深色蔬菜仅占蔬菜消费总量的 1/3[18, 19]。

2010—2012 年中国居民营养与健康状况监测显示，我国城乡居民平均每标准人日蔬菜的摄入量为 269.4g，其中深色蔬菜 89.4g，浅色蔬菜 180.0g。与 2002 年相比，全国城乡居民总体平均蔬菜摄入量略有下降，但城市和农村趋势有所不同，城市居民平均增加了 31.4g，农村居民减少了 29.5g[16, 17]。蔬菜消费量需进一步提高，同时应调整蔬菜消费品种，增加深色蔬菜消费量。

（五）水果消费率在 2000 年后快速上升，但到 2011 年水果消费率仍不足 50%，水果消费人群平均消费量接近 200g/d

中国健康与营养调查显示，2011 年成年人群水果的平均消费量为 86g/d（表 15-3），达不到水果建议消费量的 1/3。只有 47% 的成人在连续 3 天膳食调查期间有水果消费，水果消费人群平均每日的消费量达不到水果建议消费量的 2/3。从水果消费变化长期趋势上看，消费率和消费量均呈现增长的趋势。成年居民水果消费率在 2000 年后快速提高，从 2000 年 12.2% 提高到 2011 年的 47.0%，而且消费人群水果的消费量持续增加[18, 19]。

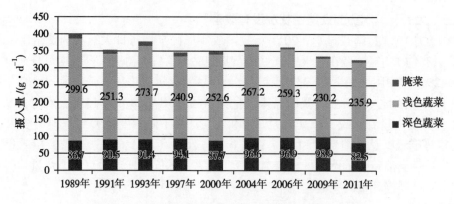

图 15-3　1989—2011 年成年人蔬菜摄入种类的变化

数据来源：中国健康与营养调查

表 15-3　1989—2011 年成人水果消费状况的变化

年份 / 年	人均消费量 / (g·d⁻¹)	消费率 /%	消费人群消费量 / (g·d⁻¹)
1989	13.9	11.2	123.3
1991	10.2	10.9	94.4
1993	12.8	10.1	126.3
1997	19.4	12.1	160.2
2000	16.3	12.2	133.9
2004	25.3	18.7	135.4
2006	56.6	25.0	226.7
2009	62.2	35.1	177.1
2011	86.0	47.0	183.0

中国居民营养与健康状况监测显示，2010—2012 年城乡居民平均每标准人日水果的摄入量为 40.7g，城市居民水果摄入量为 48.8g，农村居民为 32.9g，摄入水平最高的是大城市居民，达到 87.4g，是农村居民摄入水平的 2 倍。与 2002 年相比，全国总体水果摄入量略有下降，其中大城市居民略有增加，但中小城市居民下降明显。水果消费率和消费量均有待进一步提高[16, 17]。

（六）肉类消费持续增加，成年居民肉类消费量已经高于膳食指南推荐的消费水平。肉类消费仍然以猪肉为主，禽肉所占比例上升缓慢

中国健康与营养调查显示，肉类消费持续增加，农村居民消费量达到膳食指南推荐要求，城镇居民肉类平均消费量 100g/d，高于膳食指南推荐的消费水平。肉类消费仍然以猪肉为主（图 15-4），成人平均每日猪肉消费量约为 65~70g，约占畜、禽肉消费总量的 70%。禽肉消费率和消费量虽呈现增加趋势，但是成年人 2011 年禽肉的消费率也仅为 32%，禽肉消费量约占肉类消费总量的 20%（表 15-4）[20]。

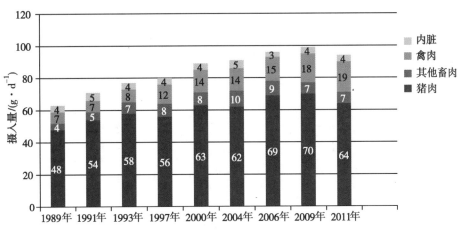

图 15-4 1989—2011 年成人肉类消费状况的变化

数据来源：中国健康与营养调查

表 15-4 1989—2011 年成人肉类消费率 /%

年份 / 年	猪肉消费率				其他畜肉				禽肉消费率			
	城市	郊区	县城	农村	城市	郊区	县城	农村	城市	郊区	县城	农村
1989	88.2	62.7	67.0	41.9	15.0	5.5	15.5	5.1	20.6	8.1	15.2	6.5
1991	88.5	76.5	77.1	48.8	18.5	11.0	14.0	5.2	18.9	14.4	12.2	7.9
1993	92.4	79.4	84.0	49.8	30.2	19.4	16.6	7.2	23.6	17.3	16.8	8.0
1997	91.9	76.2	78.7	50.5	31.9	17.6	22.1	7.3	29.1	21.8	18.3	11.7
2000	92.0	79.9	79.5	55.1	31.3	21.3	18.7	6.9	29.1	24.2	13.1	12.7
2004	90.5	79.6	80.7	58.5	32.0	18.4	25.7	9.0	30.8	28.2	17.6	12.8
2006	88.8	85.2	84.3	65.7	31.1	21.4	20.3	9.6	30.8	24.8	20.5	13.2
2009	89.2	82.5	85.6	72.3	30.3	18.9	20.0	8.5	39.5	21.3	24.1	21.1
2011	90.0	86.4	88.0	76.6	30.0	22.8	20.0	11.9	36.2	37.4	28.6	22.3

中国居民营养与健康状况监测资料显示趋势一致，2010—2012 年我国城乡居民平均每标准人日畜禽肉的摄入量为 89.7g，其中猪肉摄入量 64.3g，其他畜肉 8.2g，内脏 2.5g，禽肉 14.7g。与 2002 年相比，大城市和农村居民畜禽肉的摄入量增加明显[16, 17]。

（七）乳类消费率低，消费量远低于推荐量

中国健康与营养调查显示，乳类消费率低且消费量不足的状况仍然有待改善（表 15-5，图 15-5）。2011 年成年居民乳类的平均消费量仅为 25.3g/d。城市居民乳类消费率增加较快，到 2011 年有 1/4 成年居民在 3 天中会有乳类食物消费，消费人群平均每日乳类消费量约为 150g。郊区和县城居民乳类消费率也有增长的趋势，到 2011 年约有 10% 的成年居民在膳食调查的 3 天中有乳类消费，消费人群平均每日的消费量也约为 150g。农村成人几乎没有乳类食物消费[21]。

表 15-5 1989—2011 年成人乳类消费率 /%

年份 / 年	城市	郊区	县城	农村
1989	6.5	1.4	1.9	0.2
1991	10.3	3.2	1.7	0.1
1993	10.7	4.0	0.9	0.1
1997	12.6	2.0	2.0	0.2
2000	19.6	5.0	5.2	0.4
2004	28.7	15.6	8.0	1.2
2006	25.3	12.4	10.3	1.9
2009	22.8	11.7	7.5	1.8
2011	25.6	10.6	8.6	2.2

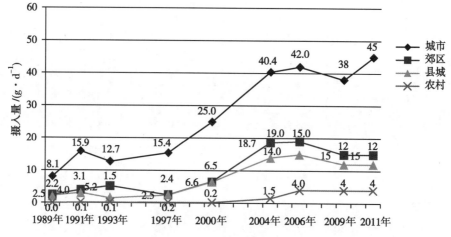

图 15-5 1989—2011 年成年居民乳类食物摄入量
数据来源：中国健康与营养调查

根据中国居民营养与健康状况监测，2010—2012 年我国城乡居民平均每标准人日奶类及其制品的摄入量为 24.7g，其中城市居民摄入量为 37.8g，农村居民摄入量为 12.1g，城乡居民奶类摄入量差距较大。与 2002 年相比，城市居民奶类及其制品的摄入量明显下降，农村居民略有增加，但仍处于较低的水平[6, 7]。

乳类消费率有待提高，消费量也没有达到膳食指南推荐水平，消费率和消费量均有待提高。

（八）成人蛋类消费量，基本达到膳食指南推荐水平

中国健康与营养调查显示，2011 年我国成人蛋类平均消费量约为 35~40g/d，2010—2012 年中国居民营养与健康状况监测显示，我国城乡居民蛋类摄入量 24.3g，城市高于农村，基本达到膳食指南推荐水平[16]。

（九）水产品消费率有待提高

图 15-6 中国健康与营养调查资料显示，水产品缓慢增加，2011 年城镇居民平均消费量 35~40g/d，消费率接近 50%，消费人群平均消费量为 70~80g/d。农村居民消费量低，

26g/d，消费率 37%，消费人群平均消费量为 70~80g/d。

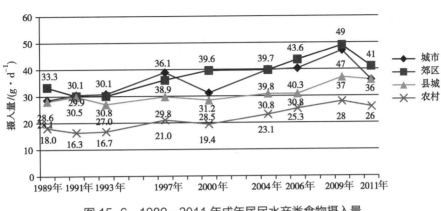

图 15-6 · 1989—2011 年成年居民水产类食物摄入量
数据来源：中国健康与营养调查

中国居民营养与健康状况监测显示，我国城乡居民平均每标准人日鱼虾类食物摄入量 23.7g，城市居民摄入量为 32.4g，农村 15.4g。与 2002 年相比，城乡居民鱼虾类摄入量均有所下降，平均减少了 65.9g[16, 17]。

消费人群水产消费量基本达到膳食指南推荐摄入量，提高水产品消费率是促使人群水产品消费达到膳食指南推荐水平的关键。

二、微量营养素摄入量

微量营养素摄入不足依然存在。

（一）钙摄入量不足

中国健康与营养调查显示，成年男性和成年女性平均每日钙摄入水平分别维持在 420~430mg 和 380~390mg，老年人群钙摄入水平更低，而且在过去 20 年中没有显著改善（表 15-6）。中国居民营养与健康状况监测也显示，2010—2012 年我国城乡居民平均每标准人日钙摄入量为 366.1mg，城市为 412.4mg，农村为 321.4mg，贫困农村居民平均每标准人日钙的摄入量不足 300mg。与 2002 年相比略有下降，主要是农村居民钙的摄入量平均下降了 48.2mg。钙缺乏依然存在[16, 17, 22]。

由于钙的摄入量低，人群中钙摄入不足的概率非常高（表 15-7）。目前我国居民膳食钙主要来源于蔬菜、豆制品和谷类，这类食物提供的钙占平均每日钙摄入量的 70% 以上。乳类含钙量较高，且利用率也很高，是膳食钙质的极好来源[23]，改善食物结构，提高乳类和豆类食物消费率的同时增加乳类和豆类食物消费量，有利于改善人群钙摄入量不足的问题，达到推荐水平。

表 15-6 1989—2011 年各年龄人群钙摄入量的变化 /（mg·d⁻¹）

性别	年龄/岁	活动水平	1989年	1991年	1993年	1997年	2000年	2004年	2006年	2009年	2011年
男性	2~5		195.9	205.8	203.7	222.7	243.7	243.1	259.2	259.2	262.4
	6~17		283.9	314.1	309.1	335.2	355.4	355.8	350.0	350.0	359.3

续表

性别		年龄/岁	1989年	1991年	1993年	1997年	2000年	2004年	2006年	2009年	2011年
男性	18~49	轻	454.9	378.9	396.1	453.0	416.7	424.4	423.8	423.8	425.7
		中	410.5	402.9	399.4	449.8	433.6	424.5	421.2	421.2	432.4
		重	407.3	376.5	374.6	422.6	450.1	435.3	442.4	442.4	416.4
	50~64	轻		396.6	392.0	461.7	436.6	471.3	425.5	425.5	433.7
		中		365.9	380.7	448.9	412.7	405.1	419.5	419.5	414.5
		重		359.9	379.5	419.5	465.5	416.8	431.9	431.9	415.0
	65~79	轻		368.5	360.2	431.3	411.9	433.4	431.8	431.8	405.9
		中		342.6	332.9	403.5	399.4	431.5	455.9	455.9	414.6
	80~	轻		274.9	400.1	320.1	334.4	392.5	341.1	341.1	363.6
		中		274.4	244.5	286.9	324.8	461.9	407.8	407.8	387.8
女性	2~5			193.0	193.9	194.3	238.0	245.7	257.2	216.5	216.5	246.7
	6~17			270.4	297.3	291.8	305.5	336.2	329.3	317.0	317.0	323.4
	18~49	轻	391.1	344.5	355.6	415.4	373.9	383.7	376.4	376.4	377.8
		中	390.4	359	364.4	389.9	376.3	387.1	350.9	350.9	395.3
		重	389.1	355.1	350.5	371.6	413.9	404.8	396.0	396.0	364.3
	50~64	轻		359.1	341.7	434.0	387.9	444.9	401.1	401.1	389.3
		中		343.0	369.8	426.2	375.6	378.3	376.7	376.7	399.7
		重		339.8	348.9	369.3	423.5	386.1	384.3	384.3	377.9
	65~79	轻		310.7	305.6	374.4	379.9	380.1	367.9	367.9	362.9
		中		305.3	302.7	362.1	342.4	369.4	394.8	394.8	334.8
	80~	轻		247.2	285.2	265.4	295.1	327.6	298.6	298.6	346.1
		中		237.2	259.9	339.8	268.5	311.6	343.2	343.2	238.8

表 15-7　1989—2011 年各年龄人群钙摄入不足的概率 /%

年龄/岁	1989年	1991年	1993年	1997年	2000年	2004年	2006年	2009年	2011年
2~5	97.9	98.9	99.5	95.4	96.4	95.0	95.3	93.6	96.5
6~17	98.6	99.3	99.4	98.3	96.5	97.0	97.4	96.7	96.8
18~49	91.2	94.2	94.2	90.2	90.0	91.0	90.8	90.9	90.9
50~64	–	98.3	97.8	94.6	93.8	94.5	94.8	94.8	96.8
65~79	–	98.5	98.7	96.0	94.5	94.4	94.0	94.7	95.8
80~	–	100.0	98.3	98.6	98.0	95.2	98.0	95.9	97.9

（二）维生素 A 摄入量相对稳定，动物性食物提供的维生素 A 所占比例不断增加

表 15-8，中国健康与营养调查资料显示，1989—2011 年维生素 A 摄入量相对稳定，2011 年有 50% 以上的维生素 A 来源于动物性食物。成年男性和成年女性 2011 年平均每日维生素 A 摄入水平分别维持在 750~800µg/d 和 700~800µg/d，老年人群维生素 A 摄入水平相对较低。人群中维生素 A 摄入不足的概率约为 50%（表 15-9），青少年时期由于维生素 A 的平均需要量较高，其摄入不足的概率相对也较高，约为 66%[24]。

中国居民营养与健康状况监测显示，2010—2012 年我国城乡居民平均每标准人日维生素 A（视黄醇）当量为 443.5µg，城市高于农村。与 2002 年相比，农村居民维生素 A 当量摄入量下降了 63.7µg。城乡居民膳食维生素 A 存在摄入不足风险的比例较高[16, 17]。

表 15-8　1989—2011 年各年龄人群维生素 A 摄入量的变化 /（µg·d⁻¹）

性别	年龄/岁	活动水平	1989年	1991年	1993年	1997年	2000年	2004年	2006年	2009年	2011年
男性	2~5		520.5	412.1	432.0	399.6	422.8	411.6	406.3	406.3	439.6
	6~17		605.0	710.8	622.9	624.2	657.0	690.2	656.7	656.7	695.3
	18~49	轻	752.7	782.6	823.3	953.5	869.7	817.8	726.3	726.3	813.6
		中	828.6	900.4	764.4	901.2	790.7	792.0	768.1	768.1	900.1
		重	1 122.0	829.1	767.0	708.5	711.0	690.4	703.0	703.0	716.6
	50~64	轻		825.7	786.6	800.3	789.3	883.1	756.2	756.2	796.9
		中		752.4	657.6	877.2	759.5	765.1	783.8	783.8	832.8
		重		772.0	807.5	688.7	768.5	764.8	780.2	780.2	745.7
	65~79	轻		718.1	742.4	845.8	782.7	811.2	698.3	698.3	742.6
		中		726.4	596.9	788.4	638.9	708.9	730.8	730.8	675.6
	80~	轻		535.3	721.3	732.4	599.3	893.9	517.7	517.7	754.6
		中		564.1	496.8	511.8	509.9	437.3	682.1	582.1	516.1
女性	2~5		485.9	406.3	396.7	413.8	385.2	463.8	360.7	360.7	399.2
	6~17		595.2	656.4	611.8	587.2	605.3	587.5	581.8	581.8	604.9
	18~49	轻	676.8	724.2	765.3	852.2	755.0	728.0	747.0	747.0	742.5
		中	760.2	749.0	712.7	724.0	672.2	711.0	651.5	651.5	841.8
		重	1 133.0	752.4	676.0	644.9	686.8	699.1	682.6	682.6	708.3
	50~64	轻		727.8	683.3	813.4	733.3	780.0	704.1	704.1	696.9
		中		748.5	685.4	847.2	688.5	735.4	632.8	632.8	806.8
		重		762.6	720.2	627.3	696.9	693.3	747.0	747.0	674.2

续表

性别	年龄/岁	活动水平	1989年	1991年	1993年	1997年	2000年	2004年	2006年	2009年	2011年
女性	65~79	轻		634.6	687.1	718.1	679.4	668	646.1	646.1	737.3
		中		585.4	638.3	673.2	706.9	724.4	673	673	721.3
	80~	轻		582.2	448.3	579.2	520.1	506.4	545.1	545.1	738.6
		中	.	583.4	489.7	452.5	506.4	560.7	438.7	438.7	418.4

表 15-9 1989—2011 年各年龄人群维生素 A 摄入不足的概率 /%

年龄/岁	1989年	1991年	1993年	1997年	2000年	2004年	2006年	2009年	2011年
2~5	43.2	46.3	44.1	46.0	43.7	39.4	44.8	37.2	41.3
6~17	56.0	70.1	67.0	71.3	74.6	68.8	70.1	67.8	66.3
18~49	51.3	51.9	51.0	50.1	54.9	52.9	53.0	51.4	52.9
50~64	–	48.7	52.8	51.5	53.8	48.5	50.1	49.8	59.2
65~79	–	54.8	53.5	50.8	51.8	53.6	54.9	53.9	59.3
80~	–	56.7	59.8	65.7	63.5	56.9	63.4	58.5	65.6

三、食用盐和食用油消费情况

烹调用盐呈现下降趋势，烹调用油维持在较高的消费水平，烹调用盐和油的消费均高于中国营养学会推荐量。

（一）家庭烹调用食盐摄入量呈现下降趋势

中国健康与营养调查显示，2011 年成人平均每日家庭烹调用食盐的摄入量为 8~9g（图 15-7），2011 年 42.5% 的成年居民家庭烹调用食盐的量小于 6g[25, 26]。中国居民营养与健康状况监测显示，2010—2012 年中国城乡居民平均每标准人日盐的摄入量为 10.5g，城市 10.3g，农村 10.7g。与 2002 年相比，全国平均盐的摄入量减少了 1.5g，其中农村居民下降明显，减少了 1.7g，但仍然高于膳食指南建议摄入量[16, 17, 23]。

（二）烹调油摄入过量

中国健康与营养调查显示，2011 年平均每日烹调油摄入量 45g（图 15-8），2011 年有 53% 的成年居民烹调油的摄入量超过 30g/d 的膳食指南建议摄入量[23, 27]。中国居民营养与健康状况监测显示，2010—2012 年中国城乡居民平均每标准人日食用油的摄入量为 42.1g，其中植物油 37.3g，动物油 4.8g。城市居民摄入量为 43.1g，农村居民摄入量为 41.0g。中小城市居民的平均摄入量已经超过大城市。与 2002 年相比，全国城乡居民食用油平均摄入量基本持平，但其中大城市居民的摄入量呈减少的趋势，平均减少了 5.1g[16, 17]。

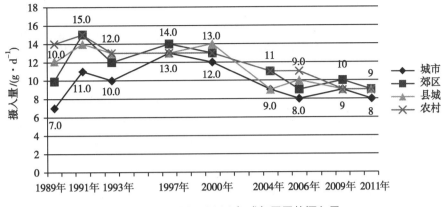

图 15-7　1989—2011 年成年居民盐摄入量

数据来源：中国健康与营养调查

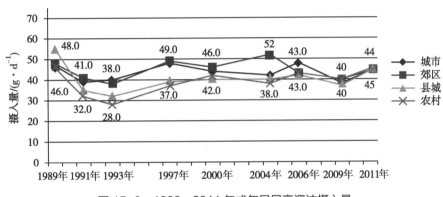

图 15-8　1989—2011 年成年居民烹调油摄入量

数据来源：中国健康与营养调查

四、能量及主要营养素摄入

能量摄入量下降、脂肪摄入量增加，脂肪供能比逐渐增高。

（一）能量摄入量基本满足人群能量需要

中国健康与营养调查显示我国男性和女性各年龄人群平均每日能量摄入量（表 15-10）[28]。中国居民营养与健康状况监测也显示 2010—2012 年我国居民平均每标准人日能量摄入量为 2 172kcal，其中城市为 2 053kcal，农村为 2 286kcal。与 2002 年相比较，城市居民能量摄入量略有下降，农村居民变化不大[16, 17]。总体来看能量摄入量呈下降趋势，但能够满足能量需求。

表 15-10　1989—2011 年各年龄人群能量摄入量的变化 /（kcal·d⁻¹）

性别	年龄 / 岁	活动水平	1989 年	1991 年	1993 年	1997 年	2000 年	2004 年	2006 年	2009 年	2011 年
男性	2~5		1 206	1 273	1 247	1 303	1 290	1 223	1 276	1 296	1 298
	6~17		1 773	2 119	2 009	2 201	2 131	2 132	2 123	2 104	2 021

续表

性别	年龄/岁	活动水平	1989年	1991年	1993年	1997年	2000年	2004年	2006年	2009年	2011年
男性	18~49	轻	2 810	2 561	2 510	2 686	2 596	2 514	2 486	2 486	2 369
		中	2 727	2 671	2 557	2 677	2 590	2 587	2 572	2 572	2 490
		重	2 638	2 536	2 484	2 921	2 685	2 687	2 757	2 757	2 555
	50~64	轻		2 451	2 401	2 515	2 389	2 487	2 438	2 438	2 300
		中		2 492	2 493	2 431	2 563	2 427	2 633	2 633	2 369
		重		2 410	2 436	2 840	2 661	2 760	2 819	2 819	2 600
	65~79	轻		2 271	2 182	2 212	2 139	2 162	2 136	2 136	2 098
		中		2 153	2 164	2 213	2 264	2 381	2 708	2 708	2 343
	80~	轻	.	2 042	1 807	2 091	1 831	2 095	1 683	1 683	1 816
		中	.	2 052	1 800	1 774	2 004	2 372	2 167	2 167	2 310
女性	2~5		1 148	1 239	1 195	1 269	1 250	1 237	1 201	1 168	1 204
	6~17		1 651	1 959	1 859	1 972	1 880	1 801	1 796	1 808	1 683
	18~49	轻	2 433	2 218	2 144	2 268	2 127	2 112	2 061	2 061	1 980
		中	2 473	2 240	2 202	2 205	2 166	2 173	2 083	2 083	2 101
		重	2 511	2 382	2 278	2 487	2 323	2 417	2 411	2 411	2 131
	50~64	轻		2 131	2 112	2 187	2 041	2 123	2 096	2 096	1 960
		中		2 128	2 060	2 172	2 128	2 096	2 195	2 195	2 121
		重		2 226	2 216	2 392	2 274	2 324	2 411	2 411	2 192
	65~79	轻		1 892	1 873	1 900	1 869	1 824	1 920	1 920	1 746
		中		1 944	1 945	1 869	1 918	2 024	2 021	2 021	1 939
	80~	轻		1 470	1 621	1 831	1 583	1 600	1 520	1 520	1 513
		中		1 556	1 672	1 645	1 606	1 767	1 530	1 530	1 495

（二）蛋白质平均摄入总量下降，动物性食物提供优质蛋白质所占比例提高

中国健康与营养调查显示，1989—2011年各年龄人群蛋白质摄入总量下降（表15-11），2011年成人摄入的蛋白质中43.4%来自动物性食物和豆类提供的优质蛋白质（图15-9）。人群中蛋白质摄入不足的概率仍然较高，特别是65岁以上老年居民及80岁以上高龄老人蛋白质摄入不足的概率很高（表15-12）[29, 30]。

中国居民营养与健康状况监测显示，2010—2012年我国居民蛋白质平均摄入量为65g。5.4%来源于大豆类食物，30.7%来源于动物性食物。与2002年相比，全国平均来源于动物性食物和大豆类食物的蛋白质比例增加了4.8个百分点，总蛋白质摄入量基本持平，优质蛋白质摄入量有所增加[16, 17]。

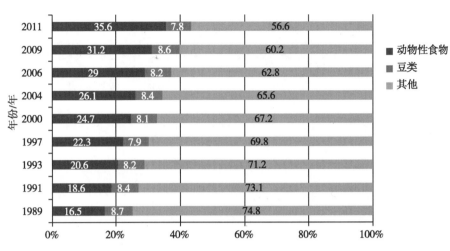

图 15-9 1989—2011 年成人蛋白质来源的变化趋势

数据来源：中国健康与营养调查

表 15-11 1989—2011 年各年龄人群蛋白质摄入量的变化 /（g·d⁻¹）

性别	年龄 / 岁	活动水平	1989 年	1991 年	1993 年	1997 年	2000 年	2004 年	2006 年	2009 年	2011 年
男性	2~5		36.5	40.0	39.4	39.4	39.9	37.7	38.4	38.4	40.4
	6~17		54.8	64.2	63.1	64.6	63.1	64.8	62.8	62.8	62.9
	18~49	轻	84.8	82.2	83.0	82.4	81.4	80.0	78.4	78.4	77.5
		中	82.9	82.9	81.5	80.7	78.2	79.1	77.0	77.0	79.1
		重	74.9	74.9	74.7	80.7	73.9	75.7	78.1	78.1	74.3
	50~64	轻		79.1	77.0	75.6	72.7	77.9	74.4	74.4	72.5
		中		76.3	74.6	72.7	76.1	72.5	77.3	77.3	72.8
		重		69.6	71.8	76.6	71.8	75.9	78.1	78.1	74.8
	65~79	轻		74.5	68.8	67.5	65.4	67.1	64.9	64.9	65.5
		中		64.0	64.7	63.5	63.6	68.4	68.1	68.1	66.7
	80~	轻	.	64.3	62.4	63.8	57.0	66.8	52.7	52.7	56.3
		中	.	55.9	56.1	51.8	54.6	64.3	62.4	62.4	61.7
女性	2~5		34.8	38.2	37.7	38.4	38.5	37.7	33.8	33.8	37.3
	6~17		52.4	59.9	58.2	58.3	56.1	55.4	54.0	54.0	51.9
	18~49	轻	73.9	71.6	70.8	70.2	67.5	67.8	65.4	65.4	64.9
		中	73.3	69.8	69.9	66.9	66.4	73.9	62.8	62.8	66.1
		重	70.8	70.8	69.5	69.4	64.7	74.0	69.6	69.6	63.1

续表

性别	年龄/岁	活动水平	1989年	1991年	1993年	1997年	2000年	2004年	2006年	2009年	2011年
女性	50~64	轻		70.3	67.8	67.1	64.0	69.8	65.6	65.6	62.8
		中		62.7	65.8	64.6	62.9	60.5	64.0	64.0	63.4
		重		65.7	67.0	66.1	63.1	66.2	68.2	68.2	63.7
	65~79	轻		62.1	61.3	59.4	57.8	56.9	57.0	57.0	54.3
		中		60.5	59.3	53.9	53.8	58.9	56.9	56.9	55.5
	80~	轻		48.0	51.8	53.1	49.0	49.8	47.3	47.3	47.7
		中	.	47.5	52.4	49.4	49.2	53.5	47.6	47.6	39.8

表 15-12　1989—2011 年各年龄人群蛋白质摄入不足的概率 /%

年龄/岁	1989年	1991年	1993年	1997年	2000年	2004年	2006年	2009年	2011年
2~5	13.1	11.1	9.7	10.3	13.8	16.9	18.0	14.1	17.7
6~17	15.1	18.0	16.6	21.8	26.9	25.3	26.5	28.1	31.6
18~49	18.6	18.5	17.7	18.1	23.9	25.1	27.0	26.9	36.1
50~64	–	24.0	22.4	25.7	29.6	29.3	29.0	31.2	40.6
65~79	–	37.0	36.8	42.6	45.2	43.4	46.0	47.6	53.5
80~	–	60.8	47.4	57.8	56.8	58.3	62.4	63.1	67.3

（三）脂肪摄入量不断增加，脂肪提供能量在总能量中所占比例不断提高

中国健康与营养调查显示，成年人群脂肪供能比 1989 年为 23.6%（表 15-13），到 2011 年成年居民总能量中 32.5% 来自脂肪（图 15-10），61% 的成年居民脂肪供能比超过 30%（表 15-14）[31]。

表 15-13　1989—2011 年各年龄人群脂肪摄入量的变化 /（g·d⁻¹）

性别	年龄/岁	活动水平	1989年	1991年	1993年	1997年	2000年	2004年	2006年	2009年	2011年
男性	2~5		33.2	36.3	33.4	39.1	44.2	41.5	47.8	47.8	48.8
	6~17		45.4	53.8	50.7	62.0	68.4	67.7	71.4	71.4	72.3
	18~49	轻	86.8	79.9	82.5	98.6	97.2	91.0	99.0	99.0	89.3
		中	87.7	82.9	79.6	90.5	89.4	87.4	95.1	95.1	91.9
		重	73.8	63.9	60.2	70.2	75.3	74.8	79.9	79.9	79.9

续表

性别	年龄/岁	活动水平	1989年	1991年	1993年	1997年	2000年	2004年	2006年	2009年	2011年
男性	50~64	轻		76.0	79.2	92.5	89.5	90.4	97.0	97.0	90.1
		中		70.5	75.1	75.0	91.6	76.5	89.4	89.4	81.5
		重		59.8	56.7	71.6	78.8	76.1	85.3	85.3	83.9
	65~79	轻		71.7	72.3	76.2	78.3	74.8	81.8	81.8	79.1
		中		49.9	58.2	63.2	73.8	62.9	97.8	97.8	74.1
	80~	轻	.	50.2	53.3	69.4	71.0	65.8	62.7	62.7	72.8
		中	.	40.9	41.9	45.6	54.6	58.3	74.1	54.1	55.3
女性	2~5		30.5	35.8	32.6	39.9	44.5	43.3	41.7	41.7	46.1
	6~17		41.1	49.0	46.8	57.4	62.1	57.4	64.1	64.1	60.7
	18~49	轻	79.6	70.7	73.3	81.2	78.0	76.3	81.1	81.1	75.5
		中	78.9	67.1	66.2	71.0	73.9	70.6	71.7	71.7	75.6
		重	69.2	56.2	52.6	61.0	67.6	64.4	71.7	71.7	66.5
	50~64	轻		66.5	70.8	77.2	74.6	73.7	82.2	82.2	75.9
		中		64.7	61.0	70.2	74.5	67.8	70.5	70.5	79.0
		重		54.1	50.7	62.5	67.1	61.1	73.8	73.8	70.7
	65~79	轻		56.4	57.0	63.5	70.3	62.3	77.1	77.1	64.4
		中		51.0	53.0	50.4	64.3	61.3	61.3	61.3	62.9
	80~	轻		37.4	49.2	60.9	56.0	55.0	57.3	57.3	57.7
		中	.	41.8	38.2	45.4	54.5	59.8	47.4	47.4	58.2

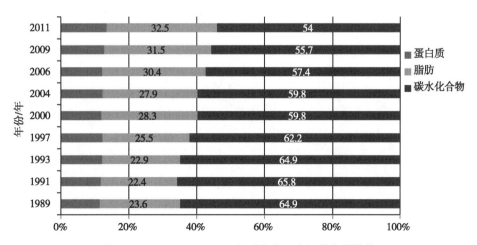

图 15-10　1989—2011 年成人能量来源的变化趋势
数据来源：中国健康与营养调查

中国居民营养与健康状况监测趋势一致，2010—2012 年我国城乡居民脂肪摄入量为80g，脂肪提供的能量比例为 32.9%。与 2002 年相比，全国平均脂肪提供能量的比例提高了3.3 个百分点[16, 17]。全国城乡平均膳食脂肪供能比已经超过合理范围 30.0% 的高限[23, 32]。

表 15-14　1989—2011 年成人脂肪供能比的分布 /%

年份 / 年	20% 以下	20%~30%	30%~40%	40% 及以上
1989	36.7	27.0	19.5	16.8
1991	36.8	31.6	20.7	10.9
1993	37.3	32.6	19.0	11.1
1997	32.5	32.3	22.3	12.9
2000	23.2	33.5	28.2	15.1
2004	28.8	31.3	25.3	14.7
2006	19.5	29.6	31.4	19.5
2009	13.8	31.1	34.4	20.7
2011	10.3	28.1	32.9	28.7

第二节　体格发育及营养状况

一、身高与体重

（一）儿童青少年生长发育水平稳步提高

2010—2012 年"居民营养与健康状况监测"数据显示，我国 6~17 岁男性和女性的平均身高分别为 149.6cm 和 145.2cm，平均体重分别为 43.2kg 和 39.8kg，与 1992 年、2002年相比，我国城乡 6~17 岁儿童青少年身高、体重增长幅度显著，且农村增长幅度高于城市[16, 33, 34]（图 15-11~ 图 15-18）。

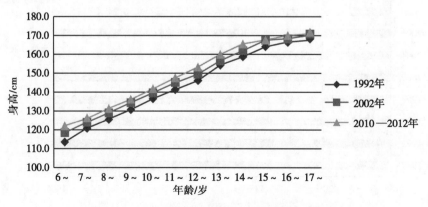

图 15-11　中国城市儿童青少年身高变化（男性）

数据来源：居民营养与健康状况监测

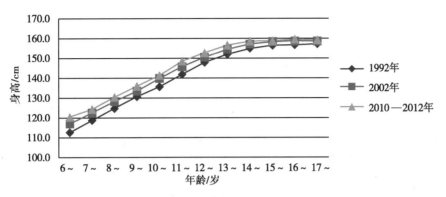

图 15-12　中国城市儿童青少年身高变化（女性）
数据来源：居民营养与健康状况监测

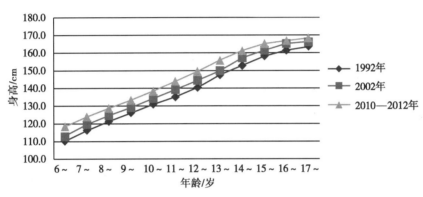

图 15-13　中国农村儿童青少年身高变化（男性）
数据来源：居民营养与健康状况监测

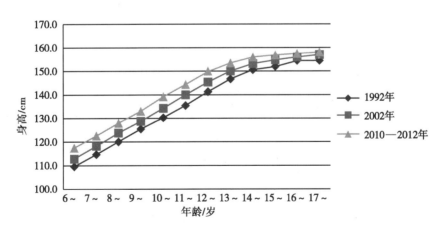

图 15-14　中国农村儿童青少年身高变化（女性）
数据来源：居民营养与健康状况监测

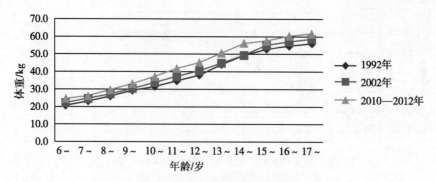

图 15-15　中国城市儿童青少年体重变化（男性）
数据来源：居民营养与健康状况监测

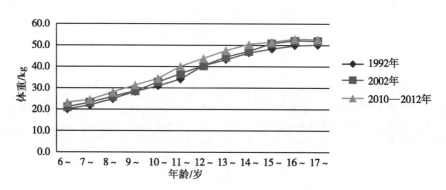

图 15-16　中国城市儿童青少年体重变化（女性）
数据来源：居民营养与健康状况监测

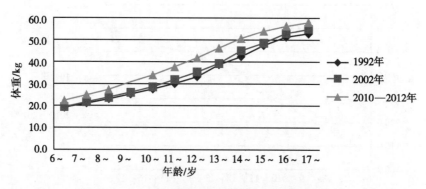

图 15-17　中国农村儿童青少年体重变化（男性）
数据来源：居民营养与健康状况监测

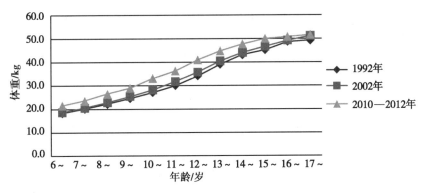

图 15-18 中国农村儿童青少年体重变化（女性）
数据来源：居民营养与健康状况监测

（二）成年居民身高、体重、腰围和体质指数均呈上升趋势

中国居民营养与健康状况监测显示，2010—2012 年我国 18 岁及以上成年男性和女性的平均身高分别为 167.1cm 和 155.8cm，平均体重分别为 66.2kg 和 57.3kg。与 2002 年相比，居民身高、体重均有所增长[16,34]。中国健康与营养调查资料显示趋势一致（图 15-19），我国男性平均体重从 1989 年的 59kg 增至 2011 年的 68.8kg，成年男性平均体重增加了 9.7kg。女性平均体重从 53.0kg 增长至 59.0kg，平均体重增长了 6.0kg。成年男性和女性的平均身高分别增加了 2cm[35]。

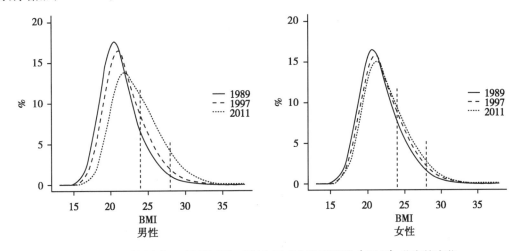

图 15-19 1989 年、1997 年和 2011 年成人体质指数（BMI）分布的变化
数据来源：中国健康与营养调查

随着成年居民身高和体重的变化，男性和女性 BMI 分布也发生了相应的改变。男性和女性 BMI 分布呈现出相似的变化趋势。BMI 分布峰值下降，同时分布曲线右移，峰值左侧比例减小，右侧所占比例相应增加是 BMI 分布变化的显著特点。从变化幅度上分析，成年男性 BMI 分布峰值下降和曲线右移的程度均高于女性（图 15-19）。随着 BMI 分布曲线的右移会有越来越多的成年居民处于超重 / 肥胖状态，从而导致和超重 / 肥胖相关的慢性疾病对人群健康的威胁增加。

成年男性和女性腰围分布呈现出相似的变化趋势，其变化以腰围分布峰值下降的同时分布曲线向右侧移动为主要特点，说明在 1993—2011 年间成人腹部脂肪堆积程度呈现增大的趋势。成年男性腰围均值从 76.2cm 增加至 86.1cm，成年女性腰围均值从 74.4cm 增加至 80.1cm（图 15-20）[36]。

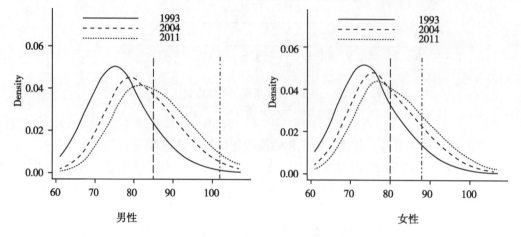

图 15-20　1993—2011 年成年人腰围分布的变化
数据来源：中国健康与营养调查

二、营养不良状况

营养不良状况有所改善，但农村地区仍需重视，尤其是儿童青少年和老年人。

（一）0~5 岁儿童

中国食物营养监测系统数据显示（图 15-21、图 15-22），1990—2010 年，0~5 岁儿童低体重率和生长迟缓率呈现下降趋势，2010 年低体重率和生长迟缓率降为 3.6% 和 9.9%，比 1990 年分别下降了 74% 和 70%，但农村仍大幅高于城市[37]。

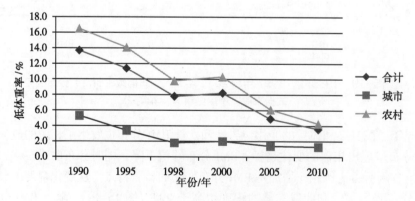

图 15-21　中国 0~5 岁儿童低体重率变化趋势
数据来源：中国食物营养监测系统

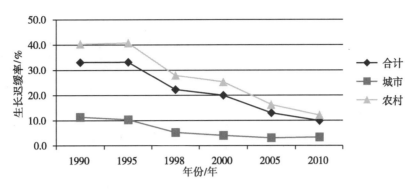

图 15-22　中国 0~5 岁儿童生长迟缓率变化趋势

数据来源：中国食物营养监测系统

（二）6~17 岁儿童

2010—2012 "中国居民营养与健康状况监测" 数据显示，2010—2012 年中国 6~17 岁儿童青少年的生长迟缓率为 3.2%，消瘦率为 9.0%，均为农村高于城市，与 2002 年相比，分别降低了 3.1 和 4.4 个百分点（图 15-23、图 15-24）。总体来看，2010—2012 年中国 6~17 儿童青少年的营养不良状况较 2002 年有一定程度的改善，农村儿童青少年营养不良率降低幅度慢于城市[16, 38]。

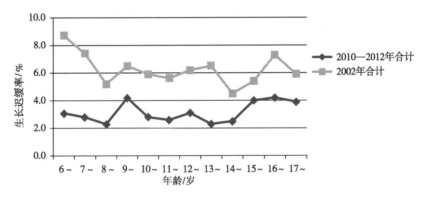

图 15-23　中国 6~17 岁儿童青少年生长迟缓率变化趋势

数据来源：居民营养与健康状况监测

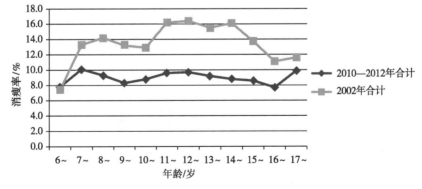

图 15-24　中国 6~17 岁儿童青少年消瘦率变化趋势

数据来源：居民营养与健康状况监测

（三）18 岁及以上成人

2010—2012"中国居民营养与健康状况监测"数据显示，2010—2012 年我国 18 岁及以上成人营养不良率为 6.0%，农村高于城市，与 2002 年相比，下降了 2.5 个百分点，18~44 岁组城市和农村营养不良率均较 2002 年升高，45~59 岁年龄组、60 岁及以上年龄组城市和农村居民营养不良率与 2002 年相比均有较大幅度下降，降幅分别为 54.5% 和 50.8%[16, 34, 38]（图 15-25）。

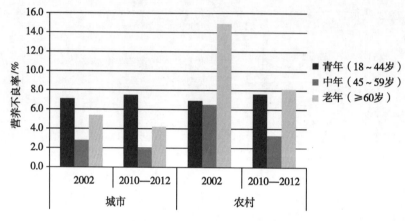

图 15-25　中国成年居民营养不良率变化
数据来源：居民营养与健康状况监测

三、超重与肥胖

超重率和肥胖率增长显著，儿童青少年上升幅度较大，超重肥胖问题凸显。

（一）儿童青少年

图 15-26，2010—2012"中国居民营养与健康状况监测"结果显示，按照中国标准计算，我国 6~17 岁儿童青少年超重率和肥胖率分别为 9.6% 和 6.4%，比 2002 年分别上升了 5.1 和 4.3 个百分点。超重率和肥胖率均为男性高于女性，城市高于农村，农村涨幅显著高于城市[16, 34, 38]。

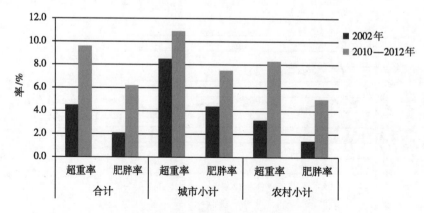

图 15-26　中国儿童青少年超重、肥胖率变化
数据来源：居民营养与健康状况监测

全国学生体质与健康调研结果也提示 2010 年我国 7~22 岁城市男生、城市女生、乡村男生、乡村女生肥胖检出率分别为 13.33%、5.64%、7.83%、3.78%，比 2005 年分别增加 1.94、0.63、2.76、1.15 个百分点；超重检出率分别为 14.81%、9.92%、10.79%、8.03%，比 2005 年分别增加 1.56、1.20、2.59、3.42 个百分点[39, 40]。整体趋势与中国居民营养与健康状况监测一致。

（二）18 岁及以上成年居民

2010—2012"中国居民营养与健康状况监测"数据显示，我国 18 岁及以上成年居民超重率达到 30.1%（图 15-27），肥胖率达到 11.9%（图 15-28），男性高于女性，城市男女高于农村。与 2002 年相比，上升了 7.3 和 4.8 个百分点[16, 34, 38]。

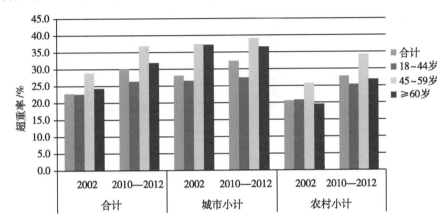

图 15-27　中国 18 岁以上成年人超重率变化
数据来源：居民营养与健康状况监测

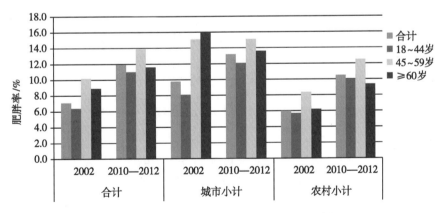

图 15-28　中国 18 岁以上成年人肥胖率变化
数据来源：居民营养与健康状况监测

中国健康与营养调查的纵向资料显示趋势一致，成年男性、女性的体重均呈现了增长的趋势。图 15-29 显示，男性平均体重从 1989 年的 59kg 增至 2011 年的 68.8kg，成年男性平均体重增加了 9.7kg。女性平均体重从 53.0kg 增长至 59.0kg，平均体重增长了 6.0kg。成年男性和女性的平均身高分别增加了 2cm。越来越多的成年居民处于超重肥胖状态，从

而导致和超重 / 肥胖相关的慢性疾病对人群健康的威胁增加。以中国肥胖工作组 BMI 切点判断，2011 年男性和女性中分别有 50.1% 和 38.6% 处于超重和肥胖状态，比 1991 年分别增加 29.2 和 10.4 个百分点。成年男性和女性中心型肥胖率 1993—2011 年都分别提高了 22 和 12.9 个百分点。成年男性和女性中心型肥胖前期率分别增加了 9.7 和 5.9 个百分点（图 15-30）[35, 36, 41]。

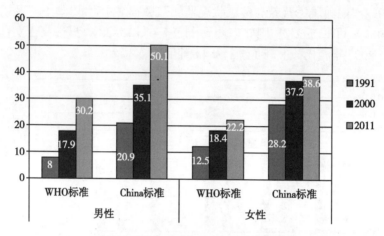

图 15-29　不同标准下超重人群比例
数据来源：中国健康与营养调查

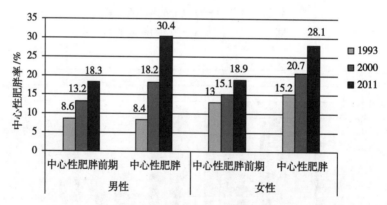

图 15-30　1993 年、2000 年和 2011 年成人中心性肥胖率的变化
数据来源：中国健康与营养调查

四、贫血状况

贫血患病率改善明显，但中青年女性和老年人仍为高发人群。

2010—2012 "中国居民营养与健康状况监测" 数据显示（图 15-31、图 15-32），我国 6 岁及以上城乡居民总贫血患病率为 9.7%（男性 7.0%，女性 12.6%），比 2002 年下降 10.4 个百分点，其中图 15-32 显示，6~11 岁儿童和孕妇贫血率分别为 5.0% 和 17.2%，比 2002 年下降了 7.1 和 11.7 个百分点[16, 34, 38]。

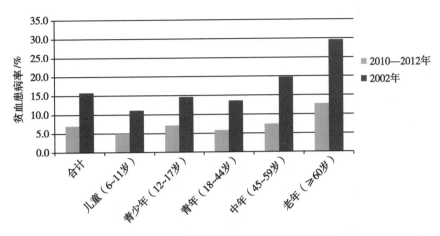

图 15-31　中国男性居民贫血患病率变化
数据来源：居民营养与健康状况监测

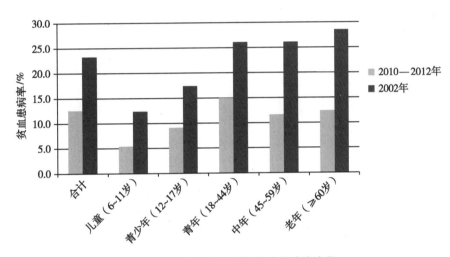

图 15-32　中国女性居民贫血患病率变化
数据来源：居民营养与健康状况监测

第三节　营养相关疾病

高血压、糖尿病患病率持续攀升，低龄化问题需要警惕。《中国居民营养与慢性病状况报告（2015 年）》表明，2012 年全国 18 岁及以上成人高血压患病率为 25.2%，糖尿病患病率为 9.7%，与 2002 年相比，患病率呈上升趋势。根据 2013 年全国肿瘤登记结果分析，我国癌症发病率为 235/10 万，肺癌和乳腺癌分别位居男、女性发病首位，十年来我国癌症发病率呈上升趋势。2012 年全国居民慢性病死亡率为 533/10 万，占总死亡人数的 86.6%。心脑血管病、癌症和慢性呼吸系统疾病为主要死因，占总死亡的 79.4%。标化处理后，除冠心病、肺癌等少数疾病死亡率有所上升外，多数慢性病死亡率呈下降趋势。

一、高血压

图 15-33 汞柱式血压计结果显示，2010—2012 年中国 18 岁及以上成年人高血压患病率为 22.8%，其中男性 24.1%，女性 21.4%。18~44 岁、45~59 岁、60 岁及以上居民患病率随着年龄逐渐增高。18~44 岁中年人中约 1/3 者患有高血压，有 1/2 以上的老年人患高血压。城、乡成年人高血压患病率差异显著，城市合计患病率、分性别、分年龄的患病率均高于农村。与 2002 年相比，患病率呈上升趋势[16, 42]。

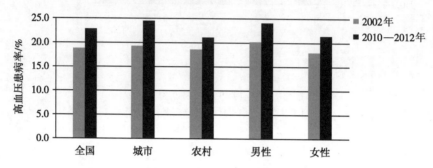

图 15-33　中国 18 岁以上成年人高血压患病率变化
数据来源：中国居民营养与健康状况监测、中国居民营养与慢性病状况报告（2015）

汞柱式血压值采用回归方程进行转换后得到电子血压计值，依据转换后的电子血压计值计算得到加权后的成年居民高血压，显示我国居民 2012 年高血压患病率为 25.2%，男性高于女性，分别为 26.2% 和 24.1%；城市高于农村，分别为 26.8% 和 23.5%[16, 38]。

中国健康与营养调查的纵向资料显示趋势一致，成年居民高血压率逐年增长，且男性增长高于女性（图 15-34）。成年男性高血压率 1991—2011 年增加了 10.6 个百分点，女性则增加了 5.7 个百分点[43]。

中国居民营养与健康状况监测显示，2010—2012 年中国成年居民高血压知晓率、治疗率和控制率得到较大幅度增长，分别达到 46.5%、41.1% 和 13.8%，但是依然处于较低水平，亟待提高[16]。

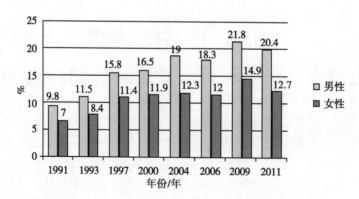

图 15-34　1991—2011 年成人高血压率的变化
数据来源：中国健康与营养调查

二、糖尿病

《中国居民营养与慢性病状况报告（2015）》显示（图 15-35），2012 年中国 18 岁及以上居民糖尿病患病率为 9.7%。男性高于女性，城市高于农村。随着年龄的增加，糖尿病患病率呈升高趋势。与 2002 年相比，患病率呈上升趋势[38]。

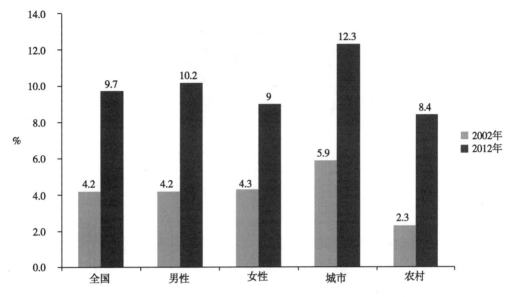

图 15-35　中国 18 岁以上成年人糖尿病患病率变化
数据来源：《中国居民营养与慢性病状况报告（2015）》

三、心血管疾病

《中国心血管疾病报告 2014》指出，我国心血管病患病率处于持续上升阶段。目前，估计全国有心血管病患者 2.9 亿，每 5 个成人中有 1 名患心血管病[44]。2013 年心血管病死亡率仍居首位，高于肿瘤及其他疾病。以脑血管病为例，根据已进行的四次卫生服务调查[45]的结果，我国脑血管病患病率呈上升趋势，城市地区脑血管病患病率高于农村地区，如图 15-36。

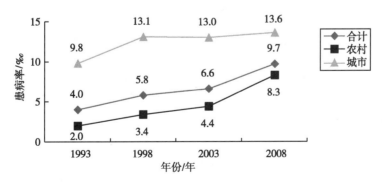

图 15-36　1993—2008 年中国城乡脑血管病患病率变化趋势
数据来源：《中国心血管疾病报告 2014》

根据《中国卫生和计划生育统计年鉴 2014》[46] 提供的数据，2013 年中国城市居民脑血管病死亡率为 125.56/10 万。农村居民脑血管病死亡率为 150.17/10 万。据此估算，依据第六次人口普查数据，我国 2013 年死于脑血管病的城市居民为 83.58 万人，农村居民101.2 万人。总体上看农村地区脑血管病死亡率高于城市地区，城市、农村地区的男性均高于女性，如图 15-37。

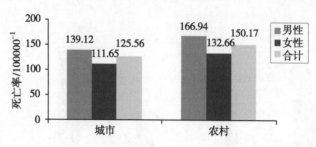

图 15-37　2013 年中国城乡不同性别人群脑血管病死亡率

数据来源：《中国卫生和计划生育统计年鉴 2014》

2003—2013 年农村脑血管病死亡率总体上高于城市地区[44]。2009 年城市、农村地区的脑血管病死亡率分别是 2006 年的 1.41 倍和 1.44 倍。2009—2012 年，脑血管病死亡率呈下降趋势，2013 年较 2012 年略有上升，如图 15-38。

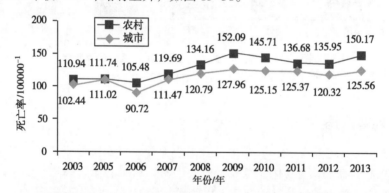

图 15-38　2003—2013 年中国居民脑血管病死亡率变化趋势

数据来源：《中国卫生和计划生育统计年鉴 2014》

四、癌症

《中国居民营养与慢性病状况报告（2015 年）》指出，根据 2013 年全国肿瘤登记结果分析，我国癌症发病率为 235/10 万，肺癌和乳腺癌分别位居男、女性发病首位。与 2002 年相比，十年来我国癌症发病率呈上升趋势[38]。

五、其他

近 30 年来研究结果表明，中国人群血脂水平和血脂异常患病率逐渐增高；其中经济发达地区人群、老年人群血脂异常患病率较高[47-49]。中国人群血脂异常患病率存在性别、地区和年龄间差别。2002 年中国营养与健康调查结果显示 TC 边缘升高（5.20~5.71mmol/L）

和 TC 升高（≥ 5.72mmol/L）患病率在 45 岁以上人群明显高于 18~44 岁人群，城市明显高于农村（图 15–39）。

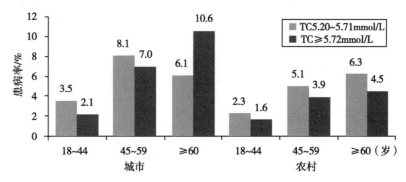

图 15–39 2002 年中国 18 岁及以上人群 TC 升高的患病率

数据来源：2002 年"中国营养与健康调查"

第十六章
行为和生活方式

第一节　饮食行为

一、在外就餐

就餐行为改变，在外就餐增多。2010—2012 年中国居民营养与健康状况监测数据显示，全国 6 岁及以上居民中，有 11.1% 的居民在过去一周内不能做到一日三餐，其中，一日三餐中不吃早餐的比例最高，不能每天都吃早餐的比例为 8.6%[16]。

从中国健康与营养调查的纵向资料分析显示，1991—2011 年期间在外就餐逐渐增多，城市化程度高的社区居民在外就餐提供能量在总能量中所占比例从 16% 增加到 20%，城市化程度低的农村社区在外就餐增长最快，在外就餐提供能量在总能量中所占比例从 3% 增长到 16%，城乡之间在外就餐提供能量比例呈现缩小的趋势。

二、零食消费率

中国健康与营养调查纵向数据显示，我国居民零食消费率不断提高，2011 年调查人群中 56.7% 有零食消费（图 16-1）。随着零食消费增加，整个调查人群中零食提供的能量在

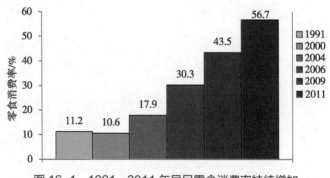

图 16-1　1991—2011 年居民零食消费率持续增加
数据来源：中国健康与营养调查

总能量中所占比例从 0.8% 提高到 5.7%，消费零食的人群中零食提供的能量在总能量中所占比例从 6.6% 提高到 9.5%（图 16-2）[50]。

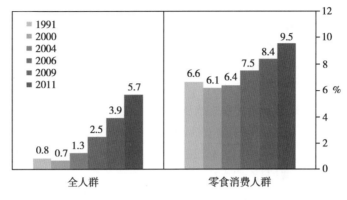

图 16-2　1991—2011 年零食提供的能量在总能量中所占比例 /%

数据来源：中国健康与营养调查

三、含糖饮料消费

有研究结果发现，我国城市儿童平均每年饮料饮用量从 1998 年的 330ml 左右上升到 2008 年的 500ml。碳酸饮料的饮用比例虽有所下降，但其他含糖饮料饮用比例则从 1998 年的 25.7% 上升到 2008 年的 60.5%[51]（图 16-3）。

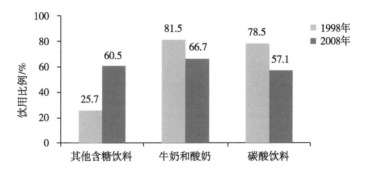

图 16-3　1998—2008 年我国城市儿童饮料饮用种类变化

数据来源：城市儿童零食消费行为 10 年变化分析

第二节　身体活动状况

一、出行方式

2002 年中国居民营养与健康状况调查和 2010—2012 年中国居民营养与健康状况监测数据显示，我国居民以步行和骑车为主要出行方式的比例从 2002 年的 89.5% 下降到 2012 年的 53.2%，而坐公交车及乘坐私家车 / 出租车出行的比例从 2002 年的 10.5% 上升到 46.8%[16, 52]。

二、闲暇时间参加锻炼比例

2014 年中国家庭发展追踪调查显示，18~59 岁人群中，不锻炼的占 54.0%，农村居民、女性、40~49 岁人群不锻炼比例较高，其中 45~49 岁人群不锻炼的比例高达 57.9%[53]。第三次全国群众体育现状调查显示，2007 年我国成人经常锻炼率仅为 18.7%[54]。

三、身体活动时间

2002 年中国居民营养与健康状况调查和 2010—2012 年中国居民营养与健康状况监测数据显示，我国居民平均每天闲暇静坐活动时间（看电视、使用电脑、玩电子游戏、阅读、写作业、坐着打牌等）2.7 小时，较 2002 年增加了 0.1 小时，其中城市居民静坐时间减少，而农村居民却有所增加[16, 52]。

中国健康与营养调查的纵向资料分析显示（图 16-4、图 16-5），1991—2011 年，职业相关身体活动水平显著下降，是造成成年居民身体活动水平呈现下降趋势的主要原因。虽然男性的休闲活动在 2006 年之后稍有增加，但是由于在总的身体活动中所占比例很小，无法改变身体活动总量下降的趋势。在身体活动下降的同时，成年居民每周静坐时间呈现增加趋势。1991—2011 年成年居民的身体活动水平在男性和女性中均呈现下降趋势，职业性身体活动水平的下降是造成成年居民身体活动水平下降的主要原因，职业活动的代谢当量时间平均下降了 40%，其中男性下降了 33%，女性下降了 45%。女性的家务活动时间显著高于男性，而男性锻炼的代谢当量时间显著高于女性。交通和锻炼在身体活动中所占比例非常低。在身体活动水平下降的同时，静坐时间相对延长，看电视是最主要的静坐活动[55]。

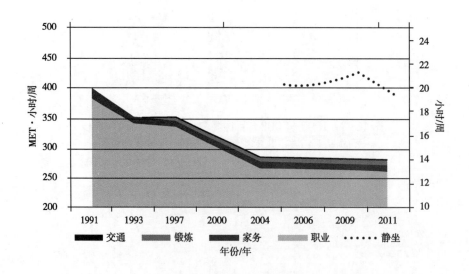

图 16-4　1991—2011 年成年男性身体活动和静坐活动的变化趋势
数据来源：中国健康与营养调查

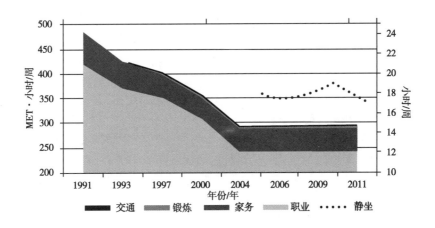

图 16-5 1991—2011 年成年女性身体活动和静坐活动的变化趋势

数据来源：中国健康与营养调查

四、睡眠时间

中国家庭发展追踪调查显示，18~59 岁成年人平均每天睡眠时间是 7 小时 36 分钟，随年龄增大，睡眠时间递减，工作压力较大或极大的人群睡眠时间明显小于其他人群，每天睡眠不足 7 小时的比例高达 49.3%[53]。2010—2012 年中国居民营养与健康状况监测数据显示，我国 6~12 岁、13~17 岁儿童青少年平均每天睡眠时间分别为 8.9 小时、7.9 小时，76.3% 的 6~12 岁儿童每天睡眠不足 10 小时，77.6% 的 13~17 岁青少年每天睡眠不足 9 小时[16]。

第三节 吸烟饮酒状况

一、吸烟状况

据国家卫生健康委（原卫生部）公布数据显示，全国吸烟人数超过 3 亿，15 岁以上人群吸烟率为 28.1%，其中男性吸烟率高达 52.9%，非吸烟者中暴露于二手烟的比例为 72.4%。烟草消费带来了沉重的疾病负担，每年有 100 多万人死于吸烟相关疾病，约 10 万人死于二手烟暴露导致的相关疾病[56]。

二、饮酒状况

中国慢性病及其危险因素监测报告显示，2010 年，我国 18 岁及以上居民 30 天内饮酒率为 28.8%，城市（30.3%）略高于农村（28.1%），男性（47.6%）显著高于女性（9.4%）。25.5% 的 18 岁及以上饮酒居民每周饮酒 5 天及以上，男性高于女性，农村高于城市。18 岁及以上饮酒居民平均每天酒精摄入量为 20.3g，男性（24.1g）显著高于女性（4.8g），农村（21.6g）高于城市（17.9g），以 45~49 岁年龄组最高（25.6g）。18 岁及以上饮酒居民中有害饮酒率为 9.3%，其中男性为 11.1%，高于女性（2.0%），农村（10.2%）高于城市（7.5%），以 45~49 岁年龄组最高（13.2%）[57]。

参 考 文 献

1. 国家统计局 . 中国统计年鉴[J]. 北京：中国统计出版社，1979-2013.

2. 中国农业年鉴编辑委员会 . 中国农业年鉴[J]. 北京：中国农业出版社，1979-2013.

3. 科学技术部农村科技司，中国农业机械化科学研究院，中国包装和食品机械总公司 . 中国农产品加工业年鉴[J]. 北京：中国农业出版社，2013.

4. 中国社会科学院工业经济研究所 . 中国工业发展报告[J]. 北京：经济管理出版社，2013.

5. 杨月欣，等 . 中国食物成分表[M]. 北京：北京大学医学出版社，2009.

6. 许世卫 . 中国食物消费与浪费分析 . 中国食物与营养[J]，2005，11：4-8.

7. 成升魁，等 . 中国城市餐饮食物浪费报告 . 世界自然基金会，2018.

8. 中华人民共和国国家统计局 . 中国统计年鉴 014..http://www.stats.gov.cn/tjsj/ndsj/2014/indexch.htm，2015-07-14.

9. 中华人民共和国国家统计局 . 中国统计年鉴 2013.http://www.stats.gov.cn/tjsj/ndsj/2013/indexch.htm，2015-07-14.

10. 中商情报网，2013 年 7 月食品饮料品牌网络广告投放费用前十排行 .http://www.askci.com/news/201309/10/101417361254.shtml，2015-07-14.

11. Zhang B，Zhai FY，Du SF，et al.The China Health and Nutrition Survey，1989-2011.Obes Rev，2014，15（Suppl 1）：2-7.

12. Pan K，Smith LP，Batis C，et al.Increased energy intake and a shift towards high-fat，non-staple high-carbohydrate foods amongst China's older adults，1991-2009.J Aging Res Clin Pract，2014，3（2）：107-115.

13. 王志宏，翟凤英，何宇纳，等 . 经济收入水平对中国城乡居民膳食营养素摄入及膳食结构的影响 . 卫生研究，2008，37（01）：62-64.

14. Zhai F，Wang H，Du S，et al.Lifespan nutrition and changing socio-economic conditions in China.Asia Pac J Clin Nutr，2007，16（Suppl 1）：374-382.

15. 翟凤英，王惠君，杜树发，等 . 中国居民膳食结构与营养状况变迁追踪 . 医学研究杂志，2006，35（04）：3-6.

16. 中国居民营养与慢性病状况报告（2015）[M]. 北京：人民卫生出版社，2015.

17. 翟凤英，杨晓光 . 中国居民营养与健康状况调查报告之二：2002 膳食与营养素摄入状况[M]. 北京：人民卫生出版社，2006.

18. 王志宏，张兵，王惠君，等 .1991-2011 年中国九省（区）6~17 岁儿童青少年蔬菜水果摄入状况的变化趋势及社会经济因素的影响 .In：中国营养学会第十一次全国营养科学大会暨国际 DRIs 研讨会，2013，中国浙江杭州；2013：2.

19. 王惠君，王志宏，杜文雯，等 .1991-2006 年中国九省区中老年居民蔬菜水果消费状况的变迁 . 营养学报，2011（02）：143-147.

20. 张兵，苏畅 . 经济因素对我国成年居民食物消费和营养素摄入影响的研究 .In：中国营养学会公共营养分会第十次会议公共营养研究进展学术研讨会，2010，中国浙江杭州；2010：7.

21. 杜文雯，张兵，王惠君，等 .1989-2006 年中国九省区居民饮奶消费的变化趋势 .In：营养与慢性病——中国营养学会第七届理事会青年工作委员会第一次学术交流会议，2010，中国湖南张家界；2010：9.

22. 刘爱东，张兵，王惠君，等 .1991-2009 年中国九省区膳食营养素摄入状况及变化趋势（六）18~49 岁成人膳食钙摄入量及变化趋势 . 营养学报，2012，34（01）：10-14.

23. 中国营养学会编 . 中国居民膳食指南[M]. 北京：西藏人民出版社，2011.

24. 杜文雯,张兵,王惠君,等.1991—2009 年中国九省区中老年居民膳食维生素 A 摄入状况及变化趋势.中国食物与营养,2012,18(11):77-82.

25. Batis C,Gordon-Larsen P,Cole SR,et al.Sodium intake from various time frames and incident hypertension among Chinese adults.Epidemiology,2013,24(3):410-418.

26. 张继国,张兵,王志宏,等.中国成年居民膳食钠的摄入状况及变化趋势.In:营养与慢性病——中国营养学会第七届理事会青年工作委员会第一次学术交流会议,2010,中国湖南张家界;2010:2.

27. 张兵,王惠君,杜文雯,等.城市化对中国居民膳食脂肪摄入的影响.In:中国营养学会第十一次全国营养科学大会暨国际 DRIs 研讨会,2013,中国浙江杭州;2013:2.

28. 张兵,王惠君,杜文雯,等.1989-2009 年中国九省区居民膳食营养素摄入状况及变化趋势(二)18~49 岁成年居民膳食能量摄入状况及变化趋势.营养学报,2011,33(03):237-242.

29. 王志宏,张兵,王惠君,等.1989-2009 年中国九省(区)18~45 岁居民膳食蛋白质摄入状况及变化趋势.中国预防医学杂志,2012,11:819-823.

30. 王惠君,张兵,王志宏,等.1991-2009 年中国九省区膳食营养素摄入状况及变化趋势(四)50-79 岁居民蛋白质摄入状况及变化趋势.营养学报,2011,33(05):446-451.

31. 苏畅,张兵,王惠君,等.1989-2009 年中国九省区膳食营养素摄入状况及变化趋势(五)18-49 岁成年居民膳食脂肪与胆固醇摄入状况及变化趋势.营养学报,2011,33(06):546-550.

32. 世界卫生组织健康膳食建议(WHO | Healthy diet),2014.http://www.who.int/mediacentre/factsheets/fs394/en/

33. 葛可佑.90 年代中国人群的膳食与营养状况:儿童青少年分册[M].北京:人民卫生出版社,1999.

34. 杨晓光,翟凤英.中国居民营养与健康状况调查报告之三:2002 居民体质与营养状况[M].北京:人民卫生出版社,2006.

35. 欧阳一非,王惠君,苏畅,等.1989-2011 年中国成年居民体质指数分布变化趋势(英文).营养学报,2014,06:529-534+625.

36. 杨欣丽,王惠君.成人中心型肥胖的流行趋势及其影响因素.中国健康教育,2014,30(07):634-636.

37. 中华人民共和国卫生部.中国 0~6 岁儿童营养发展报告(节录)[J].营养学报,2013,35(1):1-4.

38. 国家卫生计生委.中国居民营养与慢性病状况报告(2015).北京:人民卫生出版社,2015.

39. 全国学生体质健康调研组.2005 年全国学生体质与健康调研结果[J].中国学校体育,2006.

40. 国家体育总局群体司.2010 年全国学生体质与健康调研结果[EB/OL].(2010-09-02)[2012-01-09].http://www.sport.gov.en/n 16/nll 07/n 1788/2098034.html

41. Gordon-Larsen P,Wang H,Popkin BM.Overweight dynamics in Chinese children and adults.Obes Rev,2014,15(Suppl 1):37-48.

42. 李立明.中国居民营养与健康状况调查报告之四:2002 高血压[M].北京:人民卫生出版社,2008.

43. 马玉霞,张兵,王惠君,等.膳食相关因素及社会经济对我国九省区成年居民血压状况的影响研究.In:中国营养学会第十一次全国营养科学大会暨国际 DRIs 研讨会,2013,中国浙江杭州;2013:2.

44. 国家心血管病中心.《中国心血管疾病报告 2014》.北京:中国大百科全书出版社,2015.

45. 卫生部统计信息中心.中国卫生服务调查研究.北京:中国协和医科大学出版社.

46. 中华人民共和国卫生部.中国卫生和计划生育统计年鉴 2002-2014.北京:中国协和医科大学出版社.

47. 国家"九五"科技攻关课题协作组.我国中年人群心血管病主要危险因素流行现状从 80 年代初至 90 年代末的变化趋势.中华心血管病杂志,2001,29:74-79.

48. He J,Gu D,Reynolds K,et al.Serum total and lipoprotein cholesterol levels and awareness,treatment,and control of hypercholesterolemia in China[J].Circulation,2004,110(4):405-411.

49. Yang WY,Xiao JZ,Yang ZJ,et al.Serum lipids and lipoproteins in Chinese men and women.Circulation,

2012,125 :2212–2221.

50. 王志宏,王惠君,于文涛,等.我国中老年人 1991—2006 年零食消费率变化及影响因素研究.中国食物与营养,2010,01 :43–46.

51. 刘爱玲,段一凡,胡小琪,等.城市儿童零食消费行为 10 年变化分析.中国学校卫生,2011,32(12):1415–1417.

52. 马冠生,孔灵芝.中国居民营养与健康状况调查报告之九:2002 行为和生活方式[M].北京:人民卫生出版社,2006.

53. 国家卫生计生委.中国家庭发展报告(2015 年),2015.

54. 国家体育总局.第三次全国群众体育现状调查报告[M].北京:人民体育出版社,2010.

55. Ng SW,Howard AG,Wang HJ,et al.The physical activity transition among adults in China:1991–2011. Obes Rev,2014,15(Suppl 1):27–36.

56. 卫生部.中国吸烟危害健康报告[R].北京:中华人民共和国卫生部,2012.

57. 中国疾病预防控制中心.中国慢性病及其危险因素监测报告(2010)[M].北京:军事医学科学出版社,2012.

第十七章
总 结

一、取得的成绩和进步

（一）主要食物生产量充足，基本满足消费需要，产业结构趋于合理

粮食作物总体增长平稳，油料作物、水果和蔬菜增长显著，畜禽产品产量增长较快，基本满足国内消费需求增长。受需求增长的驱动，我国蔬菜、水果的生产增长明显高于粮食作物的增长。畜牧业的内部生产结构调整，奶类和蛋类产量在肉蛋奶总量中的比例显著增加。渔业生产结构日渐趋向高附加值产品转变。

（二）农产品加工业发展迅速，食品工业布局渐趋合理

农产品消费由初级农产品为主向初级产品和加工制品并重转变。近年来，农产品加工业产业结构进一步改善，食品工业是农产品加工业的重要组成部分，我国食品消费市场总体呈现繁荣稳定产销两旺的局面，食品工业仍然保持产销总体平衡状态。

（三）蔬菜消费量稳定，水果消费率和消费量持续增加

蔬菜消费量基本稳定，水果消费率近年快速上升，到 2011 年水果消费率接近 50%，但人均水果消费量仍然不足。

（四）肉类平均消费量已达到甚至超过膳食指南推荐的消费量

畜禽肉的摄入量持续增加，平均消费量已达到甚至超过膳食指南推荐的消费量。肉类消费仍然以猪肉为主，禽肉所占比例上升缓慢。优质蛋白质摄入量有所增加。

（五）家庭烹调用盐摄入量下降

家庭烹调用盐量呈现下降趋势，2010—2012 年中国城乡居民平均每标准人日盐的摄入量为 10.5g。与 2002 年相比，全国平均每标准人日盐的摄入量减少了 1.5g。

（六）儿童青少年生长发育水平稳步提高，儿童营养不良有所改善

2010—2012 年城乡 6~17 岁男性和女性的平均身高分别为 149.6cm 和 145.2cm，平均体重分别为 43.2kg 和 39.8kg。与 1992 年、2002 年相比儿童青少年身高、体重增长显著。儿童青少年营养不良状况有一定程度的改善。

（七）贫血患病率改善明显

6 岁及上城乡居民总贫血患病率为 9.7%，比 2002 年下降 10.4 个百分点。

二、面临的主要营养问题

（一）生活方式改变加快，不良生活方式大幅增加

与 2005 年前相比，随着生活工作节奏加快，人群身体活动减少、办公静坐人群增加；外出就餐人数和频次大大增加，含糖饮料成为青少年的主体饮品；饮酒、聚餐次数大大增加。导致能量摄入高和慢性病发生发展风险加大。

（二）食物浪费严重

多数青少年和成人的"节约"食物的意识淡漠，家庭和在外就餐浪费处处可见，外出就餐次数、频率比 10 年前大幅度提升。食物浪费还涉及到不同环节和层次，我国从生产到消费过程的环节非常零碎，且从食物生产环节采用的技术、设备和管理模式相对落后，也产生巨大的浪费。

（三）高能量高脂肪的动物性食物持续上升

十年来，高能量高脂肪的动物性食物为主的膳食结构，正在悄然取代谷类蔬菜为主的膳食结构，应引起足够重视。特别是消费畜肉，需要加以引导。水产、禽肉和奶类食品消费量增加不多。在动物性食物消费量增加的同时，植物性食物，特别是谷类和根茎类食物消费量下降。全谷物、粗杂粮消费持续下降，谷类食物的消费呈现精细化趋势越来越明显。

（四）奶类、豆、水果消费量持续低下，有待提高

奶类及其制品消费率低，消费量也远低于膳食指南推荐水平，消费率和消费量均有待提高。改善食物结构，提高乳类和豆类食物消费率的同时增加乳类和豆类食物消费量，有利于改善人群钙摄入量不足。水果消费率和消费量稳定不升，需要加大推广力度。同时应调整蔬菜消费品种，增加深色蔬菜消费量。

（五）烹调用盐和油的消费持高

家庭烹调用盐量虽然呈现下降趋势，但仍然高于膳食指南推荐的盐消费量，同时由于对在外就餐和包装食品中提供的盐量缺少评估数据，且在外就餐和包装食品的消费量不断增加，目前对盐消费量处于低估状态。烹调油的消费量在过去十年中没有显著减少，仍然高于膳食指南推荐量。可见烹调油、盐摄入量有待进一步控制。

（六）含糖饮料消费逐年上升

儿童青少年是含糖饮料的消费主力军，含糖饮料消费率和消费量逐年增加，（高倍增长），对儿童青少年不良生活习惯和超重肥胖的影响不容忽视。

（七）超重、肥胖率持续增长，已经成为亟待解决的问题

人群超重率和肥胖率显著增长，18 岁及以上成年居民超重率 30.1%，肥胖率 11.9%。儿童青少年超重肥胖率上升幅度较大，超重肥胖问题凸显。

（八）高血压、糖尿病营养相关疾病患病率持续攀升，低龄化问题需要警惕

成年居民高血压知晓率、治疗率和控制率虽然有较大幅度增长，但仍然处于较低水平，有待进一步提高。

（九）食品加工产业营养导向支持政策有待完善

营养健康食品、营养型农业持续发展动力不足，迫切需要优化发展环境、加强行业指导、加大公共服务、强化政策扶持，推动农产品加工业持续、健康发展。如谷类食物的消

费呈现精细化趋势，谷类食物消费基本达到膳食指南建议量，但米面制品加工精度不断提高。导致维生素 B 类和膳食纤维摄入等出现下降。

（十）营养教育体系不健全

营养教育体系不健全，基本靠广告、信息和企业宣传。营养素养和膳食预防慢性病知识和工作体系和消费者教育结合应加大。

三、措施建议

1. 加大营养健康导向，调整农业及食品产业结构。我国正处于膳食结构转折的阶段，调整农业及食品产业结构，提高食物营养品质，同时制定合理的营养政策，适时引导食物消费，促进合理膳食结构的建立，是我们目前面临的非常紧迫的任务。

2. 从家庭消费、食物生产、加工到消费的多环节采取综合措施减少食物浪费，提倡回家吃饭、珍惜食物。

3. 建立健全居民膳食营养状况的调查和监测体系，定期进行全国性的居民膳食营养状况调查，及时发现问题，并通过制定有针对性的营养政策措施解决问题。

4. 多部门结合，加大示范和试点，对乳品、豆类和水果的消费的推广，加大对饮料、盐、加工肉制品的营养教育。对合理膳食结构推广、健康社区建设提供经验和措施。

5. 对食品营养强化给以足够的关注，特别是摄入量不足，缺乏症的患病率较高的钙、铁、维生素 A 等营养素进行强制性强化，从而促进强化食品的发展和居民营养状况的改善。

6. 通过推进合理膳食和健康生活方式预防超重肥胖及相关慢病患病率的持续增长，从而提高居民生活质量，控制疾病负担持续增加。

7. 加强多部门合作，对农业、食品加工、销售流通等领域的科学指导，发挥其在改善营养与提高人民健康水平中的重要作用。大力发展豆类、奶类、禽肉类和水产类的生产，并且关注和推动豆类、奶类、禽肉类和水产类食品深加工产业的发展，从而增大以上四类食品的消费量，改变动物性食物中单一的牲畜肉类消费过快增长的局面。

8. 大力加强营养宣教，利用营养周和其他大型活动，增强对膳食指南的宣传力度，在居民饮食文化、运动健体、饮食卫生等方面，开启新观念方面通过各种途径接受更多的营养知识。自觉合理膳食，建立合理的膳食结构。

附录

2014 年《中国居民膳食指南》知晓和需求情况调查简报

中国营养学会于 1989 年首次发布了《中国居民膳食指南》,并以科学证据为基础,跟踪国内外营养科学的研究进展,密切结合我国居民膳食摄入情况和营养状况,分别在 1997 年和 2007 年对《中国居民膳食指南》进行了两次修订,增加了中国居民平衡膳食宝塔。尽管近年来对《中国居民膳食指南》宣传力度增加,但是缺少相关的人群知晓率及其对居民膳食结构指导效果的评估。

为了解居民对 2007 版《中国居民膳食指南》和平衡膳食宝塔的知晓状况和应用程度,收集中国居民的使用感受,征求膳食指南修订意见和建议,2014 年采用整群抽样方式,在北京、天津、上海、重庆、山东、辽宁、河南、湖北、湖南、安徽、江苏、广西、云南 13 个省(自治区、直辖市)抽取调查对象共计 6 228 人,根据职业和教育背景将调查对象分为专业人员组和普通居民组,分别为 2 121 人和 4 107 人。根据中国营养学会的总体要求,中国疾病预防控制中心营养与健康所公共营养与政策标准室组成工作组起草了《中国居民膳食指南》知晓和需求情况评估调查问卷,在相关省营养学会和省疾病预防控制中心协助下,工作组完成了调查和统计总结工作。

一、相关专业人员调查

1. 知晓率　调查结果显示:营养相关专业人员对《中国居民膳食指南》(2007 版)的知晓率为 83.4%,女性高于男性,年长者高于年轻者。阅读中国营养学会编著的《中国居民膳食指南》书籍为最主要的知晓途径,占 63.9%。平衡膳食宝塔的知晓率为 85.1%。

2. 可执行率　30.1% 的知晓者能够做到日常饮食中每日摄入五类食物,32.0% 和 25.5% 的知晓者每日分别摄入 4 类食物和 3 类食物;女性、年龄较长者和城镇等发达地区的专业人员食物摄入更为多样化。35.1% 的知晓者每日蔬菜摄入量为 250~500g,47.7% 的知晓者每日摄入蔬菜 100~250g,8.5% 的知晓者摄入不足 100g,女性、年龄较长者以及城市地区专业人员每日蔬菜摄入量稍高。38.7% 的知晓者每日饮奶,其中女性、城市地区及年长的营养相关专业人员饮奶比例分别高于男性、农村地区及年龄较小者。84.4% 的知晓者每天吃早餐，86.6% 的知晓者有清淡饮食的意识。水果、酸奶/奶酪、坚果是营养相关专业人员选择的主要零食，分别占 88.3%、62.7% 和 51.1%。了解每日油和盐推荐摄入量的专业人员分别达 54.6% 和 74.1%。此外，15.4% 的知晓者不关心个人体重，29.4% 的知晓者不主动参加运动。

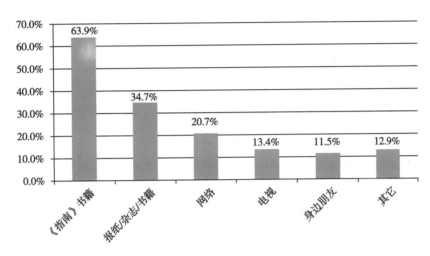

附图 1　专业人员对《中国居民膳食指南》的知晓途径

二、大众调查结果

1. 知晓率　普通居民对《中国居民膳食指南》（2007 版）的知晓率为 36.1%，不足营养相关专业人员知晓率的 1/2，其中女性知晓率高于男性，城市高于农村。城市居民和农村居民对《中国居民膳食指南》的主要知晓途径是电视/广播和书籍，城市居民喜欢的知晓途径依次是电视/广播、书籍、专家讲座、电脑、手机/平板电脑和报刊。农村居民则更倾向于通过电视/广播获取相关知识。在农村地区，对电脑和手机/平板电脑的喜好程度明显低于城市，对电视/广播则高于城市。中国居民平衡膳食宝塔的知晓率为 44.5%，略高于文本知晓率，可能与画图张贴和易传播有关。

2. 可执行率　对于个人的营养健康问题，86.8% 的被调查对象认为应该通过改变不良饮食习惯来改善，68.4% 的人选择加强运动，而选择找专业人员咨询、吃保健品/营养素补充剂和买价格贵的食品的人数分别占 24.3%、15.1% 和 5.5%。67.1% 的调查对象能够做到饮食清淡、少盐少油，有 53.1% 的普通居民无饮奶的习惯。

3. 信息来源　知晓和学习膳食指南的信息来源如附图 2。电视广播、书籍和专家讲座为常见三个渠道。

三、建议

营养相关专业人员对《中国居民膳食指南》提出了一些修订建议，主要是优化条目，提高易读易记性；根据需求变化，充实相关内容，增加表现形式，增加图片内容或开发APP，增加对在外就餐、糖摄入量等的指导；中国居民平衡膳食宝塔需要调整图形颜色或更改图形；增加宣传力度，修订间隔时间以 5 年为宜。

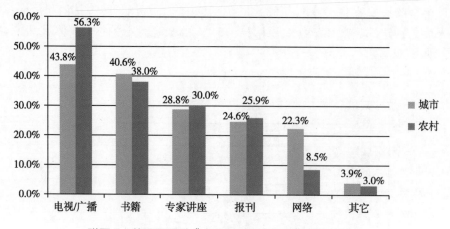

附图 2　普通居民对《中国居民膳食指南》的知晓途径